Kohlhammer

Autoreninfo

Prof. Dr. Beate Blättner lehrt Gesundheitsförderung an der Hochschule Fulda und forscht im Public Health Zentrum Fulda zu Prävention und Gesundheitsförderung u. a. in der stationären Pflege, in der Kommune oder im Betrieb.

Prof. Dr. Dr. Heiko Waller M. Sc. lehrte Sozialmedizin und Gesundheitswissenschaft und war Leiter der Sektion Gesundheitssoziologie und Sozialmedizin im Zentrum für Angewandte Gesundheitswissenschaften der Universität Lüneburg.

Beate Blättner
Heiko Waller

Gesundheitswissenschaft

Eine Einführung in Grundlagen,
Theorie und Anwendung

6., überarbeitete Auflage

Verlag W. Kohlhammer

Dieses Werk einschließlich aller seiner Teile ist urheberrechtlich geschützt. Jede Verwendung außerhalb der engen Grenzen des Urheberrechts ist ohne Zustimmung des Verlags unzulässig und strafbar. Das gilt insbesondere für Vervielfältigungen, Übersetzungen, Mikroverfilmungen und für die Einspeicherung und Verarbeitung in elektronischen Systemen.

Pharmakologische Daten, d. h. u. a. Angaben von Medikamenten, ihren Dosierungen und Applikationen, verändern sich fortlaufend durch klinische Erfahrung, pharmakologische Forschung und Änderung von Produktionsverfahren. Verlag und Autoren haben große Sorgfalt darauf gelegt, dass alle in diesem Buch gemachten Angaben dem derzeitigen Wissensstand entsprechen. Da jedoch die Medizin als Wissenschaft ständig im Fluss ist, da menschliche Irrtümer und Druckfehler nie völlig auszuschließen sind, können Verlag und Autoren hierfür jedoch keine Gewähr und Haftung übernehmen. Jeder Benutzer ist daher dringend angehalten, die gemachten Angaben, insbesondere in Hinsicht auf Arzneimittelnamen, enthaltene Wirkstoffe, spezifische Anwendungsbereiche und Dosierungen anhand des Medikamentenbeipackzettels und der entsprechenden Fachinformationen zu überprüfen und in eigener Verantwortung im Bereich der Patientenversorgung zu handeln. Aufgrund der Auswahl häufig angewendeter Arzneimittel besteht kein Anspruch auf Vollständigkeit.

Die Wiedergabe von Warenbezeichnungen, Handelsnamen und sonstigen Kennzeichen in diesem Buch berechtigt nicht zu der Annahme, dass diese von jedermann frei benutzt werden dürfen. Vielmehr kann es sich auch dann um eingetragene Warenzeichen oder sonstige geschützte Kennzeichen handeln, wenn sie nicht eigens als solche gekennzeichnet sind.

Es konnten nicht alle Rechtsinhaber von Abbildungen ermittelt werden. Sollte dem Verlag gegenüber der Nachweis der Rechtsinhaberschaft geführt werden, wird das branchenübliche Honorar nachträglich gezahlt.

Dieses Werk enthält Hinweise/Links zu externen Websites Dritter, auf deren Inhalt der Verlag keinen Einfluss hat und die der Haftung der jeweiligen Seitenanbieter oder -betreiber unterliegen. Zum Zeitpunkt der Verlinkung wurden die externen Websites auf mögliche Rechtsverstöße überprüft und dabei keine Rechtsverletzung festgestellt. Ohne konkrete Hinweise auf eine solche Rechtsverletzung ist eine permanente inhaltliche Kontrolle der verlinkten Seiten nicht zumutbar. Sollten jedoch Rechtsverletzungen bekannt werden, werden die betroffenen externen Links soweit möglich unverzüglich entfernt.

6. Auflage 2018

Alle Rechte vorbehalten
© W. Kohlhammer GmbH, Stuttgart
Gesamtherstellung: W. Kohlhammer GmbH, Stuttgart

Print:
ISBN 978-3-17-035012-0

E-Book-Formate:
pdf: ISBN 978-3-17-035013-7
epub: ISBN 978-3-17-035015-1
mobi: ISBN 978-3-17-035016-8

Inhaltsverzeichnis

Vorwort 7

1 **Entstehung von Gesundheit** 9
    1.1 Vorschlag für ein integrierendes theoretisches Modell 9
    1.2 Historischer und wissenschaftlicher Kontext 27
    1.3 Stand der Erkenntnis 41

2 **Gesundheits- und Krankheitskonzepte** 50
    2.1 Sichtweisen auf Gesundheit 50
    2.2 Alltagskonzepte von Gesundheit und Krankheit 61
    2.3 Wissenschaftliche Konzepte von Gesundheit 75
    2.4 Eine Arbeitsdefinition von Gesundheit 83

3 **Gesundheitsressourcen und -risiken** 86
    3.1 Theoretische Einordnung 86
    3.2 Lebensbereiche, ihre Gesundheitsressourcen und -risiken 95
    3.3 Sozial ungleiche Verteilung 130

4 **Vulnerabilität und Schutzfaktoren** 138
    4.1 Theoretische Einordnung 138
    4.2 Die Idee der Resilienz 141
    4.3 Empirische Befunde zur Resilienz bei Kindern 143
    4.4 Psychische Merkmale 145
    4.5 Soziale Unterstützung 150
    4.6 Das Empfinden von Kohärenz 155

5 **Gesundheitshandeln als Bewältigungsstrategie** 168
    5.1 Gesundheitsverhalten 168
    5.2 Gesundheitshandeln 182

6 **Prävention und Gesundheitsförderung** 198
    6.1 Prävention 198
    6.2 Gesundheitsförderung 210
    6.3 Die Ottawa Charta zur Gesundheitsförderung 215
    6.4 Der Setting-Ansatz in der Gesundheitsförderung 223
    6.5 Politik für Gesundheit 246
    6.6 Perspektiven 252

Literatur 256

Register 273

Vorwort

Angesichts der Differenzierung der Gesundheitswissenschaften in Forschung und Lehre gerade in Deutschland ist es im ersten Moment irritierend, wenn von einer Gesundheitswissenschaft gesprochen wird.

Mit dem Begriff Gesundheitswissenschaften werden diejenigen Wissenschaften bezeichnet, die sich – aus jeweils unterschiedlicher Perspektive – mit Gesundheit beschäftigen. Das gilt z. B. für die Gesundheitssoziologie, Gesundheitspsychologie, Gesundheitspädagogik oder Gesundheitsökonomie. Die Gesundheitswissenschaften sind ein interdisziplinäres Feld, das sehr unterschiedliche Wissenschaftsdisziplinen unter der Fragestellung vereint, wie, unter welchen Bedingungen und mit welchen Folgen Gesundheit erhalten und wiederhergestellt werden kann. Ein Teil der beteiligten Wissenschaften, vor allem die Medizin, aber auch z. B. die Pflegewissenschaft und die Rehabilitationswissenschaften, befassen sich vor allem mit der Verbesserung der individuellen Gesundheit. Die Gesundheitswissenschaften im engeren Sinn befassen sich dagegen gezielt mit der Verbesserung der Gesundheit, der gesundheitsfördernden Veränderung von Lebensbedingungen und der Verbesserung der Gesundheitsversorgung der Bevölkerung. Das ist das Feld von ›Public Health‹. Gesundheitswissenschaften sind grundsätzlich an der Anwendung ihrer Erkenntnisse in der Praxis ausgerichtet.

In dem vorliegenden Buch wird der Begriff Gesundheitswissenschaft bewusst im Singular benutzt, weil nicht die Beiträge der einzelnen Wissenschaften (wie Gesundheitssoziologie, Gesundheitsökonomie etc.) dargestellt werden sollen, sondern versucht wird, ihre wichtigsten Elemente zu einer Wissenschaft von der Entstehung von Gesundheit zu integrieren. Dazu wird vorgeschlagen, das Modell der Salutogenese als integrierendes theoretisches Modell zu betrachten, da es versucht, genau die Frage zu beantworten, die die Gesundheitswissenschaft begründet hat. Es ist, trotz kontroverser Diskussionen, in vielen Punkten weitgehend konsensfähig und zumindest bisher nicht durch neue Erkenntnisse überholt.

Das Modell der Salutogenese versucht die Frage zu beantworten, wie trotz allgemein widriger Umstände Gesundheit, genauer: Gesundsein, entstehen kann. Das einführende Kapitel erläutert, weshalb dieses Modell als theoretischer Rahmen geeignet sein könnte und was seine Kernelemente sind. Am Beispiel des Modells soll auch deutlich werden, dass Wissenschaft immer auch in einen historischen Kontext eingebunden ist.

Die Kapitel zwei bis fünf diskutieren jeweils den Erkenntnisstand zu den Kernelementen des Konzeptes: Was ist Gesundheit? Was sind Widerstandsressourcen und Widerstandsdefizite? Was sind Schutzfaktoren? Was ist Gesundheitshandeln und wie hängt dieses mit Bewältigungsstrategien zusammen? Das sechste Kapitel wirft einen Blick auf die Anwendung der Gesundheitswissenschaft in der Gesundheitsförderung und entwirft abschließend fünf Thesen für die künftige Entwicklung einer Praxis der Gesundheitsförderung.

Für die sechste Auflage wurde das Buch aktualisiert und in den Unterkapiteln teils neu strukturiert.

Wir hoffen damit Studierenden einer großen Vielfalt von Studiengängen auf Bachelor- und Masterebene, Spezialistinnen und Generalisten, einen Orientierungsrahmen in der Gesundheitswissenschaft bieten und Anregungen für die eigene Recherche nach dem jeweils neuesten Erkenntnisstand zu den aufgeworfenen Fragen geben zu können.

Beate Blättner und Heiko Waller
Fulda und Berlin, im April 2018

1 Entstehung von Gesundheit

1.1 Vorschlag für ein integrierendes theoretisches Modell

1.1.1 Gegenstand der Gesundheitswissenschaft

Der Einführung in eine Wissenschaftsdisziplin ein theoretisches Modell als Vorschlag für ein integrierendes Konzept zugrunde legen zu wollen, bedarf einer Begründung. Für ein Lehrbuch liegt eine didaktische Erklärung nahe: Der Überblick über ein Gebiet könnte sich Leserinnen und Lesern vielleicht leichter erschließen, wenn er über ein grundlegendes, theoretisches Modell mit integrierender Kraft hergestellt wird und sich damit zu diskutierende Fragen des Forschungsgebietes in eine verbindende Struktur einfügen lassen. Dieser didaktische Kniff ist aber nur dann machbar, wenn die Eigenart des Fachs selbst und sein Entwicklungsstand dies zulassen.

Von den *Gesundheitswissenschaften*, im Plural, wird dann gesprochen, wenn die Beiträge einzelner Wissenschaften zu einer bevölkerungsbezogenen Sicht auf Gesundheit gemeint sind, oder auch dann, wenn die Gesamtheit aller Fachgebiete bezeichnet werden soll, die sich mit Fragen von Gesundheit und Krankheit befassen. Sehr unterschiedliche Wissenschaftsgebiete wie die Medizin, die Pflegewissenschaft, die Epidemiologie, die Gesundheitsökonomie, die Gesundheitssoziologie oder die Gesundheitspsychologie liefern dafür Beiträge. Hierfür ein integrierendes theoretisches Modell vorschlagen zu wollen, wäre vermessen. In Abgrenzung zu den Gesundheitswissenschaften von einer *Gesundheitswissenschaft*, im Singular, zu sprechen zeigt, dass es demgegenüber um ein eher eingegrenztes Gebiet geht. Für ein eingegrenztes Gebiet erscheint ein grundlegendes theoretisches Modell zu einem bestimmten Zeitpunkt nicht mehr völlig ausgeschlossen.

Das Modell der Salutogenese, der Entstehung von Gesundheit von Aaron Antonovsky (1979) warf eine Frage auf, deren Beantwortung es überhaupt erst ermöglicht hat, eine Gesundheitswissenschaft entwickeln zu wollen, die sich in ihrem Gegenstand und ihren Zielen von anderen unterscheidet. So ist es etwa für die Medizin wichtig, nach der Entstehung von Krankheit, und vor allem: von einzelnen Krankheiten, zu fragen, um auf der Basis von geeigneten Theorien Konzepte zu ihrer Behandlung entwickeln und empirisch überprüfen zu können. Für die Epidemiologie ist dagegen wichtig, nach der Art der Verbreitung einzelner Krankheiten und dafür begünstigenden Faktoren zu fragen, um Konzepte der Vermeidung oder Eindämmung der Ausbreitung entwickeln zu können. Nicht alle Wissenschaftsgebiete beabsichtigen, mit den Fragen, die sie beantworten, konkrete Lösungen für die Praxis zu finden. So kann es etwa als das Ziel der Soziologie verstanden werden, soziales Handeln deutend zu verstehen, nicht darauf Einfluss nehmen zu wollen. Der Beitrag der Gesundheitssoziologie zu den Gesundheitswissenschaften wäre z. B. die Analyse, was in einer Gesellschaft als Gesundheit gilt (Kreher 2003, S. 325).

Die Gesundheitswissenschaft gehört zu den Wissenschaftsgebieten, die durchaus eine Anwendung ihrer Erkenntnisse beabsichtigen: Die Frage nach der Entstehung von Gesundheit soll ermöglichen, empirisch fundierte Theorien darüber zu generieren, mit welchen individuellen und mit welchen bevölkerungsbezogenen Interventionen Gesundheit erhalten oder verbessert werden kann. Das muss Fragen nach der Prävention einzelner Erkrankungen nicht ausschließen; diese stehen aber nicht im Zentrum.

Während verschiedene Krankheiten auf unterschiedlichen Wegen entstehen können, verfügen Menschen sprachlich nur über eine Gesundheit. Das gilt, obwohl sich Menschen in der Wahrnehmung ihres Gesundseins voneinander unterscheiden können und Gesundheit nicht einheitlich definiert ist. Die Frage nach der Entstehung von Gesundheit ist Grundlage für die Gesundheitswissenschaft. Gesundheitswissenschaft kann sich entsprechend in der Betrachtung von Teilaspekten ihrer Kernfrage und in unterschiedlichen möglichen Antworten ausdifferenzieren, nicht aber schon in der Beantwortung für verschiedene Arten von ›Gesundheiten‹. Gesundheitswissenschaft generiert sich dadurch, dass sie Modelle der Entstehung von Gesundheit entwickelt, empirisch überprüft und versucht, verschiedene theoretische Beiträge in ein schlüssiges Modell zu integrieren.

Antonovsky beschreibt den Weg seiner wissenschaftlichen Arbeit bis zur Ausbildung der Kernfrage der Gesundheitswissenschaft als eine Entwicklung in mehreren Schritten: »In meinem Vortrag [...] behauptete ich, dass es *zwei* gesonderte Probleme zu untersuchen gelte; das eine Problem war das der Untersucher, die vom Interesse an einem bestimmten Krankheitsbild geleitet, retrospektiv forschen. Die Sozialwissenschaftler konzentrierten sich auf psychosoziale Faktoren. Aber einige von uns, und besonders ich, waren interessiert an den Krankheitsfolgen psychosozialer Faktoren, *welchen Ausdruck auch immer diese Folgen annahmen*. Ich schlug vor, dieses Problem die Erforschung des dis-ease zu nennen« (Antonovsky 1991, S. 119).

Weiter heißt es bei Antonovsky: »1968 war mir klar geworden, dass ich mich für dis-ease und nicht für diseases interessierte. Ich benötigte aber fast weitere zehn Jahre, in denen mir zunehmend die Allgegenwart von Stressoren und die Bedeutung von Widerstandsressourcen bewusst wurde, um den nächsten Schritt zu gehen. [...] Ich hatte mich früher gefragt: ›Was macht die Leute krank?‹ Aber jetzt unternahm ich einen weiteren entscheidenden Schritt; es ging nicht nur darum, die Frage einfach umzudrehen: ›Was macht die Leute gesund?‹, sondern ich schlug vielmehr vor zu fragen: ›Was rückt die Leute in Richtung auf das gesunde Ende des Health-ease/dis-ease-Kontinuums?‹ Ich benötigte einen neuen Terminus für diese Denkweise und prägte so den Begriff ›Salutogenese‹«(Antonovsky 1991, S. 121f.).

›Genesis‹ bedeutet im Griechischen ›Entstehung‹, ›Ursprung‹. Im neunzehnten Jahrhundert wurde dieses Wort als ›Genese‹ eingedeutscht und findet sich z. B. im Begriff ›Pathogenese‹ (Entstehung von Krankheit) wieder. Das lateinische Wort ›salus‹ bedeutet ›Wohlbefinden‹, ›Gesundheit‹. ›Salutogenese‹ lässt sich entsprechend mit ›Ursprung der Gesundheit‹ oder ›Entstehung von Wohlbefinden‹ übersetzen.

Mit der von Antonovsky aufgeworfenen Frage nach der Genese der Gesundheit ist eine grundlegende Änderung des Blickwinkels auf ein wissenschaftliches Feld impliziert, nicht einfach nur ein neues theoretisches Modell eingeführt. Eine solche grundlegende Änderung entsteht meist dann, wenn Erkenntnisse generiert wurden, nach denen sich bis dato gültige Erklärungsmuster wissenschaftlich nicht mehr halten lassen. Dies führt in Regel nicht zur Ausgründung einer neuen Wissenschaftsdisziplin, sondern zu einem neuen, anfangs umstrittenen Konsens innerhalb der alten Disziplin.

In der Gesundheitswissenschaft ist die neuartige Erkenntnis die, dass Stressoren nicht schon durch ihre Art bestimmen, welche Auswirkungen sie auf die Gesundheit haben. Durch diese Einsicht sind die Fragestellungen von Therapiewissenschaften, wie der Medizin, nicht überflüssig geworden. Solche Fragestellungen werden durch einen neuen Blickwinkel ergänzt, keineswegs ersetzt. Sind die Therapiewissenschaften in ihrer Methodik im Kern von der naturwissenschaftlich ausgerichteten Medizin bestimmt, so erfordert der neue, ergänzende Blickwinkel der Gesundheitswissenschaft, auf Methoden und Erkenntnisse unterschiedlicher, teils medizinferner, eher sozialwissenschaftlicher Wissenschaftstraditionen zurückgreifen zu können. Nur deshalb entstand mit einer neuen Fragerichtung ein neues Wissenschaftsgebiet, das in seinem Ansatz interdisziplinär ist.

Die vorläufige Definition des Gegenstandes dieses Buches kann also lauten: *Gesundheitswissenschaft befasst sich mit der Genese von Gesundheit*. Sie beantwortet damit die Frage, die Antonovsky mit seinem theoretischen Modell aufgeworfen hat. Nur deshalb ist der didaktische Kniff möglich, sein theoretisches Modell als möglicherweise integrierendes Konzept in einem Lehrbuch allen weiteren Fragen voranzustellen.

Gesundheitswissenschaft ergänzt die Sichtweisen und Fragestellungen anderer Wissenschaftsdisziplinen, die sich mit Fragen zu Themen von Gesundheit, Krankheit und Gesundheitsversorgung befassen. Da sehr unterschiedliche Faktoren zur Genese von Gesundheit beitragen, leisten auch unterschiedliche Wissenschaftsrichtungen einen möglichen Beitrag zur Gesundheitswissenschaft.

Es ist allerdings keineswegs so, dass die Antworten, die Antonovsky auf seine Frage gefunden hat, durchweg akzeptiert werden. Der aktuelle Forschungsstand zum theoretischen Modell der Salutogenese wird im Kapitel »Stand der Erkenntnis« (▶ Kap. 1.3) dargestellt, auch die Einwände einiger Theoretiker. Weitgehender Konsens ist aber, dass die Komponenten des Modells relevante Forschungsgebiete der Gesundheitswissenschaft sind. Diese Komponenten werden in den Kapiteln »Gesundheits- und Krankheitskonzepte«, »Gesundheitsressourcen und -risiken«, »Vulnerabilität und Schutzfaktoren« sowie »Gesundheitshandeln als Bewältigungsstrategie« ausführlich diskutiert (▶ Kap. 2, ▶ Kap. 3, ▶ Kap. 4, ▶ Kap. 5). Im Folgenden geht es zunächst darum, die Komponenten zu benennen und ihren Bezug zueinander zu beschreiben.

1.1.2 Elemente des Modells der Salutogenese

Eine Unterscheidung der Frage nach der Entstehung von Gesundheit von der Frage nach der Entstehung von Krankheiten macht nur unter zwei Voraussetzungen Sinn:

1. Gesundheit wird nicht einfach als das Gegenteil von Krankheit, als die Abwesenheit von Krankheiten, betrachtet, sondern ihr wird eine eigenständige Qualität zugesagt. Gesundheit wird als etwas gedacht, was unabhängig vom Krankheitsstatus steht. Gesundheit ist nicht die Vorstufe eines Krankheitsverlaufes, der im ungünstigen Fall zum Tod oder zum chronischen Siechtum führt, auch nicht der Zustand, der im günstigen Fall nach dem Abheilen einer Erkrankung wieder erreicht werden kann. Gesundheit muss in jedem Moment einer Lebensgeschichte mehr oder weniger vorhanden sein können. Gesundheit und Krankheit sind damit keine dichotomen Gegensätze, sondern eher Endpunkte eines Kontinuums, auf dem wir uns hin und her bewegen, solange wir leben. »Wir sind alle sterblich. Ebenso sind wir alle, solange ein Hauch von Leben in uns ist, in einem gewissen Ausmaß gesund. Der salutogenetische Ansatz sieht vor, dass wir die Position jeder Person auf diesem Kontinuum zu jedem beliebigen Zeitpunkt untersuchen« (Antonovsky 1997, S. 23).
2. Gesundheit kann nicht einfach als der Normalzustand des Lebens von Menschen betrachtet werden. Dann nämlich wäre nur die Abweichung vom Normalzustand, Krankheit, erklärungsbedürftig. Hinter dem Modell von Aaron Antonovsky steht vielmehr die Einsicht, dass das Leben voller widriger Umstände ist, voller potenziell destruktiver Einflussfaktoren, die die Gesundheit bedrohen und es wahrscheinlicher erscheinen lassen, dass Menschen nicht gesund sind. Antonovsky spricht hier von der Omnipräsenz von Stressoren (1997, S. 16) und von der grundsätzlichen »Annahme von Heterostase, Unordnung und ständigem Druck in Richtung auf zunehmende Entropie« (1997, S. 22).

»Die Forschung zu life events oder Stressoren tendiert zu der Unterstellung, im Allgemeinen sei das Menschenleben stabil, ereignislos und ausgeglichen, größere Streßfaktoren seien relativ selten. Wenn sie doch einmal vorkämen, hätten sie entscheidende Auswirkungen auf die Gesundheit der Menschen. Diese in der Tradition Parsons stehende Interpretation der sozialen Existenz ist meiner Meinung nach eine weniger angemessene Sichtweise als die, die das Leben als turbulent, konfliktreich oder, vereinfacht durch das Prisma von Murphys Gesetz (Sinngemäß: Alles was schiefgehen kann, geht auch irgendwann einmal schief) betrachtet« (Antonovsky 1991, S. 115).

Dieses Weltbild mag pessimistisch erscheinen, nimmt aber zur Kenntnis, dass destruktive Prozesse, Krankheit und Tod, Bestandteil des Lebens sind, vermutlich nicht durchweg vermeidbar und nicht zum Beispiel eine Frage individueller Schuld.

Die historische Situation, in der Antonovsky ein solches Weltbild entwickelt hat, wird im Kapitel «Historischer und wissenschaftlicher Kontext» (▶ Kap. 1.2) genauer beschrieben. Hier sei nur kurz angedeutet, dass diese Auffassung mit biologischen Theorien zu dem, was lebende Systeme eigentlich ausmacht, durchaus übereinstimmt (vgl. Maturana und Varela 2009). Lebende Systeme benötigen Energie, um den Zustand der Ordnung, der Struktur, die sie prägt, aufrechtzuerhalten. Antonovsky selbst bezeichnet seine frühen Publikationen als »von der Systemtheorie und dem Begriffspaar Ordnung/Unordnung« (Antonovsky 1991, S. 127) geprägt.

Gesundsein

Antonovsky spricht nicht von einem Gesundheits-Krankheits-Kontinuum (›health/diseases-continuum‹), sondern von einem ›health ease/dis-ease-continuum‹. ›Ease‹ lässt sich hier mit ›Behagen‹ oder ›Wohlbefinden‹ übersetzen. Das Wortspiel ›health ease/dis-ease‹, im Unterschied zu ›diseases‹, macht deutlich, dass es Antonovsky um ein grundlegendes theoretisches Konzept geht (›dis-ease‹, Krankheitsfolgen psychosozialer Faktoren, nicht unterschiedliche ›diseases‹, Krankheiten) und immer auch um das persönliche Empfinden (›ease‹ = Behaglichkeit; ›health ease‹ = gesunde Behaglichkeit), das gesundheitsbezogene Wohlbefinden oder Unwohlsein, nicht um einzelne, objektivierbare Erkrankungen. Im Deutschen lässt sich dieses Wortspiel schwer ausdrücken, auch die Begriffe ›gesund sein‹ und ›krank sein‹ umschreiben nur annäherungsweise, dass es immer um das subjektive Erleben und Empfinden geht und nicht um die objektivierbare An- oder Abwesenheit von Krankheit. In Anlehnung an die von Antonovsky (1991, S. 119) benutzte Umschreibung ›Krankheitsfolgen psychosozialer Faktoren‹ für dis-ease könnte bei ›health ease‹ auch von den ›Gesundheitsfolgen psychosozialer Faktoren‹ gesprochen werden.

In diesem Buch wird aus sprachlichen Gründen der Begriff ›Gesundsein/Kranksein-Kontinuum‹ benutzt. Gemeint ist damit immer auch subjektives Empfinden, das durch persönliche Wahrnehmung und auf sich selbst bezogenes Wissen entsteht, etwa Wissen über Risiken oder über die Diagnose einer Krankheit. Krankheit und Gesundheit sind sprachlich eigenständige Objekte, Gesundsein und Kranksein benötigen immer ein Subjekt, das diese Erfahrung macht, und genau darum geht es bei der Salutogenese. Es wird später noch zu sehen sein, dass es gute Gründe gibt, die Begriffe subjektive Gesundheit, Wohlbefinden, gesundheitsbezogene Lebensqualität und ›health ease‹ gleich zu setzen (▶ Kap. 2.3.4). ›Gesundsein‹ versucht sprachlich die Komponenten Gesundheit und Wohlbefinden zu integrieren.

Um der Idee der ›Gesundheitsfolgen psychosozialer Faktoren‹ zu entsprechen, muss noch hinzugefügt werden, dass es primär um das subjektive Empfinden als Folge einwirkender, sozial verursachter oder immer auch mit sozialen Folgen verbundener, Faktoren geht. Es sind nicht alleine psychosoziale Faktoren, die den aktuellen Stand einer Person auf dem Gesundsein/Kranksein-Kontinuum bestimmen, aber alle Faktoren, egal ob sie der körperlichen Konstitution, der biochemischen Umwelt, mentalen Prozessen oder sozialen Interaktionen entspringen, sind immer auch mit sozialen Prozessen verbunden. Gesundsein repräsentiert eine subjektive Erfahrung, die in einem bestimmten gesellschaftlichen Kontext und in einem bestimmten persönlichen Lebenskontext, der von gesellschaftlichen Entwicklungen geprägt ist, gemacht wird. Es ist eine Erfahrung, die in bestimmten Lebensbedingungen stattfindet, und nicht ohne diese betrachtet werden kann. Antonovsky war zuallererst Soziologe und betrachtete Menschen nie ohne ihren gesellschaftlichen Kontext.

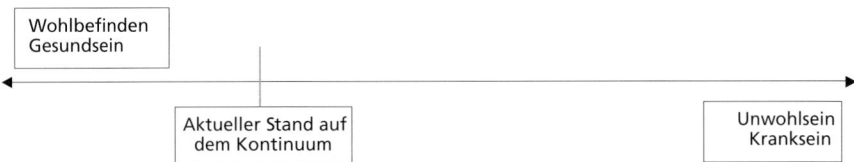

Abb. 1.1: Kontinuum zwischen Wohlbefinden und Unwohlsein, zwischen persönlichem Erleben von Gesundsein und Kranksein

Die weiter oben genannte Definition kann jetzt entsprechend präzisiert werden: *Gesundheitswissenschaft befasst sich mit der Genese von Gesundsein*. Dazu untersucht sie, an welchem Punkt auf dem Gesundsein/Kranksein-Kontinuum sich eine Person befindet und wie dies mit ihren Lebensbedingungen in Verbindung steht.

Das Konzept von Gesundsein als Teil eines Kontinuums von Wohlbefinden und Unwohlsein, von Gesund- und Kranksein, in einer Welt voller potenziell destruktiver Prozesse ist der erste Baustein im Verständnis des Modells der Salutogenese (▶ Abb. 1.1). Gesundheitskonzepte sind damit ein erstes Kapitel der gesundheitswissenschaftlichen Grundlagen (▶ Kap. 2). Für die Gesundheitswissenschaft ist es wichtig zu wissen, wie der Gegenstand ›Gesundheit‹ bzw. ›Gesundsein‹, das Ziel der Interventionen, verstanden werden kann, wie die Wissenschaft dies definieren kann und wie Menschen den Begriff Gesundheit/Gesundsein in ihrem Alltag konzeptualisieren.

Widerstandsressourcen

Alltagssprachlich werden unterschiedliche Einflussfaktoren, die das Wohlbefinden beeinflussen, als Stress bezeichnet. Zu erwarten wäre deshalb, dass Stressoren in ihrem ungünstigen Einfluss auf das Wohlbefindens-Kontinuum betrachtet und Bemühungen unternommen werden zu erforschen, wie sie reduziert werden können. Stressoren sind in der Sicht von Antonovsky aber omnipotent, überall wirkend und lassen sich nicht generell vermeiden. Stressoren sind Reize, die potenziell auf das Gesundsein einwirken. Wie sie das tun, ist zunächst offen.

»Das Kernstück der salutogenetischen Orientierung ist die grundlegende philosophische Sichtweise, dass der menschliche Organismus sich prototypisch in einem dynamischen Zustand eines heterostatischen Ungleichgewichts befindet. Ob die Stressoren nun aus der inneren oder äußeren Umgebung stammen, ob es sich um alltägliche Widrigkeiten handelt, ob sie akut, chronisch oder endemisch sind, ob sie uns aufgezwungen werden oder wir sie frei gewählt haben, unser Leben ist reichlich mit Reizen angefüllt, auf die wir keine automatischen, angemessen adaptiven Antworten haben und auf die wir reagieren müssen. Solange nicht Sensoren zerstört worden sind, ist die Botschaft an das Gehirn klar: Du hast ein Problem« (Antonovsky 1997, S. 124f.).

Antonovsky formuliert die These, dass es, mit Ausnahme einiger sehr direkt destruktiver Stressoren, nicht die Stressoren selbst sind, die ihre Wirkung auf Wohlbefinden oder Gesundheit bestimmen. Stressoren entfalten seinem Modell nach vielmehr einen Spannungszustand, der prinzipiell krankmachende, neutrale oder Gesundheit fördernde Wirkung erzeugen kann.

Um zu verstehen, was primär über die Richtung der Wirkung von Stressoren entscheidet, ist es zunächst notwendig, sich mit einem zweiten Baustein des Modells, einem weiteren Kontinuum zu befassen. Antonovsky spricht hier von ›Generalisierten Widerstandsressourcen‹, englisch: ›general resistance resources‹ (GRR), auf der einen Seite des Kontinuums und ›Generalisierten Widerstandsdefiziten‹, ›general resistance deficits‹ (GRD), auf der anderen Seite (▶ Abb. 1.2). Weshalb Antonovsky diese Begriffe wählt und wie sie in den damaligen Stand der Stressforschung einzuordnen sind, ist im Kapitel «Historischer und wissenschaftlicher Kontext» (▶ Kap. 1.2) nachzulesen.

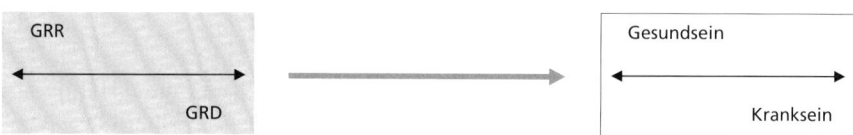

Abb. 1.2: Kontinuum zwischen Generalisierten Widerstandsressourcen (GRR) und Generalisierten Widerstandsdefiziten (GRD) als Einflussfaktor auf das Gesundsein/Kranksein-Kontinuum

Dieses Widerstands-Kontinuum umfasst chronische Stressoren, d. h. Lebensbedingungen, denen wir dauerhaft ausgesetzt sind, wichtige Lebensereignisse und die akuten, täglichen kleinen Ärgernisse. Auch hier gilt: Kein Mensch hat Zeit seines Lebens nur Ressourcen oder nur Risiken, allerdings wird sich später zeigen, dass ihre Verteilung keineswegs sozial gerecht erfolgt.

Wo eine Person auf dem Gesundsein/Kranksein-Kontinuum anzusiedeln ist, kann als Ergebnis eines interaktiven Prozesses zwischen belastenden Faktoren (Stressoren) und schützenden Faktoren (Widerstandsressourcen) im Kontext der Lebenserfahrungen einer Person beschrieben werden. Zu den belastenden Faktoren zählt Antonovsky die ganze Palette potenzieller psychosozialer, physischer und biochemischer Stressoren. Zu den Widerstandsressourcen rechnet Antonovsky ebenfalls umfassend körperliche, psychische, materielle, soziale, kulturelle und makrostrukturelle Faktoren.

Ob solche Lebensbedingungen und Lebensereignisse grundsätzlich positiv oder negativ wahrgenommen werden, besagt zunächst noch nichts über ihren prinzipiellen Stressgehalt. So haben beispielsweise Holmes und Rahe (1967) sehr unterschiedliche Lebensereignisse wie Scheidung oder Heirat, Tod eines Angehörigen oder Geburt eines Kindes, Karrieresprung oder Pensionierung als Stress erzeugende Lebensereignisse charakterisiert. Widerstandsressourcen und -defizite können innere und äußere Faktoren sein, so unterschiedliche Dinge wie z. B. die Stärke des Immunsystems oder die genetische Belastung, Wissen und Intelligenz, Reichtum oder Ich-Stärke, soziale Unterstützung oder Umweltbelastungen wie Lärm oder Feinstaub, kulturelle Stabilität, religiöse Überzeugungen und grundlegende Lebenseinstellungen. Das Kapitel »Gesundheitsressourcen und -risiken« (▶ Kap. 3) wird sich ausführlicher mit solchen Ressourcen und Risiken befassen.

Für Antonovsky ist das GRR/GRD-Kontinuum nicht einfach nur eine Ansammlung von Stressoren und ggf. unterstützenden Faktoren, sondern es lässt sich danach ordnen, inwieweit diese Ressourcen und Defizite dazu beitragen, im Leben

- Erfahrungen der Teilhabe an der Gestaltung sozial anerkannter Aktivitäten (›participation in shaping outcome‹),
- Erfahrungen der Beständigkeit und der Übereinstimmung (›consistency‹) und
- Erfahrungen einer Balance zwischen Anforderungen und Ressourcen zu ihrer Bewältigung, eines Gleichgewichts zwischen Überbelastung und Unterforderung

zu sammeln oder dies eben nicht zu tun. Jemand der im Kontinuum stärker auf der Seite der Widerstandsressourcen seht, wird viele solcher Erfahrungen sammeln können, jemand der auf der anderen Seite steht, wenige.

Kohärenzempfinden

Solche Erfahrungen sind deswegen von so hoher Bedeutung, weil sie ursächlich für eine grundlegende Lebensorientierung sind, die im Laufe der Sozialisation eines Menschen entsteht, das Empfinden von Kohärenz (›Sense of coherence‹ – SOC). Dieses Kohärenzempfinden ist der dritte Baustein des theoretischen Modells. Es ist der Schutzfaktor, der verhindert, dass Stressoren negative Auswirkungen auf das Gesundsein/Kranksein-Kontinuum haben. Im Kapitel «Vulnerabilität und Schutzfaktoren« (▶ Kap. 4) werden unterschiedliche Schutzfaktoren, ihre Ähnlichkeiten und Unterschiede zum Kohärenzempfinden, beschrieben.

Das Empfinden von Kohärenz umfasst drei Komponenten, die jeweils ursächlich auf eine der drei oben genannten Lebenserfahrungen zurückgehen.

- Die wichtigste Komponente ist die *Bedeutsamkeit* oder Sinnhaftigkeit (›meaningfulness‹), die auf die Lebenserfahrung der Teilhabe zurückgeht. Sinnhaftigkeit stellt das motivationale Moment dar und bezieht sich auf das Ausmaß, in dem ein Leben emotional Sinn macht, das heißt indem die Probleme und Anforderungen des Lebens als solche erlebt werden, für die es sich einzusetzen lohnt.
- Die zweite Komponente ist die der *Verstehbarkeit* (›comprehensibility‹), die nicht durch Information, sondern durch die Erfahrungen der Beständigkeit gestärkt wird. Verstehbarkeit umschreibt das Ausmaß, in dem die Reize und Situationen, mit denen man alltäglich konfrontiert wird, Sinn machen und kognitiv als klare, geordnete Informationen verstanden werden können. Verstehbarkeit ist dabei in der Regel Voraussetzung für eine dauerhafte Handhabbarkeit. Verstehbarkeit ist die kognitive Komponente.
- Die dritte Komponente schließlich ist die der *Handhabbarkeit* (›manageability‹), die durch die Erfahrung entsteht, hinreichend über Ressourcen verfügen zu können, um den Anforderungen gerecht zu werden, die einem das Leben stellt. Handhabbarkeit meint das Ausmaß, in dem man die Anforderungen, die auf einen zukommen, mit den verfügbaren Ressourcen als bewältigbar wahrnimmt. Handhabbarkeit ist die instrumentelle Komponente.

Antonovsky zählt diese Komponenten nicht in der Reihenfolge ihrer Bedeutung auf, sondern eher in der Reihenfolge eines möglichen Entscheidungsprozesses:

»Das SOC (Kohärenzgefühl) ist eine globale Orientierung, die ausdrückt, in welchem Ausmaß man ein durchdringendes, andauerndes und dennoch dynamisches Gefühl des Vertrauens hat, dass

1. die Stimuli, die sich im Verlauf des Lebens aus der inneren und äußeren Umgebung ergeben, strukturiert, vorhersehbar und erklärbar sind;
2. einem die Ressourcen zur Verfügung stehen, um den Anforderungen, die diese Stimuli stellen, zu begegnen;
3. diese Anforderungen Herausforderungen sind, die Anstrengung und Engagement lohnen« (Antonovsky 1997, S. 36).

Damit kann der dritte Baustein in das Modell eingefügt werden (▶ Abb. 1.3), das Kohärenzempfinden (SOC). Es entsteht aus dem GRR/GRD-Kontinuum und wirkt auf das Gesundsein/Kranksein-Kontinuum. Ein hohes SOC resultiert aus vielen Widerstandsressourcen und führt zu hohem Wohlbefinden, lässt sich vereinfacht sagen. Wie das erfolgt, ist später noch zu klären.

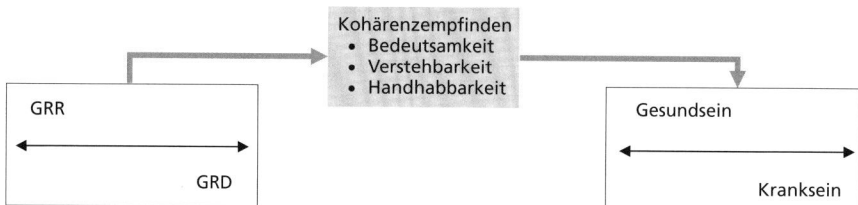

Abb. 1.3: Das Kohärenzempfinden (SOC) entsteht aus dem GRR/GRD-Kontinuum und wirkt auf das Gesundsein/Kranksein-Kontinuum

Das Empfinden von Kohärenz ist der Teil des Modells, der in der Gesundheitswissenschaft am stärksten umstritten ist und am meisten mit dem Modell der Salutogenese in Verbindung gebracht wird. Im Kapitel »Vulnerabilität und Schutzfaktoren« (▶ Kap. 4) werden auch Alternativen zu diesem Konstrukt angesprochen.

Ein Punkt, der erfahrungsgemäß zu unterschiedlichen Interpretationen führt, weil Antonovsky selbst sich in diesem Punkt scheinbar widersprüchlich ausdrückt, soll noch angesprochen sein: Ist das SOC ab dem Lebensalter von 30 noch veränderbar? Das Empfinden von Kohärenz ist kein Persönlichkeitsmerkmal, sondern entsteht aus Lebenserfahrungen, die wesentlich von den konkreten Lebensbedingungen geprägt sind. Solange sich solche Lebenserfahrungen neu entwickeln, ist der SOC auch veränderbar, d. h. bis in das hohe Alter. Allerdings ist es so, dass im Laufe der Entwicklung eines Menschen, seiner Sozialisation, grundlegende Veränderungen tendenziell unwahrscheinlicher werden. Neue Erfahrungen werden, zumindest bei grundlegend gleichbleibenden äußeren Lebensbedingungen, auf der Basis bisheriger Erfahrungen gemacht. Ganz grundsätzliche Veränderungen werden zunehmend unwahrscheinlicher, sind aber nie ausgeschlossen. Im Alter von etwa 30 ist ein Mensch erwachsen, hat vielleicht seinen Platz im Leben gefunden. Die Veränderungschancen für ein Neugeborenes sind höher. Aber solange neue Erfahrungen hinzukommen, gibt es auch grundsätzliche Möglichkeiten der Veränderung, jedenfalls dann, wenn die Veränderungen weitreichend und nicht nur kurzfristiger Art sind. Ein guter Rat, ein besuchter Kurs oder eine Kurzzeittherapie werden nicht grundsätzliche Veränderungen herbeiführen.

Antonovsky (1997, S. 37) schreibt der Zusammensetzung der einzelnen Komponenten des SOC die wahrscheinliche Dynamik der Veränderung zu. Ist die Komponente der Bedeutsamkeit im SOC hoch, sieht jemand demnach Sinn in seinem Leben und seinem Handeln, so wird die Tendenz zur Steigerung des SOCs oder seiner Stabilität bestehen. Ist die Komponente Bedeutsamkeit aber niedrig, so ist die Tendenz eher negativ, oder auf sehr niedrigem Niveau stabil. Damit haben die Erfahrungen der Teilhabe an der Gestaltung sozial anerkannter Aktivitäten unter den Widerstandsressourcen eine besondere Bedeutung.

Bewältigungsstrategien

Um nun die Wirkung des SOCs zu verstehen, muss das vierte Element in das Modell eingebaut werden (▶ Abb. 1.4), die Strategien der Bewältigung, das Coping, wohl gemerkt Bewältigungsstrategien des Lebens und nicht nur Bewältigung einer Erkrankung. In der Ausformulierung dieses Konzept schließt Antonovsky weitgehend an die Arbeiten des Stressforschers Richard S. Lazarus (1966) an. Neu ist im Wesentlichen seine Einordnung in das Gesamtkonzept und die grundsätzliche Sicht, dass Stressoren auch positive Wirkungen haben können. Bewältigungsstrategien entscheiden über die krank machende, neutrale oder das Wohlbefinden fördernde Wirkung von Stressoren. Das Kohärenzempfinden wirkt auf die Wahl der Bewältigungsstrategien und zugleich auch darauf, ob vorhandene Widerstandsressourcen aktiviert werden. Daneben scheint es auch einen unmittelbaren Einfluss auf das Gesundsein/Kranksein-Kontinuum zu haben.

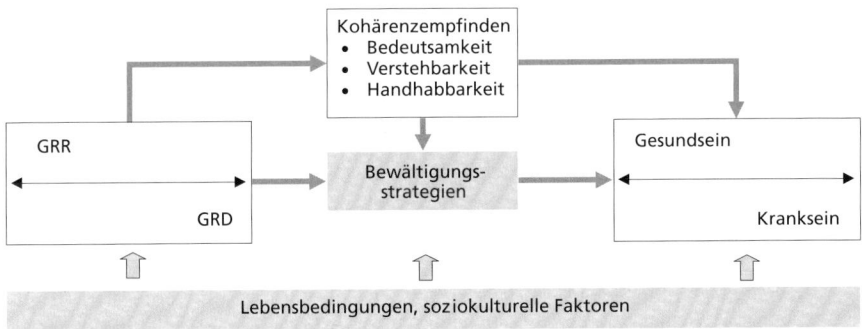

Abb. 1.4: Bewältigungsstrategien als vermittelndes Element, Lebensbedingungen als Basis des gesamten Modells

Antonovsky nimmt an, dass sich das Kohärenzempfinden im Laufe der Kindheit und des Jugendalters entwickelt. Erst im frühen Erwachsenenalter soll es zu einem gefestigten Kohärenzsinn kommen. Nach Antonovsky unterscheidet sich der Kohärenzsinn von den klassischen stabilen Persönlichkeitseigenschaften dadurch, dass er erst in Belastungssituationen zur Geltung kommt. Er korreliert mit anderen Merkmalen seelischer Gesundheit – wie Optimismus und Widerstandsfähigkeit.

Lebensbedingungen sind dabei die Basis des gesamten Konzeptes:

- Lebensbedingungen entscheiden über die Widerstandsressourcen und -defizite. Sie entscheiden damit auch über die Wahrscheinlichkeit, Lebenserfahrungen machen zu können, die ein hohes SOC ausbilden.
- Lebensbedingungen entscheiden darüber, welche Bewältigungsstrategien zur Verfügung stehen. So ist es zum Beispiel für eine von ihrem Mann misshandelte Frau ein großer Unterschied in der Wahl ihrer Strategien, ob sie in einer Kultur lebt, die Gewalt gegen Frauen ächtet, oder in einer, in der die Züchtigung der Ehefrauen als Recht jeden Mannes gilt.

Lebensbedingungen entscheiden letztlich auch darüber, was wir selbst als gesund empfinden.

Was passiert im Schritt der Bewältigung und wieso ist hier das Empfinden von Kohärenz so relevant? Vereinfacht formuliert, erfolgen in der Bewältigung eines Stressreizes eine Reihe von Bewertungen, die nur zur theoretischen Klärung als nacheinander ablaufend beschrieben werden.

Im ersten Schritt geht es um die Bewertungen eines Reizes (primäre Bewertung), die darüber entscheidet, ob ein Reiz einen Spannungszustand erzeugt. Der erste Teilschritt ist die Bewertung eines eingehenden Reizes als Stressor oder Nicht-Stressor, d. h. die Bewertung, ob hinreichend Ressourcen zur Verfügung stehen, um auf den Reiz zu reagieren, so dass keine Spannung entsteht: Es wird kühl, die Person zieht einen Pullover über, ein Spannungszustand entsteht nicht, solange sie etwas Wärmendes anziehen kann. Es wird in der Sonne zu warm, die Person kann in den kühleren Schatten gehen. Ein Spannungszustand entsteht erst dann, wenn z. B. ein körperlich immobiler älterer Mensch im festgestellten Rollstuhl hinter der besonnten Glasscheibe sitzt. Es wird warm, er kann den Ort aber nicht von sich aus verlassen. Spannung zwischen seinem Willen, aus der Wärme zu gehen, und der mangelnden Ressource, dies zu bewältigen, entsteht.

Antonovsky (1997, S. 126) vermutet, dass jemand mit einem hohen SOC Reize eher als Nicht-Stressoren bewerten wird als jemand mit einem niedrigen SOC. Das mag daran liegen, dass er die Erfahrung gemacht hat, über ausreichend Ressourcen zu verfügen. Das Beispiel zeigt allerdings, dass der SOC alleine nicht in allen Situationen ausreichend sein wird, um zu einer solchen Bewertung zu kommen. Zwar mag eine Person mit einem hohen SOC eher Vertrauen haben, dass in Kürze jemand vorbeikommen und den Rollstuhl aus der Hitze schieben wird, die Erfahrung, dass dies im Pflegeheim vielleicht nicht so ist, kann aber umgekehrt wieder zur Schwächung des SOCs beitragen.

Der zweite Teilschritt ist die Bewertung des Reizes als für das eigene Wohlbefinden bedrohlich, günstig oder irrelevant. Die Wärme hinter der Glasscheibe wird erst dann zum Stressor, wenn sie zugleich die Bewertung als ›zu warm‹, d. h. als nicht mehr zuträglich erfolgt. Prinzipiell ist bis zu einem bestimmten Punkt aber noch die Interpretation möglich: Es ist zwar sehr warm und man kann den Ort nicht aus eigener Kraft verlassen, aber schwitzen kann ja ganz schön sein, wenn man die Gelassenheit mitbringt, die Situation so zu ertragen.

Auch hier nimmt Antonovsky an, dass ein Mensch mit einem hohen SOC den Stressor eher als günstig oder irrelevant bewerten wird, als jemand mit einem niedrigen SOC. Die Person mit dem hohen SOC wird eher darauf vertrauen, dass auch dieses Mal, wie in der Vergangenheit, alles gut gehen wird. Antonovsky zieht hier die Verbindung zum Konzept der Selbstwirksamkeitserwartung von Bandura (1977) (▶ Kap. 5).

Auch wenn Antonovsky davon ausgeht, dass bei Personen mit einem hohen SOC aufgrund der Bewertungen, die sie vor dem Hintergrund ihrer Lebenserfahrungen vornehmen, Reize seltener zu Spannungszuständen führen, meint er damit nicht, Spannungen können nicht mehr entstehen. Er meint auch nicht, dass Spannungen durch mentale Neubewertungen umgedeutet werden könnten. Er geht lediglich davon aus, dass einige Situationen bei hohem SOC nicht zu Spannungen führen müssen, weil das Vertrauen in die vorhandenen Ressourcen entsprechend groß sein kann. In anderen Situationen geht dies auch bei hohen SOC nicht, z. B. dann, wenn die Stressoren unmittelbar destruktive Wirkung haben.

Entsteht aufgrund der Bewertung des Reizes ein Spannungszustand, so geht es im zweiten Schritt darum, eine Strategie zur Bewältigung der Spannung zu entwickeln. Hier ist die instrumentelle Lösung des Spannungszustandes zu erreichen, aber zugleich auch die Kontrolle emotionaler und physiologischer Parameter.

Antonovsky ist es hier sehr wichtig hervorzuheben, dass nicht bestimmte Coping-Stile mit einem hohen SOC verbunden sind, sondern die angemessene Auswahl der jeweils passenden Strategie aus einer Fülle von Möglichkeiten. »Die Person mit einem starken SOC wählt die bestimmte Coping-Strategie aus, die am geeignetsten scheint, mit dem Stressor umzugehen, dem sie sich gegenüber sieht« (Antonovsky 1997, S. 130). Das erfordert zunächst, eine Vielfalt an Strategien zur Auswahl zu haben.

Ein hohes SOC entscheidet mit darüber, ob die vorhandenen Ressourcen des GRR/GRD-Kontinuums aktiviert werden. Antonovsky (1997, S. 131) sieht dabei in der Bedeutsamkeit die zentrale Komponente, die dafür ausschlaggebend ist, welche Ressourcen zur Bewältigung eines Problems mobilisiert werden.

Der Kenntnisstand zu einer Verbindung von Bewältigungsstilen, Gesundheitsverhalten und Gesundheitshandeln wird im Kapitel «Gesundheitshandeln als Bewältigungsstrategie« (▶ Kap. 5) diskutiert. Vorweg soll aber auch hier auf unterschiedliche Interpretationen verwiesen werden, die in der Literatur zu finden sind, weil sich Antonovsky in unterschiedlichen Publikationen selbst scheinbar widerspricht. Antonovsky beschreibt einerseits einen direkten Einfluss des Kohärenzempfindens auf das Gesundheitsverhalten: »Ich möchte ausdrücklich betonen, dass der SOC einen direkten Einfluss auf den Gesundheitszustand hat, in dem er zu gesundheitsförderndem Verhalten führt« (Antonovsky 1991, S. 127) und an anderer Stelle, dass die Zusammenhänge zwischen beiden weit mittelbarer sind: »Ich behaupte nicht, dass Personen mit einem starken SOC eher solche Verhaltensweisen realisieren, die nach Datenlage gut für die Gesundheit sind – zwischen den Mahlzeiten nicht zu essen, nicht zu rauchen, regelmäßige körperliche Aktivität und so weiter [...]. Diese Verhaltensweisen sind weitaus stärker durch soziostrukturelle und kulturelle Faktoren als durch die persönliche Weltsicht determiniert, und ich möchte die beiden nicht durcheinanderbringen. Es kann gut sein, dass dieselben soziokulturellen Faktoren, die die Quoten von Rauchern verringern (die Schichtzugehörigkeit zum Beispiel), auch das Entstehen eines starken SOC beeinflussen, so dass die Chancen, dass eine Person mit einem starken SOC nicht rauchen wird, größer sind. Aber man sollte die Kausalitätsrichtung nicht verzerren.

Wenn wir uns jedoch allein auf das Coping mit Stressoren konzentrieren, können wir fragen: Wer wird bei Konfrontationen mit einem akuten oder chronischen Stressor wahrscheinlicher mit unangemessenem Gesundheitsverhalten wie verstärktem Rauchen oder Trinken, Verleugnung von Symptomen oder Nichteinhalten medizinischer Maßnahmen reagieren und wer eher mit adaptivem Gesundheitsverhalten wie Reduktion von Rauchen und Trinken, Wachsamkeit gegenüber Symptomen und Ausüben von Sport? Dann würde ich sagen, dass der Vorteil in den Händen derjenigen läge, die ein starkes SOC haben« (Antonovsky 1997, S. 141f.).

Was ist nun richtig? Haben Menschen mit einem hohen SOC nach Antonovskys Auffassung ein besseres Gesundheitsverhalten oder reagieren sie nur in der Auseinandersetzung mit Stressoren günstiger? Die Auflösung gelingt, wenn das erste Zitat in seinem Zusammenhang betrachtet wird: Menschen befinden sich in ständiger Auseinandersetzung mit Stressoren und in der Art der Wahl der Bewältigungsstrategien greift immer der SOC. Das was Antonovsky mit gesundheitsförderndem Verhalten im ersten Zitat meint, lässt sich nicht einfach auf die Regel ›mehr bewegen, besser essen, nicht rauchen‹ reduzieren, sondern meint, Spannungszustände mit einer angemessenen Bewältigungsstrategie abzubauen. Menschen mit einem hohen SOC werden eher angemessene Bewältigungsstrategien wählen. Das schließt nicht aus, dass sie einen Abend mit Pommes und reichlich Bier, dazu Zigaretten rauchend, auf dem Sofa vor dem Fernseher verbringen. Dass sie zur Bewältigung des Stresses in ihrem Beruf jeden Abend diese Strategie wählen, ist bei Menschen mit niedrigem SOC aber eher wahrscheinlich als bei Menschen mit hohem SOC. Diese Diskussion wird im Kapitel «Gesundheitshandeln als Bewältigungsstrategie« (▶ Kap. 5) noch einmal aufgegriffen.

Zusammenfassend sind für den Soziologen Aaron Antonovsky Lebensbedingungen der selbstverständlich grundlegende Einflussfaktor auf das Wohlbefinden von Menschen. Die von ihm aufgeworfene Frage nach der Entstehung von Gesundheit, genauer dem Empfinden von Gesundsein trotz allgemein widriger Umstände, beantwortet er im Kern mit Lebenserfahrungen, die die grundlegende Lebensorientierung bestimmen. Diese Lebensorientierung beeinflusst seinem Modell nach die Entschiedenheit, mit der Menschen ihre Ressourcen aktivieren, um mit Anforderungen unterschiedlichster Art umgehen zu können, die der Situation angemessene Wahl von Bewältigungsstrategien und möglicherweise auch direkt das Wohlbefinden.

Diese grundlegende Lebensorientierung nennt Antonovsky Empfinden von Kohärenz. Er versteht sie als eine Einstellung zum Leben, die veränderbar und doch dauerhaft ist und die drei Komponenten umfasst. Um Kohärenzempfinden messen zu können, entwickelt er ein Instrument, einen Fragebogen mit 29 Items, die über eine Skala von 1 bis 7 beantwortet werden können. Die Messbarkeit des Konstrukt SOC ist Antonovsky nicht eigentlich als diagnostisches Instrument wichtig, sondern weil ein theoretisches Modell sich dadurch auszeichnet, dass es prinzipiell empirisch überprüfbar ist.

1.1.3 Die integrierende Kraft des Modells

Antonovskys theoretisches Modell ist keineswegs unumstritten. Viele Kritikpunkte setzten an dem Konstrukt SOC an. Diese Kritik und der Stand der Erforschung des theoretischen Modells werden im Kapitel «Stand und Erkenntnis» (▶ Kap. 1.3) behandelt. Als weitgehender Konsens kann aber betrachtet werden, dass die Frage nach der Entstehung von Gesundheit sich

1. mit dem Gegenstand Gesundheit oder Gesundsein selbst,
2. mit der Anwesenheit oder Abwesenheit von Stressoren, Risiken und Ressourcen,
3. mit der Existenz möglicher Schutzfaktoren und
4. mit den Bewältigungsstilen, den Verhaltensweisen oder dem Handeln von Menschen

befassen muss.

Die Unterschiede verschiedener theoretischer Ansätze liegen

1. in der genauen theoretischen Beschreibung dieser vier Komponenten,
2. in der Intensität, mit der einzelne Komponenten als wichtig erachtet werden, und
3. in der Art und Weise, wie das Zusammenspiel der Komponenten beschrieben wird.

So kann etwa diskutiert werden, ob es zwischen Ressourcen und Schutzfaktoren einen Unterschied gibt, oder ob dies das Gleiche ist. Es muss besprochen werden, wie die Begriffe ›Verhalten‹ und ›Handeln‹ zueinander in Beziehung stehen. Es kann diskutiert werden, ob das Kontinuum von Widerstandsressourcen und Risiken das Gleiche ist wie Lebensbedingungen oder sich davon unterscheidet.

Es gibt derzeit in der Gesundheitswissenschaft kein gleichermaßen ausgearbeitetes, umfassendes und empirisch überprüftes theoretisches Modell wie das der Salutogenese. Dies rechtfertigt, das Modell als integratives Modell der Gesundheitswissenschaft vorzuschlagen und die Kontroversen zu diskutieren.

Überraschend ist dieser Konsens, trotz Kontroversen, allerdings nicht. Wer immer ein Modell der Entstehung von Gesundheit oder Krankheit entwickeln will, wird sich mit ähnlichen Komponenten befassen müssen. Es geht letztendlich um Ursachen, Wirkungen und die Art von Faktoren, die die Wirkungen beeinflussen können.

Zum Vergleich kann z.B. das erweiterte Modell der Risikofaktoren-Epidemiologie nach Gordis (2008) aufgezeichnet werden, das der Untersuchung dient, ob bestimmte Einflussfaktoren krank machen. Aus einer klar umrissenen Exposition entsteht ein Risiko, das Folgen für die Gesundheit haben kann. Solche Folgen lassen sich epidemiologisch an Mortalität, Morbidität oder Lebensqualität messen. Aus dem Risikofaktor ergeben sich noch nicht direkt die Folgen, sondern diese sind von der Suszeptibilität, der Empfänglichkeit, abhängig. Suszeptibilität lässt sich anhand von soziodemografischen Faktoren, Persönlichkeitsmerkmalen, Umwelteinflüssen oder Verhalten beschreiben. Die erlittenen gesundheitlichen Folgen haben wiederum Rückwirkungen auf die Suszeptibilität.

Neben ein solches epidemiologisches Modell lässt sich relativ mühelos ein vergleichbares Schema stellen, das zu den die Gesundheit beeinträchtigenden Faktoren immer auch Gesundheit schützende Faktoren stellt (▶ Abb. 1.5). Das Modell verliert dann allerdings schnell seine Eindeutigkeit von Abhängigkeiten und damit seine Berechenbarkeit, weil nicht mehr die Exposition mit einem Risikofaktor, sondern eine Kombination von Risiken und Ressourcen Ausgangspunkt des Modells ist. Dass die persönliche Gesundheits- oder Krankheitssituation zur Vulnerabilität oder zum Schutz beitragen kann, leuchtet ein. Diskutieren ließe sich allerdings, ob Bewältigungsstrategien zwischen Wirkung und Ursache stehen müssen, oder zu den Vulnerabilitäts- und Schutzfaktoren gehören. Das wiederum hängt von der genauen konzeptionellen Ausrichtung des theoretischen Modells ab. Darauf wird im Kapitel «Vulnerabilität und Schutzfaktoren» (▶ Kap. 4) nochmals einzugehen sein.

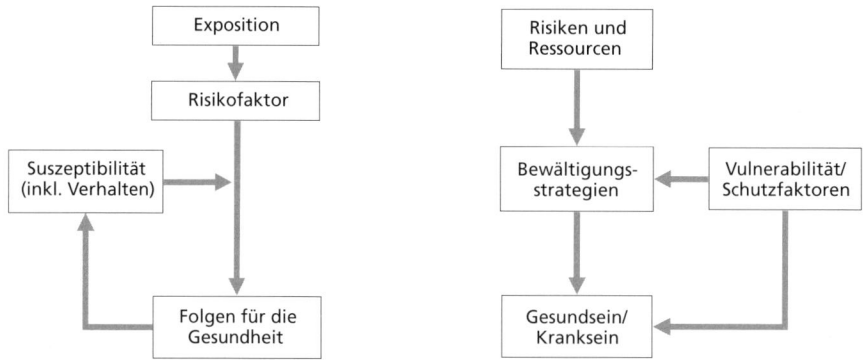

Abb. 1.5: Erweitertes Modell der Risikofaktoren-Epidemiologie nach Gordis (2008) neben einem Modell der Entstehung von Gesundsein/Kranksein

Betrachtet man nun Risiken und Ressourcen als GRR/GRD-Kontinuum, sieht in der Vulnerabilität das Empfinden von Kohärenz und versteht Gesundheit/Krankheit als Kontinuum, so ähnelt die Zeichnung schnell dem Modell der Salutogenese. Was gegenüber diesem fehlt, ist die lebensgeschichtliche Entstehung der Schutzfaktoren aus dem GRR/GRD-Kontinuum.

Aaron Antonovsky ist es mit dem theoretischen Modell der Salutogenese also einerseits gelungen, Zusammenhänge zwischen einzelnen Komponenten in ihrer Komplexität zu beschreiben und andererseits die einzelnen Komponenten theoretisch auszuformulieren. Eben dies ist bisher keinem anderen theoretischen Modell der Gesundheitswissenschaft gleichermaßen gelungen.

Was aber ein Modell der Entstehung von Gesundheit von einem Risikofaktorenmodell unterscheidet, ist immer auch die Fragerichtung. Die Epidemiologie möchte die Frage beantworten, ob und unter welchen Bedingungen die Exposition mit dem Risiko x negative Folgen für die Gesundheit haben kann. Die Frage nach der Entstehung von Gesundheit ist aber die danach, welche Faktoren den Platz auf dem Gesundsein/Kranksein-Kontinuum beeinflussen. Die Untersuchungsrichtung ist schlicht diagonal spiegelverkehrt (▶ Abb. 1.6). Eben diese spiegelverkehrte Fragerichtung und das Interesse nicht an einer Exposition, sondern am Ergebnis ist die gemeinsame Basis einer Gesundheitswissenschaft.

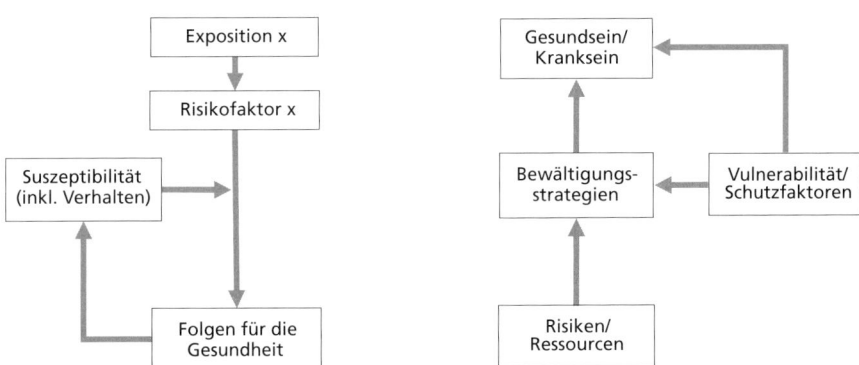

Abb. 1.6: Unterschiedliche Fragerichtungen beider Modelle

Diskutiert werden muss allerdings, ob die Erfahrung des Gesundseins/Krankseins nicht auch als Risiko und Ressource betrachtet werden muss, ob diese Erfahrung nicht die Vulnerabilität beeinflusst und wiederum, wie Schutzfaktoren und Ressourcen zueinander stehen. Damit wird angedeutet, dass es die Gesundheitswissenschaft möglicherweise mit einem Gegenstand zu tun hat, der reziproke Einflüsse zwischen Lebensbedingungen und gesundheitlichem Wohlbefinden beschreibt. Damit aber ist die Komplexität so hoch, dass das Modell nicht mehr empirisch überprüfbar wird. Um Überprüfbarkeit zu erreichen, muss die Komplexität reduziert werden. Damit wird es dann eben auch nicht ein alle Aspekte umfassendes Modell geben können. Dies gilt auch für das Modell von Antonovsky.

Der Gegenstand der Gesundheitswissenschaft könnte nun genauer umschrieben werden, indem verallgemeinert hinzugefügt wird, mit welchen Fragen sich die Gesundheitswissenschaft befassen muss:

1. Was wird unter Gesundheit verstanden und inwieweit bezieht dieses Verständnis die subjektive Wahrnehmung der betroffenen Personen ein? (▶ Kap. 2)
2. Welche Risiken und Ressourcen wirken auf die Genese der Gesundheit ein und wie tun sie das? (▶ Kap. 3)
3. Welche Art von Schutzfaktoren (oder Vulnerabilitätsfaktoren) beeinflussen, wie sich Risiken und Ressourcen auswirken, und wie unterscheiden sie sich von Risiken und Ressourcen? (▶ Kap. 4)
4. Welche Strategien wählen handelnde Personen, wodurch beeinflusst, um Risiken zu bewältigen und Ressourcen für sich zu nutzen, und mit welchen Folgen? (▶ Kap. 5)
5. Welche Schlussfolgerungen lassen sich daraus für die Anwendung der Gesundheitswissenschaft in der Praxis ziehen? (▶ Kap. 6)

Die bisherige Definition von Gesundheitswissenschaft kann zusammenfassend also weiter präzisiert werden: *Gesundheitswissenschaft befasst sich mit der Genese von Gesundsein und untersucht dazu die Wirkung beeinträchtigender und schützender Faktoren.* Die Erkenntnisse der Gesundheitswissenschaft könnten genutzt werden, um daraus abzuleiten, ob und wodurch Gesundheit gefördert werden kann. Gesundheitswissenschaft wird dazu wahrscheinlich auf eine interdisziplinäre Herangehensweise angewiesen sein.

Die – trotz der genannten Einschränkungen – potenzielle Integrationskraft des Modells der Salutogenese ist nicht zufällig entstanden. Antonovsky hat sein theoretisches Modell nicht voraussetzungslos und kontextunabhängig entwickelt. Vielmehr erschwert er denjenigen, die sich neu mit Gesundheitswissenschaft befassen, die Lektüre seiner Texte dadurch, dass er auf eine Fülle von Theorien, Erkenntnissen und Situationen anspielt, die sich nicht sofort erschließen lassen, wenn man nicht gleichermaßen über den Erkenntnisstand seiner Zeit verfügt.

Da Theorien, wie das Modell der Salutogenese, immer in einem historischen und wissenschaftlichen Kontext entstehen, der auch die Art der Theorie beeinflusst, sollen im Folgenden zunächst der biografische, der wissenschaftsbiografische und der historische Entstehungskontext des Modells erläutert werden, um ein tieferes Verständnis zu ermöglichen.

1.2 Historischer und wissenschaftlicher Kontext

1.2.1 Leben unter widrigen Umständen

Antonovsky war Zeit seines Lebens biografisch und beruflich mit gesellschaftlichen Entwicklungen konfrontiert, die sich mit dem Begriff ›widrig‹ nur unzureichend umschreiben lassen: Krieg, Antisemitismus und Rassismus, Migration sowie soziale Not bzw. Armut prägten das Leben vieler Menschen seiner sozialen Umgebung. Angesichts dieser Erfahrungen und deren Folgen wird verständlich, dass Antonovsky Gesundheit nicht als homöostatischen Normalzustand beschreiben kann, der durch störende Reize oder falschen Lebenswandel aus der Balance geraten kann. Gesundheit ist für ihn keine Selbstverständlichkeit, sondern angesichts der Omnipräsenz von Stressoren ein höchst erfreuliches, erklärungsbedürftiges Phänomen.

Aaron Antonovsky wurde 1923 in Brooklyn, New York, geboren und wuchs in der Nähe des Borough Parks auf, wo noch heute eine der größten jüdischen Gemeinden der Welt existiert. Seine Eltern, Isaac und Esther, gehörten zu den fast zwei Millionen osteuropäischer Juden, die zwischen 1881 und 1920 aufgrund der zunehmenden religiösen Verfolgung aus ihren Heimatstaaten in die USA geflohen waren. Die meisten von ihnen ließen sich zunächst in New York nieder. Polnisch- und russischstämmige Juden arbeiteten im New York des beginnenden 20. Jahrhundert vor allem im Schneiderei-Handwerk und auf den sogenannten Pushcart Markets, also Märkten, auf denen Waren auf kleinen Wägen angeboten wurden. Große Teile der ärmeren und orthodoxen jüdischen Gemeinde New Yorks lebten in dem günstigen und multiethnischen Wohngebiet in Brooklyn.

In breiten Bevölkerungsschichten der USA erlebte der Rassismus und der Antisemitismus in dieser Zeit einen neuen Aufschwung, der sich z. B. an der erneuten Gründung des Ku Klux Clan 1915 festmachen lässt. Mit dem New Yorker Börsencrash am 24. Oktober 1929 begann die Wirtschaftskrise, die zu Arbeitslosigkeit und Armut gerade auch für einen großen Teil der osteuropäischen Einwanderer führte. Erst das Wirtschafts- und Sozialprogramm des Präsidenten Roosevelt (staatliche Investitionen, die Einführung eines Sozialversicherungssystems, eine progressive Besteuerung und eine Arbeitszeitverkürzung zur gerechteren Verteilung der Arbeit) führte die USA ab 1933 aus der Krise.

Aaron Antonovsky hatte trotz der schwierigen Lebensbedingungen in seinem Umfeld die Chance, zunächst das Brooklyn-College zu besuchen und anschließend an der Universität Yale ein Studium in Geschichte und Wirtschaftswissenschaften zu beginnen. Eine Ausbildung in Yale kann für einen Sohn russisch-jüdischer Emigranten keine Selbstverständlichkeit gewesen sein. Es ist davon auszugehen, dass seinem Elternhaus Bildung sehr wichtig war. Neben Harvard galt und gilt Yale als renommierteste amerikanische Hochschule. Sie versteht sich ausdrücklich als Ausbildungsstätte für Führungspersonen. Stipendien der Eliteuniversitäten wurden und werden nur an überragende College-Abgänger vergeben.

1941 tritt die USA in den zweiten Weltkrieg ein. Antonovsky unterbricht sein Studium und dient auf Seiten der US-Armee. Aus dem Krieg zurückgekehrt, erwarb er 1952 in Yale seinen Master of Arts (M.A.), drei Jahre später den Doctor of Philosophy (Ph.D.) in Soziologie. Sein Doktorvater war der New Yorker Psychiater August Hollingshead (1958), der sich mit dem Zusammenhang von sozialer Klasse und psychischer Gesundheit beschäftigte, den er über seine Nebentätigkeiten, mit denen er sein Studium finanzierte, kennen gelernt hatte (Antonovsky 1991, S. 112). Antonovskys Interessensschwerpunkte waren in dieser Zeit Kultur und Persönlichkeit, schichtspezifische Prozesse und ethnische Beziehungen.

Wohl schon während seines Studiums wurde Aaron Antonovsky von der Sozialpsychologie beeinflusst, die in den USA nach dem Ende des zweiten Weltkrieges von sozialkritischen Emigranten aus Europa, darunter Paul Felix Lazarsfeld (Jahoda et al. 1975, Pearlin 1989), weiterentwickelt wurde und soziale Determinanten psychischer Gesundheit erforschte. Lazarsfeld arbeitete vor allem mit quantitativen Methoden der empirischen Sozialforschung und hat unter anderem zu den Auswirkungen sozialer Entwicklungen auf die (psychische) Gesundheit betroffener Menschen gearbeitet.

Typisch für die Sozialpsychologie war ihr sozialkritisches Engagement. Das galt auch für Antonovsky: In den fünfziger Jahren formierte sich in den USA angesichts der immer noch bestehenden Rassentrennung eine neue Bürgerrechtsbewegung, die sich für die Überwindung der Rassentrennung und für die Gewährung des uneingeschränkten Wahlrechts einsetzte. Antonovsky wurde 1956 Leiter der Forschungsabteilung des Anti-Diskriminierungsausschusses des Staates New York. Unter seiner Ägide veröffentlichte der Ausschuss unter anderem eine 381-seitige Studie zu Diskriminierung und niedrigen Einkommen. Zudem betätigte sich Antonovsky als Herausgeber der Geschichte der jüdischen Arbeiterbewegung in den USA. Etwa zur gleichen Zeit war er als Lehrer am Brooklyn-College tätig.

1959 erhielt Antonovsky die Fulbright-Professur für Soziologie in Teheran. Im Gegensatz zum heutigen Iran galt das frühere Persien nach dem Zweiten Weltkrieg als westlich orientiert.

1960 emigrierte Antonovsky nach Israel, seine Frau Helen lebte schon einige Jahre dort (Antonovsky 1991, S. 117). Helen Antonovsky arbeitete als Entwicklungspsychologin. Sie inspirierte und kritisierte ihren Mann immer wieder und hatte so einen Einfluss auf seine Arbeit, dessen Bedeutung wahrscheinlich unterschätzt wird. So schreibt Antonovsky (1997, S. 20) selbst: »Und vor allem muss ich Helen meinen Dank aussprechen. Auf einer tieferen Ebene habe ich von ihr gelernt, wie unwichtig es ist, die Kontrolle zu haben, wenn es einen geliebten Menschen gibt, dem man vertraut und mit dem man zusammenlebt. In der konkreten Arbeit war es Helen, die den Begriff ›das Kohärenzgefühl‹

vorschlug, der genau das ausdrückt, was ich sagen wollte. Als Entwicklungspsychologin mit anthropologischer Ausbildung war sie eine äußerst kompetente professionelle Kritikerin. Sie urteilte kompromisslos und glasklar, sagte mir die kritischen Dinge in ihrer überaus sanften Art und machte noch Vorschläge zur Problemlösung – diese außerordentliche Kombination war ungemein hilfreich.«

Helen Antonovsky tat mehr als dies: Sie forschte selbst unter anderem über die Entstehung des Empfindens von Kohärenz, auch noch nach dem Tod ihres Mannes. So befasst sich z. B. eine retrospektive Studie von Shifra Sagy und Helen Antonovsky (2000) mit der Entstehung des SOCs in der Kindheit.

In Jerusalem übernahm Aaron Antonovsky eine Stelle als Medizinsoziologe am Institut für angewandte Sozialforschung und lehrte im Aufbaustudiengang zum Master of Public Health (MPH) an der Universität von Jerusalem-Hadassah. Neben der Lehre wandte er sich vor allem der Stressforschung und der epidemiologischen Forschung zu. Er forschte über den Zusammenhang zwischen Krankheit und sozialer Klasse, über die psychosozialen Risiken koronarer Herzerkrankungen, über präventives Zahnpflegeverhalten und über die Epidemiologie Multipler Sklerose. Gegen Ende der 1960er Jahre erschienen mehrere Artikel über die Unterschiede der Prädisposition für Krankheitsanfälligkeit und Sterblichkeit in den unterschiedlichen sozialen Schichten und er war Mitherausgeber eines Buches, das solche sozialen Unterschiede beschrieb (Antonovsky 1967, Antonovsky 1968, Antonovsky und Bernstein 1977, Kosa et al. 1969). Antonovsky war einer der ersten Forscher, der sich mit sozialer Ungleichheit von Gesundheitschancen befasste.

Ab 1972 hatte Antonovsky entscheidenden Anteil am Aufbau einer gemeindeorientierten medizinischen Fakultät an der Ben-Gurion-Universität des Negev. Auf den Namen ›Faculty of Health Sciences‹ (Gesundheitswissenschaftliche Fakultät) für den medizinischen Fachbereich bestand Antonovsky, dem schon zu diesem Zeitpunkt ein integratives Konzept vorschwebte – eine Integration von Gesundheitslehre und Medizin, von präventiver und kurativer Medizin, von einer auf die Gemeinde gerichteten Fürsorge, Lehre und Forschung. Er setzte durch, dass sein Lehrstuhl mit ›Soziologie der Gesundheit‹, nicht mit ›Medizinsoziologie‹, bezeichnet wurde. Antonovsky war für die verhaltenswissenschaftlichen und soziologischen Anteile des Curriculums zuständig. Als Vorsitzender des Zulassungsausschusses entwickelte er ein Auswahlverfahren, in dem es mehr auf Einstellung, Engagement und Verantwortungsübernahme als auf Schulnoten und Testergebnisse ankam.

Für Antonovskys Leben in Israel waren außen- und innenpolitische Krisen der Normalfall: Im Sechstagekrieg 1967 kam Israel einem sich abzeichnenden gemeinsamen Angriff Ägyptens, Syriens und Jordaniens durch einen Präventivschlag zuvor. In Folge des Krieges flohen mehr als 175 000 Palästinenserinnen und Palästinenser aus ihrer Heimat und Israel begann mit dem Bau von jüdischen Siedlungen in den besetzten Gebieten. Schon direkt nach dem Sechstagekrieg 1967 wurde die israelische Gesetzgebung auch auf den besetzten Ostteil Jerusalems ausgeweitet. 1973 folgte der sogenannte Jom-Kippur-Krieg. Der jüdischen Versöhnungstag Jom Kippur wurde von den Angreifern Syrien und Ägypten gewählt, da man glaubte, am höchsten jüdischen Feiertag, an dem das öffentliche Leben in Israel weitgehend stillsteht, erhebliche Erfolge erzielen zu können. Israel gelang es, die arabischen Armeen zu schlagen. Als Reaktion auf den verlorenen Krieg verringerten die arabischen Ölförderstaaten die Ölfördermenge drastisch, um so politischen Druck auszuüben und initiierten so die auch die westlichen Staaten betreffende Ölkrise von 1973. 1979 wurde auf Initiative des ägyptischen Präsidenten Anwar as-Sadat ein Friedensprozess in Gang gesetzt und der israelisch-ägyptische Friedensvertrag unterzeichnet, der unter anderem die Rückgabe des Sinai bis 1982 regelte. Am 30. Juli 1980 verabschiedete das israelische Parlament Knesset das Jerusalemgesetz und erklärte damit Jerusalem zur ewigen und unteilbaren Hauptstadt Israels. Die Annexion Ostjerusalems wie auch die 1981 erfolgte Annektierung der Golanhöhen wurden allerdings international nicht anerkannt und verurteilt. Im Juni 1981 griff Israel in den irakisch-iranischen Konflikt ein: Israelische Flugzeuge bombardierten den Atomreaktor Osirak in der Nähe von Bagdad und zerstörten ihn. Begründet wurde dieser Zwischenfall mit der atomaren Bedrohung Israels durch den Irak. Ab den 1980er Jahren nahmen die Spannungen zwischen Israelis und Palästinensern immer mehr zu. Im Jahre 1987 brachen gewalttätige Unruhen zwischen Palästinensern und Israelis aus, die sogenannte Erste Intifada. Die Folgejahre standen im Zeichen dieser Auseinandersetzung, aber auch von Friedensverhandlungen, die zur Einführung einer palästinensischen Selbstverwaltung für die Gebiete des Gazastreifens und des Westjordanlandes führten.

Trotz solcher permanenten Bedrohungen des Friedens in seiner Wahlheimat betrieb Antonovsky sehr engagierten Austausch mit Wissenschaftlerinnen und Wissenschaftlern aus anderen Ländern. In den Jahren 1977/78 und 1983/84 übernahm Antonovsky Gastprofessuren für Public Health an der Universität Berkeley während seiner Forschungssemester. Sein Gastgeber war George A. Kaplan. Kaplan (2004) lehrte damals an der Stanford University und der University of California in Berkeley. Von 1981 bis 1997 war er Leiter des Human Population Laboratory des California Department of Health. Er beschäftigte sich mit der Frage, wie soziologische, psychologische und sozioökonomische Faktoren Krankheit vermeiden und Wohlbefinden fördern können.

1991 traf sich Antonovsky mit schwedischen Forscherinnen und Forschern in Lund und blieb für ein Jahr als Gastprofessor beim Institut der Kinderpsychiatrie. Gleichzeitig war er in stetem Kontakt mit der Nordic School of Public Health in Göteborg, an der er ein häufiger Gastdozent wurde. Wie in Schweden beeinflusste seine Arbeit auch die Forschung in der Schweiz und Finnland stark, in Finnland insbesondere die der Abteilung für Sozialpolitik in Turku.

1993 zog sich Antonovsky formell aus dem wissenschaftlichen Betrieb zurück, forschte aber von seinem Zuhause in Jerusalem weiter und hielt seine zahlreichen internationalen Kontakte aufrecht. Seine letzten Arbeiten befassten sich unter anderem mit den Auswirkungen der Pensionierung auf die Gesundheit. Gleichzeitig war Antonovsky weltweit zu Vortragsreisen unterwegs. Noch kurz vor seinem Tod nahm er an einem von der europäischen Sektion der

World Health Organisation organisierten Treffen auf Einladung von Ilona Kickbusch teil und hielt einen viel beachteten Vortrag über seine Theorien. Mit dem ›The Sense of Coherence Newsletter‹, dessen Herausgeber er war, wollte Antonovsky ein Diskussionsforum für die an der Salutogenese Interessierten schaffen. Er beabsichtige, eine Bibliografie für Veröffentlichungen, Artikel und normative Daten zu erstellen, um die Entstehung eines Forschungsnetzwerkes zu unterstützen.

Aaron Antonovsky ist nur einmal in seinem Leben öffentlich in Deutschland aufgetreten: Bei einem Kongress für Klinische Psychologie und Psychotherapie der Deutschen Gesellschaft für Verhaltenstherapie (DGVT) 1990 in Berlin. In diesem Vortrag betonte Antonovsky vor großem Publikum, dass das Kohärenzempfinden nicht moralisch sei und eben auch Nationalsozialisten, religiöse Fundamentalisten oder Extremisten ein hohes Kohärenzgefühl haben können wie alle anderen Menschen. In seiner letzten Veröffentlichung ›The moral and the healthy: Identical, overlapping or orthogonal‹ von 1995 setzt sich Antonovsky mit der Frage von Moralität und Gesundheit auseinander. Hier zitiert er einige Passagen aus dem 1990 in Berlin gehaltenen Vortrag, in denen deutlich wird, dass es für ihn selbst 45 Jahre nach Kriegsende eine Belastung und Herausforderung war, in Deutschland zu sprechen. Auf einer seiner letzten Europareisen besuchte er mit seiner Frau Helen das Konzentrationslager in Auschwitz.

Aaron Antonovsky erkrankte während einer Konferenz in Lissabon im Mai 1994 schwer. Im Juni 1994 schrieb er ein kurzes Fax an Freunde und Wegbegleiter in aller Welt, dass er an einer akuten myeloischen Leukämie erkrankt war und eine Behandlung in Kürze starten sollte. Die Nachricht endete mit einem Aufruf, für seine Gesundheit zu beten. Antonovsky starb schon am 7. Juli 1994 im Alter von 71 Jahren in Beerscheba.

Zusammenfassend ist für Antonovskys Leben kennzeichnend, dass er in seinem Lebensumfeld hinreichend Erfahrungen mit dem Einfluss von Lebensbedingungen auf die Gesundheitschancen gewinnen musste, selbst aber die Chance hatte, solche Krisen gut bewältigen zu können. Ihm ging es nicht einfach um die Generierung wissenschaftlicher Erkenntnisse, sondern immer auch um ihre Anwendung zur Verbesserung der Gesundheitschancen einer Bevölkerung.

Antonovsky pflegte intensiven internationalen Austausch mit Forschenden, die sich mit ähnlichen Fragestellungen befassten, so dass sein theoretisches Modell auch ein Stück Erkenntnisstand einer Wissenschaftsepoche zu seiner Fragestellung widerspiegelt. Dies fand in einer Zeit statt, in der Internationalisierung aus vielerlei Gründen nicht der Normalfall sein konnte. Es lässt sich sagen, dass Antonovsky durch seine Forschung, seine Theoriebildung und seine Vernetzungsarbeit intensiv zu einer Entstehung der Gesundheitswissenschaft beigetragen hat.

1.2.2 Erforschung des Kohärenzempfindens

Antonovskys Modell der Salutogenese wurde durch seine empathische Grundhaltung gegenüber Menschen geprägt, die die dramatischen Entwicklungen des 20 Jahrhunderts überlebt hatten. Anlass der Entwicklung seines Modells war der Respekt vor Menschen, die unvorstellbares Leid in ihrer Biografie überwinden konnten, ohne vollständig daran zu zerbrechen: In seiner Studie über die Adaption von Frauen aus unterschiedlichen ethnischen Gruppen in Israel an das Klimakterium waren unter den Frauen mitteleuropäischer Herkunft, die an der Studie teilnahmen, einige, die während des Nationalsozialismus ein Konzentrationslager überlebt hatten. Trotz solcher extrem stressbelastender, zerstörerischer Erfahrungen in der Vergangenheit waren darunter auch Frauen, die im Prinzip eine gute psychische und physische Gesundheit in der Menopause aufwiesen.

»Im Jahre 1970 geschah etwas, das zu einer absoluten Kehrtwendung in meiner Arbeit als Medizinsoziologe führte. Ich war mitten in der Datenanalyse einer Untersuchung über die Adaption von Frauen verschiedener ethnischer Gruppen in Israel an das Klimakterium. Eine dieser Gruppen bestand aus Frauen, die zwischen 1914 und 1923 in Mitteleuropa geboren worden waren und die somit 1939 zwischen 16 und 25 Jahre alt gewesen waren. Aus einem Grund, an den ich mich niemals so recht erinnern konnte, hatten wir eine simple Ja-Nein-Frage zum Aufenthalt in einem Konzentrationslager gestellt. Stellen Sie sich eine Tabelle vor, in der die Werte zur emotionalen Gesundheit einer Gruppe von Überlebenden des Konzentrationslagers mit denen einer Kontrollgruppe verglichen werden. Die plausible Stressor-Hypothese wird jenseits des .001 Niveaus bestätigt. Bei Betrachtung der Prozentsätze nichtbehinderter Frauen sehen wir, dass 51 Prozent der Frauen der Kontrollgruppe gegenüber 29 Prozent der Überlebenden über eine insgesamt recht gute emotionale Gesundheit verfügten. Konzentrieren Sie sich nicht auf die Tatsache, dass 51 eine weitaus größere Zahl ist als 29, sondern bedenken Sie, was es bedeutet, dass 29 Prozent einer Gruppe von Überlebenden des Konzentrationslagers eine gute psychische Gesundheit zuerkannt wurde. (Die Daten zur physischen Gesundheit erzählen dieselbe Geschichte). Den absolut unvorstellbaren Horror des Lagers durchgestanden zu haben, anschließend jahrelang eine deplatzierte Person gewesen zu sein und sich dann ein neues Leben in einem Land neu aufgebaut zu haben, das drei Kriege erlebte [...] und dennoch in einem angemessenen Gesundheitszustand zu sein!« (Antonovsky 1997, S. 15).

Diese von Antonovsky erzählte Geschichte der Entdeckung seiner Forschungsfrage wird gelegentlich verkürzt wiedergegeben. So heißt es z. B. bei Bengel et al. (1998, S. 24) 29 % »der inhaftierten Frauen« hätten über eine relativ gute psychische Gesundheit berichtet. Das ist höchst missverständlich formuliert und klingt nach einer Querschnittstudie zu den Überlebenschancen eines KZ-Aufenthaltes, den fast ein Drittel unbeschadet übersteht. So ist es von der Forschergruppe um Bengel selbstverständlich nicht gemeint, wie der Kontext des Satzes deutlich macht. Dennoch weckt die nur grob gelesene Geschichte Antonovskys und der missverständliche Halbsatz immer wieder bei oberflächlich Lesenden die irrige Vorstellung, Antonovsky hätte beschrieben, mit einem hohen SOC könne man auch den größten Stress, selbst ein Konzentrationslager, unbeschadet überleben. Ein solches Verständnis der Arbeit von Antonovsky wäre mehr als zynisch.

Die Zahl 29 % bezieht sich auf einen Anteil des spezifischen Ausschnitts unter denjenigen Frauen, die trotz solcher 25 Jahre zurückliegender Lebenserfahrungen und der dazwischen liegenden Stressereignisse physisch und psychisch in der Lage waren, an der Studie teilzunehmen, und in Israel lebten; Frauen also, die nicht nur das Konzentrationslager, sondern auch die Jahre danach überlebt hatten und bei hinreichend guter Gesundheit waren, um überhaupt an der Studie teilnehmen zu können.

Andernorts beschreibt Antonovsky die Datenlage genauer: »Von 287 Frauen dieser Gruppe [in Mitteleuropa geborene Frauen zwischen 45 und 54 Jahren – Anm. der Verf.] stammten 77 aus den von den Nazis besetzten Teilen Europas und waren fast alle im Konzentrationslager gewesen. Fast 25 Jahre nach dem Ende des Zweiten Weltkrieges bestimmten wir etwa ein Dutzend Maßgrößen für ›adaptiertes‹ Verhalten. In der Literatur fanden sich kaum repräsentative gruppenspezifische Fall-Kontroll-Studien über Überlebende aus Konzentrationslagern. Es schien nahegelegt, die auf der Hand liegende Hypothese zu prüfen, nach der Frauen, die die unvorstellbaren Schrecken eines Lebens als Jüdin in Nazi-Europa erfahren hatten (hier das Wort ›Stressor‹ zu verwenden ist mir unmöglich), noch viele Jahre später weniger gut adaptiert sein würden als ihre verschont gebliebenen Geschlechtsgenossinnen. Jede untersuchte abhängige Variable bestätigte diese Hypothese. […] War nicht viel auffälliger, wie viel Immigranten ihre Probleme erfolgreich bewältigten? Die Daten der Überlebenden aus den Konzentrationslagern genügten den strengsten statistischen Kriterien: p war jenseits des 0,001-Bereiches. Das ist aber nur eine statistische Feststellung! Wir fanden immer wieder Überlebende, die – wie sie es auch mussten – gut adaptiert waren. Durch ein Wunder hatten sie es geschafft, ihr Leben neu aufzubauen. Und so kam ich dazu, mich erneut und diesmal energischer zu fragen: Worauf ist dieses Wunder zurückzuführen?« (Antonovsky 1991, S. 120).

Konkret bedeutet dies, dass es die gesundheitliche Lage von etwa 20 Frauen ist, die Antonovsky zum Nachdenken bringt, obwohl mit seinen Daten der vermutete Zusammenhang zwischen Stressbelastung und Krankheit erneut statistisch bestätigt ist. Antonovsky erzählt hier einen Anlass, der ihn zu Überlegungen angeregt hat, er stellt an dieser Stelle nicht die empirische Basis seiner theoretischen Arbeit vor.

Aaron Antonovsky arbeitete als Forscher überwiegend Hypothesen testend, d. h. er entwickelte zunächst die Theorie und versuchte dann seine Theorie zu überprüfen. In der Ausarbeitung seines Konzeptes des SOCs und zur Entwicklung des Fragebogens führte er dennoch qualitativ ausgerichtete Tiefeninterviews durch und zwar mit 51 Personen, die alle ein schweres Trauma erlitten hatten und über die berichtet wurde, dass sie gut mit ihrem Leben zu Recht kämen. Es handelte sich um 30 Männer und 21 Frauen, die eine schwere Behinderung aufwiesen (n = 18), einen geliebten Menschen verloren hatten (n = 11), in schwierigen ökonomischen Bedingungen lebten (n = 10), die Internierung in einem Konzentrationslager überlebt hatten (n = 8) oder vor kurzem aus der Sowjetunion immigriert waren (n = 4). Sie waren alle jüdischer Herkunft, im Übrigen war die Gruppe aber sehr heterogen zusammengesetzt, auch hinsichtlich der Länder, in denen die Interviewpartnerinnen und Interviewpartner geboren waren.

Im Interview wurden diese Personen gebeten, von ihrem Leben zu erzählen. Von den 51 Personen wurden aufgrund der protokollarisch festgehaltenen Aussagen 16 von vier Forschenden unabhängig voneinander als Personen mit einem starken SOC eingestuft, 11 als Personen mit einem schwachen SOC. In diesen 27 Interviewprotokollen der beiden am stärksten kontrastierenden Gruppen wurde von Antonovsky nach wiederkehrenden Themen gesucht, in denen sich beide Gruppen unterschieden. Drei solche Themenbereiche konnten von ihm identifiziert werden. Sie beschrieben einen kognitiven, einen instrumentellen und einen affektiv-motivationalen Bereich. Diese Bereiche wurden von Antonovsky als Verstehbarkeit, Handhabbarkeit und Bedeutsamkeit bezeichnet.

Es ließen sich manche Schwächen dieses empirischen Vorgehens diskutieren, die Antonovsky zum Teil selbst sah. So schreibt er: »Ich bin mir bewusst, dass ich an dieser Stelle ein starkes SOC mit adäquatem Coping gleichgesetzt habe, was unzulässig ist, wenn man die Hypothese überprüfen will, dass das SOC prädiktiv für Coping ist. Zweifellos haben in der Pilotstudie unsere subjektiven Eindrücke bezüglich der Angemessenheit des Coping unsere Beurteilung des SOC beeinflusst. Wie weiter unten deutlich wird, weicht das Maß für das SOC deutlich von den Gesundheitsmeßwerten ab« (Antonovsky 1991, S. 73). oder an anderer Stelle »Zweifellos war meine Prüfung der Protokolle nicht völlig unvoreingenommen. Daher ist es kein Zufall, dass dieser Arbeitsschritt mit drei Konzepten abgeschlossen wurde, die Ähnlichkeiten mit den drei zuvor aus *Health, Stress and Coping* zitierten Charakteristika von Lebenserfahrungen hatten. Aber während diese Charakteristika in dem Buch nicht detailliert ausgeführt worden waren, hatte ich nun einen gewissen Abruf auf die Sprache, in der die Menschen selbst sie ausdrücken« (Antonovsky 1991, S. 73f.).

In der kritischen Würdigung muss aber bedacht werden,

1. dass die Methoden der empirischen Sozialforschung vor rund 40 Jahren noch nicht so weit entwickelt waren, wie dies gegenwärtig der Fall ist,
2. dass es wenige Forschende gibt, die in ihren Publikationen so selbstkritisch mit ihrer eigenen Methodik umgehen, und
3. die grundsätzliche Vorgehensweise, über qualitative Verfahren zunächst die Hypothesen zu entwickeln, die dann später quantitativ überprüft werden, auch heute noch angemessen erscheint.

Das Fragebogendesign ist sehr nachvollziehbar erläutert, der Fragenbogen wurde bereits für die im Original 1987 erschienene Publikation in immerhin elf

Studien an 1 965 Personen in zwei Sprachen getestet (Antonovsky 1997, S. 84), Reliabilität und Validität wurden überprüft.

Diese Diskussion wirft die Frage nach dem aktuellen Erkenntnisstand auf, die im Kapitel «Stand der Erkenntnis« (▶ Kap. 1.3) erläutert wird. Zuvor soll aber noch der zeitgeschichtlich wissenschaftliche Hintergrund des Modells in der Stressforschung verdeutlicht werden.

1.2.3 Die Stressforschung und das Modell der Salutogenese

Der Gebrauch des Begriffes ›Stress‹ lässt im alltäglichen und im wissenschaftlichen Sprachgebrauch zunächst offen, ob damit

1. die Exposition, d. h. die Stressoren,
2. die Beanspruchung, d. h. die (kognitive) Auseinandersetzung eines Menschen mit den Stressoren, oder
3. die (körperlichen) Reaktionen auf Exposition und Belastung, die Stressreaktion,

gemeint sind.

Physiologisches Stresskonzept: die Stressreaktion

Die (physiologische) Stressforschung geht im Kern auf die in den 30er-Jahren erfolgten Erkenntnisse von Selye über das ›allgemeine Adaptationssyndrom« oder ›Generalisierte Anpassungssyndrom‹ (Selye 1953) zurück. Sprachlich wecken Antonovskys ›Generalisierte Widerstandsressourcen‹, wahrscheinlich beabsichtigt, Assoziationen zu diesem Begriff des ›Generalisierten Anpassungssyndroms‹ (GAS). Während Selye die Theorie vertritt, dass unterschiedliche Stressoren eine immer gleiche Stressreaktion (GAS) auslösen, beschrieb Antonovsky mit den GRR einen generellen Schutz, der dafür sorgt, dass durch Stressoren bedingte Spannungszustände keine Stressreaktion auslösen. Hier spiegelt sich der Unterschied im Forschungsinteresse an ›dis-ease‹ mit dem am Healthease/dis-ease-Kontinuum, wobei sich Selye ausschließlich für Phänomene interessierte, die der Naturwissenschaft zugänglich sind, Antonovsky dagegen für psychosoziale Phänomene. Die Gemeinsamkeit ist das Interesse an einer von der Art der Stressoren unabhängigen Reaktion, das Interesse an ›dis-ease‹, Kranksein, statt den ›diseases‹, den Krankheiten.

Hans Selye wurde 1907 in Wien geboren, studierte in Ungarn Medizin und wanderte 1931 zunächst in die USA, 1934 dann nach Kanada aus, wo er Biochemie lehrte. 1936 erschien seine erste Arbeit über Stress. 1982 starb er in Montreal. Er bemerkte bereits während des Medizinstudiums, dass unterschiedliche belastende Aufgaben eine stereotype Reaktion hervorrufen und fragte sich, weshalb Patientinnen und Patienten mit höchst unterschiedlichen Krankheiten so ähnliche Anzeichen zeigten, die er zusammenfassend zunächst als ›Syndrom des Krankseins‹ bezeichnete.

Bei seiner Forschung an Ratten konnte er charakteristische körperliche Reaktionen auf unterschiedliche Arten von äußeren, belastenden Stressoren (wie Kälte, Hitze, Schock etc.) beschreiben: die Vergrößerung der Nebennierenrinde, die Verkleinerung von lymphatischen Strukturen und eine Immunsuppression, einen Anstieg der Magensäure und eine Steigerung des Blutdrucks. Selye beobachtete folgende *Reaktionsschritte (Stressreaktionen)* des Organismus:

- Alarmstadium
- Abwehrreaktion
- Erschöpfungsstadium.

Während es sich bei den beiden ersten Stadien um sinnvolle Reaktionen zur Mobilisierung von körperlichen Abwehrkräften handelt, richten sich – bei anhaltender Belastungssituation – diese körpereigenen Prozesse schließlich gegen den Organismus selber (Erschöpfungsstadium). Die Steuerung der Abwehrreaktionen erfolgt durch körpereigene hormonähnliche Stoffe, und zwar unter anderem durch die Katecholamine (aus dem Nebennierenmark) und die Corticoide (aus der Nebennierenrinde).

Wenden sich diese Stoffe dauerhaft gegen den eigenen Körper, so können Katecholamine zu Schädigungen des Herz-Kreislauf-Systems und zu psychischen Störungen (insbesondere Depressionen), Corticoide zur Erschöpfung des Insulinhaushalts (Diabetes), zur Schwächung des Immunsystems (Infektanfälligkeit, möglicherweise auch Krebs) und zur Entstehung sogenannter Autoimmunerkrankungen beitragen. Somit ist *Stress als unspezifischer Kofaktor* bei der Entstehung zahlreicher Erkrankungen beteiligt.

Stressoren

Das Modell der Stressreaktionen lässt sich mit ganz unterschiedlichen Stressoren verknüpfen. Während Selye primär an der Wirkung physikalischer und mechanischer Stressoren interessiert war, wandte Wolff (1950) das Stresskonzept auf soziale Stressoren, Engel (1962) auf psychische Stressoren an. Somit ist das Stresskonzept von unterschiedlichen Wissenschaften weiterentwickelt worden.

Die Stressforschung hat zu einer großen Zahl von Erkenntnissen über Belastungsfaktoren (Stressoren) geführt, die sich in drei Kategorien zusammenfassen lassen. So unterscheidet Pearlin (1989):

- *kritische Lebensereignisse*, z. B. der unerwartete Verlust einer wichtigen Bezugsperson, Trennung oder Scheidung, das plötzliche Eintreten einer schweren Krankheit, Arbeitsplatzwechsel oder Verlust des Arbeitsplatzes,
- *chronische Belastungen*, z. B. Doppelbelastungen durch Arbeit und Haushalt, körperliche und psychische Belastungen in der Arbeitswelt, langandauernde

Arbeitsüberlastungen, enttäuschte Karriereerwartungen, andauernde Konflikte mit dem (Ehe-)Partner, emotionale Spannungen mit den Kindern, langandauernde Krankheiten und
- *schwierige Übergänge (Transitionen)* im Lebenszyklus, z. B. von der Kindheit ins Erwachsenenalter, von der Schule in die Arbeitswelt, von der Arbeitswelt in das Rentnerleben.

Die Weiterentwicklung des Stresskonzepts erfolgte in zweifacher Weise: zum einen durch die Berücksichtigung der individuellen Bedeutung von Stressoren (so kann z. B. eine Scheidung je nach Gegebenheiten be- aber auch entlastend sein), zum anderen durch die Einbeziehung von Ressourcen und Bewältigungshandeln der von Belastungen betroffenen Menschen. Damit wurde die anfänglich eher mechanistische Auffassung von Stresswirkungen (vgl. z. B. die Belastungsskala von Holmes und Rahe 1967) durch die Berücksichtigung des individuellen Bedeutungsgehalts der Stressoren (vgl. z. B. Brown und Harris 1978) und ihrer individuellen und sozialen Bewältigungsmöglichkeiten aufgegeben bzw. ›verfeinert‹.

Psychisches Stresskonzept: Bewältigungsstrategien

Für die Arbeit von Antonovsky sehr bedeutend war Richard S. Lazarus. Lazarus lebte von 1922 bis 2002, forschte vor allem in den Jahren 1952-1966 über Stress, lehrte an der University of California, Berkeley, und entwickelte das transaktionale Stressmodell, später die kognitive Emotionstheorie. In den fünfziger Jahren war das Militär in den USA an Stressforschung sehr interessiert. Soldaten, die »nicht mehr in der Lage sind, ihre Waffe abzufeuern, ernsthafte Beeinträchtigungen lebenswichtiger perzeptieller und motorischer Fertigkeiten zeigen, sich unnötig dem Feind ergeben, neurotische bzw. psychotische Symptome entwickeln« (Lazarus 1966, S. 11) stellen aus militärischer Perspektive ein Problem dar.

Während Selye Stress als körperliche Reaktion auf Stressoren beschreibt, die eine bestimmte Intensität übersteigen, begreift Lazarus (1966) Stresssituationen als komplexe Wechselwirkungsprozesse zwischen den Anforderungen der Situation und der handelnden Person. Stress lässt sich demnach weder allein durch die Eigenschaft der Stressoren, noch durch die Stress-Reaktionen eines Organismus beschreiben, sondern immer nur durch die (kognitive) Auseinandersetzung einer Person mit der Stress auslösenden Umwelt. Erst durch subjektive Wahrnehmungen und Bewertungen wird Stress zu Stress. Die wahrnehmende und handelnde Person reagiert auf Stressoren mit einer kognitiven Einschätzung (Bewertung, im Englischen ›appraisal‹) und einer Bewältigungsstrategie (›coping‹). Menschen können entsprechend für einen bestimmten Stressor höchst unterschiedlich anfällig sein.

Stress wird definiert als »eine besondere Beziehung zwischen Person und Umwelt, die von einer Person so eingeschätzt wird, dass ihre Ressourcen beansprucht oder überstiegen werden und ihr Wohlbefinden gefährdet ist« (Lazarus und Folkman 1984, S. 19).

Stressreaktionen treten nach Lazarus nur dann auf, wenn die Person einen Reiz als Bedrohung für die eigene Person bzw. das eigene Wohlergehen wahrnimmt (primäre Bewertung). Eine Bedrohung wird erlebt, wenn eine mögliche Behinderung oder Gefährdung der Erfüllung eigener Wünsche, Ziele oder Bedürfnisse zu erwarten ist. Dann ist damit vorhersehbar, dass eine Bewältigungsreaktion auftreten wird, wobei die Intensität der Reaktion mit zunehmender wahrgenommener Bedrohlichkeit ansteigt. Der Grad der Bedrohung, die persönliche Wichtigkeit des Motivs, die Wahrscheinlichkeit und zeitliche Nähe der Behinderung stehen nach Lazarus Theorie im Zusammenhang. Über die genaue Beschaffenheit der Bewältigung lassen sich dann aber noch keine Aussagen treffen. Davor steht ein zweiter Bewertungsschritt (sekundäre Bewertung), in dem die Person einschätzt, über welche Möglichkeiten zur Bewältigung der Bedrohung sie verfügt, wie Erfolg versprechend die jeweiligen Möglichkeiten sind und ob es soziale Normen bzw. verinnerlichte Werte gibt, die gegen die Ausführung der Bewältigungsmöglichkeiten sprechen (▶ Abb. 1.7) (Lazarus 1966). Primär und sekundär sind dabei nur theoretische Trennungen, es geht nicht um eine vermutete zeitliche Reihenfolge oder um unterschiedliche Wichtigkeit.

Zu Beginn dieses Werkes (▶ Kap. 1.1) wurde bereits verdeutlicht, dass Antonovskys theoretisches Modell der Salutogenese sich gerade auch für die Möglichkeit einer primären Bewertung von Stressoren als günstig oder irrelevant interessiert und das Empfinden von Kohärenz für den entscheidenden Einflussfaktor auf die primäre und die sekundäre Bewertung hält. Lazarus Stresstheorie findet explizit Eingang in das Modell der Salutogenese.

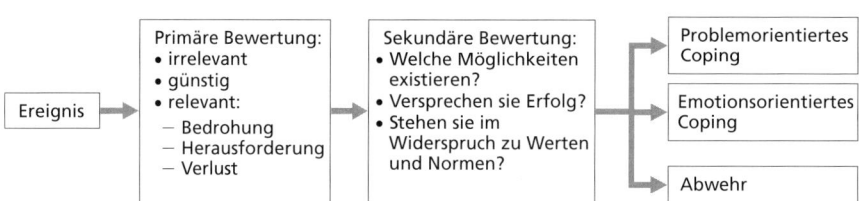

Abb. 1.7: Bewertungsprozesse von Stressereignissen

Soziologische Stresstheorie: soziale Ursachen von Stress

Während Selye für eine biologische und Lazarus für eine psychologische Stresstheorie stehen, vertritt Leonard I. Pearlin eine soziologische Stresstheorie (vgl. Faltermaier 2005, S. 79f.). Pearlin erwarb 1949 einen Bachelor-Abschluss in Soziologie in Oklahoma und promovierte 1956 ebenfalls in Soziologie in Columbia. Von 1982 bis 1994 war er Professor für Medizinsoziologie in San Francisco.

Stress wird von Pearlin als sozialer Prozess betrachtet. Während sich Selye für die Stressreaktion und Lazarus insbesondere für die Stressbelastung interessiert, befasst sich Pearlin vor allem mit den Ursachen von Stress und zeigt ihre soziale

Bedingtheit auf. Eine seiner zentralen Forschungen bezieht sich auf andauernde Rollenbelastungen, die dauerhaft die alltäglichen Lebensbedingungen von Menschen beeinflussen. Insbesondere die chronischen Spannungen beeinträchtigen nach den Arbeiten der Forschergruppe um Pearlin die Gesundheitschancen. Aber auch die sozialen Einflüsse auf Coping werden von Pearlin diskutiert. Er unterscheidet zwischen den sozioökonomischen Rahmenbedingungen und sich daraus ergebenden Belastungen, den sozialen und personalen Mediatoren, die darauf Einfluss nehmen, ob Überforderungen entstehen, und Stresssymptomen, die sich aus der Überforderung ergeben können (▶ Abb. 1.8). Coping umfasst für Pearlin immer auch die Aktivierung personaler und sozialer Ressourcen. Für Anwendungsfelder der Gesundheitswissenschaft sehr wichtig ist die auch von Pearlin vorgenommene Unterscheidung zwischen ›stress‹, der Belastung, und ›strain‹, der daraus resultierenden persönlichen Beanspruchung.

Eine Gemeinsamkeit der Arbeiten von Pearlin (1989) mit dem Modell der Salutogenese ist insbesondere die Betonung von Lebensbedingungen als grundlegende Einflussfaktoren sowohl auf die Belastung als auch auf die Möglichkeiten der Bewältigung. Deutlich zu sehen ist außerdem, dass beide gut an die Theorien von Lazarus anknüpfen können.

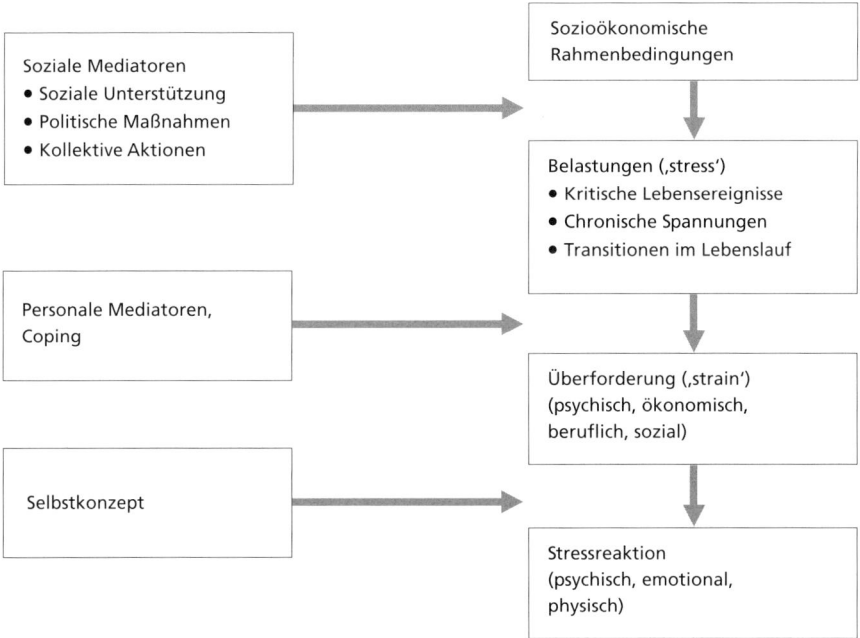

Abb. 1.8: Stress als Belastungs- und Überforderungsprozess

Integrierendes Modell

Insgesamt schließen die Theorien jeweils gut aneinander an, greifen nur unterschiedliche Aspekte des Stressprozesses auf und setzen ihre Akzente anders. Der Vollständigkeit halber sei erwähnt, dass Faltermaier (2005, S. 83) in seinem Lehrbuch der Gesundheitspsychologie versucht, ein integrierendes Konzept des Stressprozesses darzustellen, ohne allerdings an dieser Stelle die Verbindung zum Modell der Salutogenese aufzuzeigen, das er selbst als konzeptionelle Basis der Gesundheitswissenschaft begreift. Die folgende Abbildung (▶ Abb. 1.9) versucht ein allgemeines Stressmodell zu skizzieren und dem Modell der Salutogenese erneut diagonal spiegelbildlich gegenüberzustellen. Dabei kann vermutet werden, dass die direkten Zusammenhänge zwischen Ressourcen und Stressreaktion sowie Ressourcen und Stressoren noch weiter zu untersuchen wären.

In der diagonal spiegelbildlichen Darstellung lässt sich zeigen, dass das Modell der Salutogenese eng an der Stressforschung ansetzt, aus der Antonovsky selbst ja auch kommt, quasi als Negation der Negation oder anders formuliert, als ein theoretisches Modell, das Gesundsein für erklärungsbedürftig hält. Es wird damit auch bereits ansatzweise deutlich, weshalb sich dieses Modell als integrierendes Modell eignet oder dahin weiterentwickelt werden könnte.

Um dieser Frage weiter nachzugehen, werden im folgenden Kapitel (▶ Kap. 1.3) die Rezeption des Modells und der Forschungsstand zum Modell beschrieben.

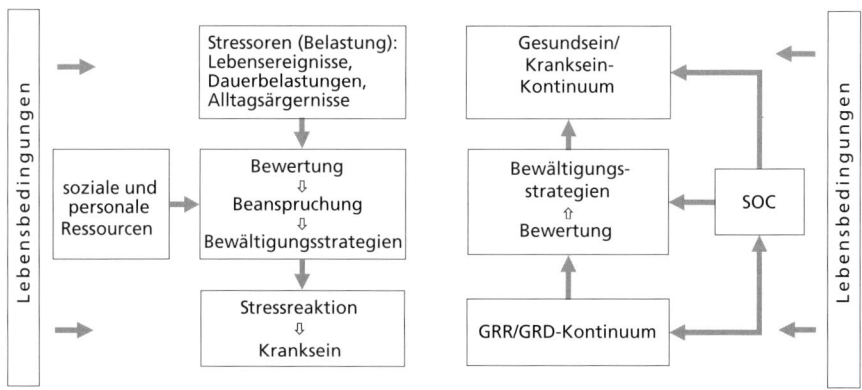

Abb. 1.9: Allgemeines Stressmodell und die diagonal spiegelbildliche Darstellung des Modells der Salutogenese

1.3 Stand der Erkenntnis

1.3.1 Rezeption des Modells im nationalen Umfeld

Die deutsche Rezeption des Modells der Salutogenese ist anfangs überwiegend positiv, enthält aber einige Kritikpunkte, die nicht immer die Grundaussagen des Modells widerspiegeln.

Hurrelmann sah zwar in der sehr großen Komplexität des Modells, d. h. der umfassenden Einbeziehung aller denkbaren Stressoren und Widerstandsressourcen, auch eine Schwäche des Modells, bescheinigt Antonovsky aber, einen für die interdisziplinäre Forschung stimulierenden Beitrag geleistet zu haben. In seinem Lehrbuch der Gesundheitssoziologie (Hurrelmann 2000, S. 57ff.) bezieht er sich in seiner kritischen Würdigung ausschließlich auf die unten zitieren kritischen Aussagen von Bengel et al. (1998).

Badura kritisiert die zu starke Betonung kognitiver und subjektiver Aspekte und führt aus: »Antonovsky glaubt, dass Gesundheit vor allem von dem abhängt, was er als ›Kohärenzempfinden‹ bezeichnet, d. h. von der persönlichen Fähigkeit, die Welt zu verstehen, sie zu kontrollieren und die Sinnhaftigkeit des eigenen Handelns zu erleben. Dieses Kohärenzkonzept scheint mir zu sehr kognitiv orientiert. Zudem vermisse ich als Soziologe bei Antonovsky die Herleitung dieser subjektiven Kompetenzen aus objektiven Gegebenheiten der Sozialstruktur« (Badura 1992, S. 48).

Dieses Missverständnis mag dem geschuldet sein, dass der Soziologe Antonovsky die Lebensbedingungen als entscheidender Einflussfaktor zu implizit und zu wenig explizit betrachtet. Er entschuldigt sich quasi selbst dafür in dem er formuliert: »Ich fragte nicht nach den Ursachen von Armut, Krieg, Arbeitslosigkeit oder Umweltverschmutzung, da ich niemals auch nur im Traum daran gedacht hätte, dass irgendjemand meine Arbeit so verstehen könnte, als seien diese nicht fundamental für ein Verständnis der Bewegung entlang des Gesundheits-Krankheits-Kontinuums« (Antonovsky 1997, S. 92).

In der Tat wäre es nicht nachvollziehbar, warum einer der ersten Forscher zum Thema soziale Ungleichheit und Gesundheit sozialstrukturelle Aspekte nicht in den Kern seiner theoretischen Arbeit integrieren sollte.

Becker (1992a, S. 97) sieht ebenfalls positive wie negative Aspekte: »Zu den Stärken des Modells rechnen wir die explizite Verwendung eines Kontinuums von Gesundheit und Krankheit, das Aufzählen verschiedener Indikatoren für den Schweregrad des Krankseins sowie den sehr umfassenden Charakter der einbezogenen Variablen, die dem Ansatz einen hohen Integrationswert verleihen. Als Schwachstellen erscheinen uns:

1. Die Einengung des Gesundheits-Krankheits-Begriffs auf körperliche Gesundheit-Krankheit.

2. Die ausschließliche Verwendung negativer Indikatoren für einen positiven Gesundheitszustand (wie das Fehlen von Schmerzen oder funktionellen Beeinträchtigungen).
3. Die ungenügende theoretische Analyse der Beziehungen zwischen körperlicher und seelischer Gesundheit.
4. Die nur skizzenhafte Ausarbeitung der Bindeglieder und vermittelnden Mechanismen zwischen Kohärenzsinn und Gesundheit-Krankheit.
5. Die bisher nur sehr begrenzte empirische Überprüfung des Modells«.

Beckers Kritik mag ebenfalls einer noch sehr frühen Rezeption geschuldet sein, die das Missverständnis zuließ, hinter einem Health-ease/dis-ease-Kontinuum einen rein körperlichen Gesundheitsbegriff zu vermuten. Seine Kritik der begrenzten empirischen Überprüfung stimmte schon zum damaligen Zeitpunkt nur eingeschränkt. Mit der ersten deutschen Veröffentlichung wird dann der Forschungsstand des Modells von Alexa Franke (1997) in einem dem Buch angefügten Kapitel aufgearbeitet, ein Jahr danach veröffentlichen Bengel et al. (1998) ein Review und zwei weitere Jahre später erscheint ein Sammelband (Wydler et al. 2002), in dem eine Aktualisierung des Erkenntnisstandes versucht wird. Andere Autorinnen und Autoren vertreten sogar die Auffassung, dass sowohl aus theoretischer Sicht als auch in Bezug auf das Ausmaß der empirischen Evaluierung Antonovskys Konzept das als am weitesten entwickelte Modell bezeichnet werden kann (Franke et al. 1997, Schüffel et al. 1998).

In einer Expertise im Auftrag der Bundeszentrale für gesundheitliche Aufklärung kommen Bengel et al. (1998) zu folgender Bewertung:

»Das Modell der Salutogenese kann als die erste und am weitesten entwickelte Theorie zur Erklärung von Gesundheit bezeichnet werden. Es berücksichtigt Einflussgrößen auf sozialer, physiologischer, biochemischer, emotionaler und kognitiver Ebene. Durch dieses Einbeziehen vieler Variablen und Ebenen hat es einen hohen Integrationswert […], es bietet sich als Orientierungsrahmen an, der komplexe Zusammenhänge ordnen und veranschaulichen kann. Viele Annahmen, die das Modell der Salutogenese macht, sind jedoch aufgrund seiner Komplexität einer empirischen Prüfung nur schwer zugänglich […] Neben der genannten Integrationskraft des salutogenetischen Modells müssen als hauptsächliche Kritikpunkte festgehalten werden:

- die Konzentration auf kognitive und subjektive Dimensionen (Kohärenzgefühl) als entscheidende Größe,
- der geringe Stellenwert psychischer Gesundheit,
- geringe Analyse der Wechselwirkung zwischen körperlicher und psychischer Gesundheit,
- die ungeklärte Wechselwirkung zwischen Kohärenzgefühl und Gesundheit bzw. Krankheit, d. h. der Widerspruch zwischen Modell und Empirie bezüglich SOC und psychischer Gesundheit,
- die methodischen Probleme bei der empirischen Überprüfung des Modells.

Die Bedeutung des Konzepts für die Gesundheitswissenschaften sehen wir in zweifacher Hinsicht: Es stimuliert die (interdisziplinäre) gesundheitswissenschaftliche Forschung zu Protektivfaktoren und Ressourcen und es erweitert den Blick auf bisher zu wenig beachtete Zusammenhänge und Wechselwirkungen zwischen gesundheitlichen Risiken und gesundheitlichen Schutzfaktoren bzw. schützenden Bedingungen. Es belegt, wie wichtig eine Rahmentheorie der Gesundheit bzw. der Gesunderhaltung ist, auch wenn sie mit den heutigen Möglichkeiten nicht empirisch überprüft werden kann« (Bengel et al. 1998, S. 89ff.).

Das Review von Bengel et al. wurde zwar 2001 neu aufgelegt, eine Aktualisierung der Literatursuche erfolgte jedoch nicht, eine erneute Aktualisierung ist auch siebzehn Jahre nach dem Erscheinen des Reviews nicht vorgesehen. Dies ist schon deshalb bedauerlich, weil die Auswahl der Datenbanken (Psyndex, Psyclit, Medline, Current Contents), in denen gesucht wurde, den aktuellen Anforderungen nicht mehr ausreichend entsprechen würde und die Literatursuche auf die Jahre 1990 bis 1998 begrenzt war. Nach Angaben der Autoren wurden etwa 50 Studien berücksichtigt, sie hatten insgesamt nicht mehr als 200 Studien gefunden. Bengel und Lyssenko (2011) begründen, dass das Modell aus Ihrer Sicht stärker mit der aktuellen Diskussion um Resilienz verbunden werden sollte, und deshalb ein erneute Aufarbeitung des Erkenntnisstandes nicht notwendig sein und rezipieren den Erkenntnisstand, der von Lindström und Erikkson auf bereitet wurde (▶ Kap. 1.3.2).

Einige Punkte der Bewertung der deutschen Rezeption wären unter dem Aspekt kritisch zu diskutieren, ob Antonovsky damit korrekt verstanden wurde. Bengel et al. (2001, S. 97ff.) vertraten die Auffassung, das Interesse an dem Modell erkläre sich aus der Kritik an einer rein pathogenetischen Perspektive und aus dem Bedürfnis nach einer handlungsleitenden Theorie für Gesundheitsförderung, aber nicht aus seinem wissenschaftlichen Gehalt. Mehr noch behaupten sie, dass Interventionen, die sich auf das Modell beziehen, auch ohne diese theoretische Grundlage hätten genauso durchgeführt werden können, und dass mit dem Modell kein grundlegender Wechsel von Sichtweisen eingeleitet wurde, da doch vieles vorher schon bekannt gewesen sei. Diese Kritik ist nicht wirklich nachvollziehbar, denn ein Modell mit integrierender Kraft muss immer auch das berücksichtigen, was vorher bereits erforscht wurde. Umgekehrt lässt sich nicht behaupten, Antonovsky hätte dem nichts Neues hinzufügen gehabt. Wenn eine theoretische Basis für Interventionen geschaffen wird, so heißt dies nie, dass es nicht auch vorher gewissermaßen intuitiv möglich war, entsprechende Interventionen theorielos zu entwickeln. Nur begründbar sind sie dann nicht.

In den Jahren nach 1997 entsteht in Deutschland gewissermaßen ein ›Salutogenese-Boom‹, der allerdings nicht immer auf eine fundierte Auseinandersetzung mit dem theoretischen Modell verweisen kann. Der Nachteil der heute weiten Verbreitung und Diskussion des Modells ist, dass es in vielen Fällen eher aus zweiter und dritter Hand wahrgenommen wird und sich so eine Unschärfe in der Rezeption einschleicht. So lässt sich in Deutschland beobachten, dass das Zauberwort ›Salutogenese‹ genutzt wird, um eine Sichtweise zu fundieren, nach der Gesundheit als sehr erstrebenswertes Gut höherer Aufmerksamkeit bedarf und das Leben stärker daran auszurichten sei. Heilslehren, therapeutische Ansätze und sogar die Image-Kampagne einer Supermarktkette machten sich den Begriff zu Nutze und beziehen sich verbal auf Antonovsky.

Dass dies offensichtlich nicht nur für Deutschland gilt, wird daran deutlich, dass Antonovsky selbst dies als Missverständnis aufklärt und kritisiert, denn: »Im großen und ganzen ist die gesundheitsorientierte Sicht genau wie die traditionelle krankheitsorientierte Denkrichtung der Schulmedizin auf der Annahme einer fundamentalen Dichotomie zwischen gesunden und kranken Menschen begründet« (Antonovsky 1997, S. 23).

Eine fundierte Auseinandersetzung ist dagegen unter anderem bei Faltermaier zu finden, der bereits konstatierte, dass die Rezeptionsgeschichte des Modells einiges über Beharrungstendenzen und dominante Denkstrukturen in den Gesundheitswissenschaften aussage (Faltermaier 2000, S. 186). Er sieht die Stärke des Modells in seinem Theorie generierenden Charakter:

»Meiner Ansicht nach ist die Salutogenese somit in erster Linie als fruchtbare Rahmentheorie zu verstehen, die in der Lage ist, neue Fragen für die Gesundheitsforschung zu formulieren und entsprechende Forschungsergebnisse zu integrieren. Damit erfüllt sie eine wichtige Funktion, die auf dem Hintergrund zu sehen ist, dass wir heute – nicht nur in den Gesundheitswissenschaften – durchaus einen Mangel an ›großen‹ Theorien zu verzeichnen haben, die komplexe Phänomene abbilden; dagegen wird eine Unmenge an theorieloser Forschung produziert, deren immer gleiche Ergebnisse uns im Verstehen von Phänomen kaum weiterbringen und die auch keine neuen Erkenntnisse für die Gesundheitspraxis bringen« (Faltermaier 2000, S. 186).

Faltermaier fordert aber auch dazu auf, das Modell nicht als Dogma zu verstehen, sondern kritisch weiterzuentwickeln. Er fasst den Forschungsstand zum Modell wie folgt zusammen (Faltermeier 2005, S. 169):

»Im Wesentlichen hat sich die empirische Forschung zur Salutogenese bisher auf drei Bereiche von Fragen konzentriert:

1. Welche Zusammenhänge bestehen zwischen dem Kohärenzgefühl (›Sense of Coherene‹) und verschiedenen Indikatoren von Gesundheit?
2. Wie weit spielt das Kohärenzgefühl die postulierte Rolle als Moderator in der Bewältigung von Stressoren?
3. Welche inhaltliche Struktur hat das Konstrukt des ›Sense of Coherence‹ (SOC) und lässt sich diese empirisch bestätigen? Wie ist das Konstrukt in der Bevölkerung nach sozio-demografischen Merkmalen verteilt?«

Im Folgenden soll der internationale Erkenntnisstand betrachtet und zugleich die Frage gestellt werden, was an dem Modell eigentlich erforscht werden müsste.

1.3.2 Forschungsstand international

Monica Eriksson und Bengt Lindström (2006) publizierten die Ergebnisse eines jüngeren systematischen Reviews, das 458 Studien und 13 Dissertationsschriften in Englisch oder einer skandinavischen Sprache aus den Jahren 1992 bis 2003 einschloss, die mit dem Fragebogen zum SOC gearbeitet hatten. Sie recherchierten dafür in den Datenbanken Medline, Bibsys, ISI, Libris, PsychInfo, Cinahl, Social Services Abstracts und Sociological abstracts nach den Suchbegriffen ›salutogenesis‹, ›salutogenic‹, ›sense of coherence‹ und der jeweiligen Übersetzung auf Schwedisch und Finnisch. Sie beziehen Literatur von 1992 bis 2003 ein. Die Aktualität dieses Reviews ist wie bei jeder Übersichtsarbeit schnell begrenzt, seit 2004 sind alleine in PsycInfo über 200 neue Publikationen zu den genannten Schlagwörtern eingetragen, allerdings kein aktualisiertes Review. Dennoch geht das Review von Eriksson und Lindström quantitativ und qualitativ weit über die Sichtung von Bengel et al. (1998) hinaus.

Eriksson und Lindström gehören zu einem internationalen Netzwerk, das sich mit dem Modell der Salutogenese intensiv befasst. In einem Vortrag im Rahmen dieses Netzwerkes im Jahr 2009 bestätigen sie auch auf Basis der neu publizierten Studien im Wesentlichen die Erkenntnisse ihre vorherigen Arbeiten. Insgesamt entsteht bei der Sichtung von Einträgen in einschlägigen Datenbanken der Eindruck, dass das Modell besonders intensiv in skandinavischen Ländern, darüber hinaus vor allem in USA, Israel und Australien erforscht wird.

In einem Überblick über 25 Jahre Forschung zu Salutogenese kamen Lindström und Eriksson (2005) bereits zu dem Ergebnis, dass das Modell der Gesundheitsförderung einen festen theoretischen Rahmen geben kann, sich also nicht nur empirisch und theoretisch, sondern auch in der Anwendung bewährt. Drei Jahre später (Lindström und Eriksson 2008) veröffentlichten sie einen Aufsatz, der eine salutogenetische Interpretation der Ottawa Charta, einer grundlegenden Rahmenresolution der ersten Weltkonferenz zur Gesundheitsförderung bei der Weltgesundheitsorganisation (WHO) liefert (▶ Kap. 6).

Eriksson und Lindström (2006) resümieren in ihrem Review, dass das SOC einen engen Zusammenhang mit der wahrgenommenen Gesundheit, dem Gesundsein, insbesondere mit der psychischen Gesundheit zeigt. Hinsichtlich des Einflusses auf Gesundheit ist nach dem derzeitigen Erkenntnisstand der SOC ein Hauptfaktor oder hat einen die Richtung oder Stärke verändernden Effekt und scheint Gesundheit voraussagen zu können. Das SOC scheint einen wichtigen Beitrag für die Entwicklung von Gesundheit zu haben, aber nicht Gesundheit alleine erklären zu können.

Über verschiedene Analysen zum Forschungsstand hinweg (Bengel et al. 1998, Faltermaier 2005, Franke 1997, Richardson und Ratner 2005) wurde immer wieder eine hohe Übereinstimmung zwischen SOC und psychischer Gesundheit festgehalten, so hoch, dass sogar die Frage nach Überschneidungen zwischen den Konstrukten SOC und psychische Gesundheit gestellt wurde. In einer für Kanada repräsentativen Studie zeigten Richardson und Ratner (2005) erneut, dass der SOC die Auswirkungen stressvoller Lebensereignisse auf die subjektive Gesundheit abfedern kann.

Weit weniger eindeutig sind Zusammenhänge zwischen SOC und extern beschreibbarer physischer Gesundheit. Surtees et al. (2003) konnten in einer prospektiven Kohortenstudie zeigen, dass ein hoher SOC die Sterblichkeit bei Risikofaktoren für chronische Erkrankungen senkt. Dagegen kommen Flensborg-Madsen et al. (2005) in ihrem Review von 50 Studien zur Aussage, dass ein Zusammenhang zwischen SOC und körperlicher Gesundheit nicht nachweisbar ist, während auch in dieser Übersichtsarbeit ein Zusammenhang zu psychischen Aspekten zu finden war.

Hier entsteht für die Forschung die Schwierigkeit, dass von Antonovsky Gesundheit selbst nicht eindeutig definiert wurde. Geht man aber von der Idee des Kontinuums zwischen dis-ease und health ease aus, so ist eine Entwicklung in Richtung Gesundheit von jeder Position aus möglich. Antonovsky schließt weder Krankheit noch Tod aus und hat nicht behauptet, Menschen mit einem hohen SOC könnten nicht erkranken. Vielmehr wäre die Theorie so zu verstehen, dass Menschen mit einem starken SOC eher in der Lage sind, mit den Stressoren, die mit Krankheit und ihrer Behandlung verbunden sind, angemessen umzugehen. Das könnte aber nach Antonovsky direkte physiologische Konsequenzen haben, etwa im Sinne eines Einflusses auf neuro-endokrine oder neuro-immunologische Prozesse.

Bereits Faltermaier (2002) kritisiert, dass Forschung, die mit Krankheitsmaßen als Indikatoren von Gesundheit arbeitet, das Kontinuumskonzept nicht umsetzt und damit eine zentrale Komponente des Models ignoriert.

Ähnlich können inkonsistente Forschungsergebnisse zum Gesundheitsverhalten damit erklärt werden, dass die Forschungsfragen nicht genau mit dem Modell der Salutogenese übereinstimmen. Studiendesigns zum Zusammenhang zwischen SOC und dem Ernährungsverhalten (Lindmark et al. 2005), SOC und positiver Einstellung zu körperlicher Aktivität (Sollerhed et al. 2005), SOC und Alkoholkonsum (Neuner et al. 2006), SOC und Mundhygiene (Savolainen et al. 2005) müssen in ihrem Design entsprechend vorsichtig betrachtet und die Ergebnisse sorgsam diskutiert werden. Bengel et al. (2001) beschrieben eine widersprüchliche Befundlage. Die zitierten Studien scheinen dabei nicht die Unabhängigkeit vom Sozialstatus bestimmt zu haben.

Eine prospektive Kohorten-Studie (Wainwright et al. 2008) an 18 287 Personen ohne Vorerkrankungen zwischen 41 und 80 Jahren, ging davon aus, der Zusammenhang zwischen Gesundheitsverhalten und SOC sei bekannt. Sie untersuchte den Zusammenhang zwischen SOC (gemessen an einer 3er Skala) und Mortalität binnen acht Jahren. Ein hoher SOC reduzierte danach die Wahrscheinlichkeit zu sterben um 20 %. Nun interessierte, welchen Einfluss Gesundheitsverhalten und sozioökonomischer Status daran haben. Beides zusammen erklärte 23 % der reduzierten Sterblichkeit, d. h. der Zusammenhang zwischen SOC und reduzierter Mortalität ist nicht auf Gesundheitsverhalten alleine reduzierbar. Der sozioökonomische Status inkl. Bildung erklärte 15 %, das Gesundheitsverhalten 14 %. Wurde der Einfluss des sozioökonomischen Status herausgerechnet, so konnten nur 12 % der Reduktion mit Gesundheitsverhalten erklärt werden. Dies gibt noch keine Antwort auf die Frage, ob der SOC nun einen Einfluss auf Gesundheitsverhalten hat oder nicht, legt aber nahe, Studien zum Zusammenhang von Gesundheitsverhalten und SOC grundsätzlich immer auf soziokulturelle Einflussfaktoren zu überprüfen.

Die Hinweise auf den Zusammenhang zwischen SOC und Gesundheitsverhalten scheinen sich insgesamt zu verdichten, allerdings wird nicht immer auf Cofounder (Störgrößen) wie den sozioökonomischen Status kontrolliert und die theoretischen Überlegungen, den SOC vor allem in seinem Einfluss auf Bewältigungsstrategien zu betrachten, werden nicht konsequent in entsprechende Forschungsdesigns umgesetzt.

Faltermaiers Feststellung (2000), dass die vielen Querschnittsstudien zum korrelativen Zusammenhang zwischen SOC und einzelnen Variablen die Forschung in der Bewertung des Modells nicht mehr weiterbringen, dagegen Längsschnittstudien fehlen, ist weitgehend noch aktuell. So scheinen die Ergebnisse zur Entstehung des SOCs und zur Entwicklung im Erwachsenenalter noch widersprüchlich zu sein. Die oben bereits erwähnte retrospektive Studie von Sarah Sagy und Helen Antonovsky (2000) an 89 Personen im Rentenalter besagt, dass die Teilhabe an sozial anerkannten Aktivitäten in der Kindheit den größten Einfluss auf den SOC zu haben scheint. Eine Studie an 486 schwedischen Frauen zwischen 40 und 50 (Krantz und Östergren 2004) dagegen kam zum Schluss, dass Arbeitsbedingungen und soziale Unterstützung im Erwachsenenalter eher Einfluss auf den SOC haben als Bedingungen in der Kindheit.

In einer etwas älteren Querschnittstudie von Larsson und Kallenberg (1996) stiegen die SOC-Werte mit dem Alter, damit waren aber unterschiedliche Kohorten gemeint. Eine der wenigen Längsschnittstudien (Nilsson et al. 2003) scheint die zurückhaltenden Aussagen zur Veränderung des SOCs mit dem Älterwerden zu bestätigen. In den Jahren 1994 und 1999 zeigte sich eine Abnahme des SOCs der nordschwedischen Bevölkerung aufgrund persönlicher Bedingungen und sozialer Veränderungen. Nur Personen mit einem hohen SOC konnten diesen stabil halten, Personen mit niedrigem SOC zeigten die stärksten Veränderungen. Aber diese Veränderungen sind in Verbindung mit soziokulturellen Veränderungen während dieser Jahre in Nordschweden zu betrachten.

Bengel und Lyssenko (2011) fassen zusammen, dass von den wenigen Längsschnittstudien, die inzwischen publiziert wurden, vor allem finnische Studien eine gute Vorhersagekraft des SOC für eine gesunde Entwicklung zeigen konnten, führen aber zwei Studien an, in denen keine Zusammenhänge zu sehen waren. Diese Inkonsistenzen erklären sie damit, dass das Kohärenzgefühl meist als stabile und sich im Erwachsenenalter nicht mehr verändere Lebensorientierung betrachtet wurde, einige Studien aber zeigen können, dass sich der SOC aufgrund von Lebenserfahrungen auch bei Erwachsenen noch verändert. Sie schlagen vor, den SOC als dynamischere Größe zu verstehen.

Der bisherige Forschungsstand zum Modell der Salutogenese zeigt einerseits, dass das Modell derzeit nicht widerlegt und insofern als Basis weiter tragfähig ist, andererseits eine vollständige empirische Überprüfung bisher nicht gelungen ist. Die Notwendigkeit, die Aktualität des Forschungsüberblicks angesichts permanent neuer Publikationen zu gewährleisten, betrifft nicht nur dieses Modell. Aber eben auch hier, bei einer grundlegenden Theorie, wäre wünschenswert, dass der Überblick über den Forschungsstand durch systematische Übersichtsarbeiten regelmäßig aktuell gehalten werden kann und dies bedarf einer Institutionalisierung solcher Forschung.

Das zweite Problem besteht in der Tat in der Komplexität des Modells, die ja zugleich seine Stärke ist. Eine Summe von Einflussfaktoren, ggf. noch mit reziproken Wirkungen, lässt sich weit schwieriger in der Wirkung überprüfen als ein einzelner Risikofaktor.

Die dritte Schwierigkeit besteht darin, dass bisher zwar einzelne Zusammenhänge untersucht wurden, aber nicht systematisch der Frage nachgegangen wurde, was an diesem theoretischen Modell denn überprüft werden muss, um es zu verifizieren oder zu falsifizieren.

Das Modell der Salutogenese ist nicht einfach eine Theorie, sondern ein theoretisches Modell. Ein solches Modell formuliert den Anspruch, eine Vorstellung von Zusammenhängen zu entwickeln, die prinzipiell empirisch überprüfbar sein sollen. Dazu müssten dem Modell entsprechend folgende Fragen beantwortet werden:

1. *Messbarkeit und konzeptionelle Schärfe*: Wie lassen sich die grundlegenden Komponenten des Modells dem Konzept entsprechend messbar machen? Wie wird das Gesundsein/Kranksein-Kontinuum gemessen, wie das GRR/GRD-Kontinuum, wie die Auswahl an Bewältigungsstrategien? Ist der Fragebogen zum Empfinden von Kohärenz ein adäquates Messinstrument für das, was er messen soll? Lassen sich Lebensbedingungen und das GRR/GRD-Kontinuum konzeptionell voneinander abgrenzen?
2. *Genese des SOC*: Wie entsteht das Empfinden von Kohärenz und inwieweit und wie ist es modifizierbar?
3. *Wirkung des SOC*: Lässt sich nachweisen, dass das SOC auf die Aktivierung der Ressourcen im GRR wirkt? Lässt sich dies konzeptionell von der Auswahl an Bewältigungsstrategien abgrenzen? Lässt sich nachweisen, dass das SOC auf die Auswahl von Bewältigungsstrategien wirkt? Lässt sich nachweisen, ob das SOC direkt auf das Gesundsein/Kranksein-Kontinuum wirkt?

Diese Fragen sind bisher nur teilweise beantwortet, teilweise noch kaum untersucht. Sie erfordern neben, oder genauer vor, einer empirischen Überprüfung zum Teil zunächst eine stärkere theoretische Klarheit, die auch Gegenstand der nächsten Kapitel sein wird. Für die wichtige, in der Gesundheitswissenschaft grundlegende, Frage nach der Anwendbarkeit des Modells kommt die konzeptionelle Frage hinzu, *welche Schlussfolgerungen aus dem Modell für die Praxis zu ziehen* sind, sowie die empirische Frage, ob eine derart konstruierte Praxis auch *zu einer besseren Wirkung der Interventionen führt*. Vorweg gesagt: Die letzte Frage ist derzeit letztendlich nicht gestellt und schon gar nicht beantwortet. Die folgende Abbildung (▶ Abb. 1.10) skizziert mögliche Fragen an das Modell.

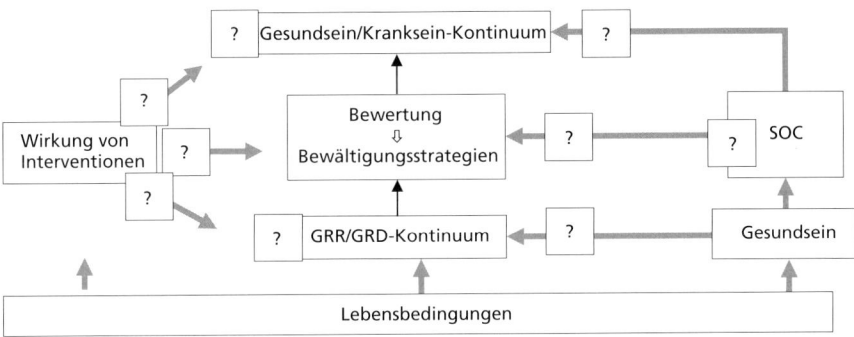

Abb. 1.10: Forschungsfragen an das Modell

Zusammenfassend kann festgehalten werden: *Gesundheitswissenschaft befasst sich mit der Genese von Gesundsein und untersucht die Wirkung von Stressoren und Ressourcen, Bewältigungsprozessen sowie beeinträchtigenden und schützen Faktoren.* Dies bedingt einen interdisziplinären Ansatz.

Das Modell der Salutogenese kann als ein integrierendes Modell zur Erklärung der Zusammenhänge diskutiert werden und ist in einigen Aspekten gut empirisch belegt, andere Fragen sind derzeit noch offen. Das Modell spiegelt den Stand der Stressforschung zur Zeit seiner Entstehung und einen Diskussionsprozess in einem internationalen Netzwerk von Forschenden, die sich mit sozialen und psychosozialen Fragen von Gesundheit befassten.

In den folgenden Kapiteln werden zunächst die Komponenten des Modells vertiefend und teils kontrovers diskutiert, bevor Schlussfolgerungen für die Praxis daraus gezogen werden.

2 Gesundheits- und Krankheitskonzepte

2.1 Sichtweisen auf Gesundheit

2.1.1 Kontextabhängigkeit von Gesundheitsdefinitionen

Das Adjektiv ›gesund‹ hat im Deutschen etymologisch die Bedeutung von ›stark‹, ›unverletzt‹ und ›nicht erkrankt‹. ›Krank‹ steht in einer Bedeutungsverbindung mit ›schwach‹, ›gekrümmt‹, ›leidend‹ und ›schlecht‹. In dem Begriff Gesundheit schwingt historisch die Idee körperlicher Kraft und Unversehrtheit mit, die z. B. für körperliche Arbeit, für kämpferische Auseinandersetzungen oder für die Anstrengungen einer Geburt wichtig sein könnten. So wie sich Lebensbedingungen verändert haben, wäre zu erwarten, dass ›gesund‹ gegenwärtig stärker von der Idee psychosozialer Unversehrtheit, innerer Stärke und Wohlgefühl getragen wäre; Eigenschaften, die z. B. für das Bewältigen der Arbeitsbedingungen nicht nur im Dienstleistungsbereich, für die Deeskalation sozialer Konflikte in Alltagssituationen, für die Anstrengungen der Übernahme gesellschaftlich bedeutender Funktionen oder für die mentalen Anforderungen an Flexibilität und Mobilität angesichts der Globalisierung notwendig wären. Die Bedeutung von Gesundheit könnte von Lebensbedingungen und damit gesellschaftlichen Entwicklungen im jeweiligen historischen Kontext abhängig sein.

In einem klinischen Wörterbuch (Pschyrembel 2007, S. 685) wird Gesundheit im engeren Sinn definiert als das subjektive Empfinden des Fehlens körperlicher, geistiger und seelischer Störungen oder Veränderungen oder auch als ein Zustand, in dem Erkrankungen und pathologische Veränderungen nicht nachgewiesen werden können. Krankheit (Pschyrembel 2007, S. 1038) wird in seiner Bedeutung unterteilt in

1. Störungen der Lebensvorgänge, die subjektiv empfunden werden oder objektiv feststellbar sind,
2. sozialrechtlich als regelwidriger Körper- oder Geisteszustand, der eine Heilbehandlung notwendig macht oder eine Arbeitsunfähigkeit begründet, und
3. eine definierbare Einheit typischer beschreibbarer Erscheinungen im Sinne einer bestimmten Erkrankung.

Interessant ist, dass die Definition von Gesundheit eine subjektive Sicht als Alternative zur objektiv feststellbaren Abwesenheit von Krankheit zulässt, die Definition von Krankheit aber nicht. Krankheit wird demgegenüber auch im Zusammenhang mit gesellschaftlichen Funktionen (Arbeitsfähigkeit) betrachtet, Gesundheit aber nur auf das Individuum bezogen.

In einem gesundheitswissenschaftlichen Wörterbuch steht unter dem Eintrag Gesundheit »Abwesenheit von Krankheit« (Haisch et al. 1999, S. 156) und weiter heißt es, dass modernere Definitionen eher »ganzheitlich« seien und auf »Salutogenese bezogen, aber dafür schlecht operationalisiert«. Hierin wird der Bedarf nach Messbarkeit des Konstrukts Gesundheit deutlich. Krankheit wird als körperliche und psychische Veränderungen in akut oder chronisch unterteilt (Haisch et al. 1999, S. 232).

Ein soziologisches Wörterbuch könnte sich demgegenüber z. B. auf die Definition von Parsons (1968, S. 344) beziehen, der Gesundheit als den »Zustand der optimalen Leistungsfähigkeit eines Individuums für die Erfüllung der Aufgaben und Rollen, für die es sozialisiert wurde« betrachtete.

Damit wird bereits deutlich: Eine allgemein gültige, anerkannte wissenschaftliche Definition von Gesundheit gibt es nicht. Vielmehr scheint für die Definition der wissenschaftliche oder gesellschaftliche Kontext ausschlaggebend zu sein, von dem aus sie versucht wurde. Die Art der Definition von Gesundheit scheint mehr über den Blickwinkel auszusagen, von dem auf Gesundheit gesehen wird, als über den Gegenstand selbst: Für die Epidemiologie muss Gesundheit messbar, für die Klinik Krankheit prinzipiell behandelbar sein. Gesellschaftlich sind mit dem jeweiligen Status des Gesundseins oder Krankseins Rechte und Pflichten verbunden. Gesundheit wird manchmal als Gegensatz zu Krankheit, manchmal als eigene Qualität, manchmal als objektiv feststellbar und manchmal als subjektives Empfinden definiert. Gesundheit scheint in ihrer Bedeutung für den betrachtet zu werden, der sie definiert, weniger für den, der gesund oder nicht gesund ist.

Becker (1992a) hat sich mit der grundlegenden Frage beschäftigt, warum es wichtig ist, sich mit allgemeinen Modellvorstellungen von Gesundheit und Krankheit zu befassen. Er führt dazu aus:

- »Allgemeine Modellvorstellungen sind unverzichtbar, wenn es darum geht, Verfahren zur Diagnostik von Gesundheit und Krankheit zu entwickeln [...]
- Die allgemeinen Vorstellungen über Gesundheit und Krankheit entscheiden maßgeblich darüber, welche Art von ätiologischer Forschung bevorzugt betrieben wird. So legt beispielsweise ein biomedizinisches Krankheitsmodell die Suche nach genetischen, biophysischen oder biochemischen Krankheitsursachen nahe.
- Aus den ätiologischen Modellvorstellungen leiten sich die favorisierten Methoden der Behandlung und Prävention ab. Dominiert ein einseitiges Modell, so werden auch die in Betracht gezogenen Behandlungs- und Präventionsmaßnahmen einseitig ausfallen.

- Den allgemeinen Modellvorstellungen kommt auch eine eminente berufsständische Bedeutung zu. Die Interpretation von Krankheit im Sinne des biomedizinischen Leitbildes legt nahe, dass ausschließlich Mediziner zur Behandlung legitimiert sind. Integrative biopsychosoziale Krankheitsmodelle verpflichten hingegen zur interdisziplinären Zusammenarbeit bei der Erforschung, Behandlung und Prävention von Krankheiten« (1992a, S. 92).

Entsprechend der möglichen Unterschiedlichkeit des Kontextes sind die Definitionsversuche zahlreich. Von Troschke (1978) hat einige dieser Definitionen zusammengetragen (auch Faltermaier 2005, Blaxter 2004). Definitionsversuche lassen sich unter anderem danach unterscheiden, ob sie aus *einer* wissenschaftlichen Disziplin stammen oder ob sie Aspekte *verschiedener Disziplinen* berücksichtigen. Nach Göckenjan (1991, S. 15) lassen sich die verschiedenen Gesundheitsdefinitionen nach folgenden drei Kategorien ordnen:

1. Gesundheit als Wertaussage,
2. Gesundheit als Abgrenzungskonzept,
3. Gesundheit als Funktionsaussage.

In die erste Kategorie fallen alle Definitionen, die Gesundheit mit positiven Assoziationen verknüpfen, wie z. B. die häufig zu lesende Aussage ›Gesundheit ist das höchste Gut‹. Die zweite Kategorie ›Gesundheit als Abgrenzungskonzept‹ meint vor allem die Abgrenzung von Krankheitssymptomen oder Leiden. In der dritten Kategorie schließlich werden Aussagen zur Gesundheit als Funktionsaussagen formuliert: Gesundheit ist Leistungsfähigkeit in körperlicher, vor allem aber in sozialer Hinsicht, d. h. die Möglichkeit, die eigenen Rollen auszufüllen.

Anderson (1984, S. 63ff.) hatte eine andere Einteilung der verschiedenen Gesundheitsdefinitionen vorgeschlagen: »Es ist durchaus nicht einfach, die Annahmen oder Parameter der verschiedenen Begriffe zu unterscheiden und daher unterschiedliche Definitionen zu kategorisieren. Jedoch treten als Hauptdimensionen, in denen sich die Begriffe unterscheiden, hervor: Gesundheit als Folge oder als Produkt, als Potenzial oder als Fähigkeit, als ein Prozess; Gesundheit als etwas, das von Einzelmenschen erfahren oder von außenstehenden Beobachtern, im speziellen Medizinern, bestimmt wird; Gesundheit als fixer Zustand oder dynamisches Verhältnis; Gesundheit als Attribut eines Elementes im Menschen wie körperliche Fitneß, oder als Eigenschaft der gesamten Person, die soziale, geistige, emotionale und physische Aspekte darstellt« (Anderson 1984, S. 64; vgl. auch Bengel und Belz-Merk 1990).

In Anlehnung an Faltermaier (2005, S. 1; vgl. Faltermaier und Kühnlein 2000) lassen sich Gesundheitsdefinitionen auch danach unterscheiden,

- auf welche Dimensionen sie sich beziehen, d. h. ob sie nur körperliche, auch psychische oder auch soziale Dimensionen von Gesundheit betrachten,

- ob sie Gesundheit am Wohlbefinden, am Aktionspotenzial (Handlungsfähigkeit, Leistungsfähigkeit, Arbeitsfähigkeit) oder am weitgehenden Fehlen von Störungen (Beschwerden, Schmerzen, Probleme, Krankheit, Rollenerfüllung) festmachen und
- ob sie Gesundheit als Zustand oder als Prozess verstehen.

Vereinfacht gesagt lassen sich Gesundheitsdefinitionen unterscheiden:

- in ihrer Dynamik (Zustand, Prozess, Dichotomie oder Kontinuum),
- ihrer Dimensionalität (körperlich, mental, sozial),
- den Ebenen der Wahrnehmung (kognitiv, affektiv-emotional, instrumentell),
- der eingenommenen Perspektive (subjektiv oder intersubjektiv),
- in ihrem kulturell-historischen Kontext (in welcher Kultur zu welcher Zeit) und
- ihrer lebensbiografischen Konnotation (Gesundheit als Kind, Jugendlicher oder als alter Mensch, mit oder ohne Krankheitserfahrung).

Diese Unterscheidungen werden allerdings wohl ohne spezifischen Nutzen sein, solange der Zweck und Kontext der Unterscheidung nicht bekannt ist.

Vorweg gesagt: Eine für die Gesundheitswissenschaft geeignete Definition wird *multidimensional* sein müssen, wird Gesundheit eher als *Prozess* denn als Zustand verstehen, wird *Befinden subjektiv* als Kontinuum von Wohlbefinden und Unwohlsein wie Schmerzen oder Beschwerden sehen und wird zugleich die *intersubjektive Handlungsfähigkeit* im sozialen Kontext, die Fähigkeit zur Teilhabe am gesellschaftlichen Leben, als Bestandteil der inhaltlichen Bestimmung von Gesundheit sehen müssen. Gesundheitswissenschaft wird sich aber auch nicht darauf beschränken können, eine Definition als gemeinsame Arbeitsgrundlage zu schaffen, sondern wird sich mit der Frage befassen müssen, welche gesellschaftlichen und biografischen Kontexte zu welcher Sicht auf Gesundheit führen und welche Konsequenzen dies hat.

2.1.2 Gesundheit als gesellschaftliche Konstruktion

Aus wissenschaftlicher Perspektive sind die oben beschriebenen Definitionsversuche in ihrer Vielfalt wenig befriedigend. Das haben Labisch und Göckenjan sehr deutlich zum Ausdruck gebracht. So schreibt Labisch: »Geschichte und Ethnologie zeigen [...], wie verschieden Gesundheit verstanden werden kann. Gesundheit scheint eine nahezu inhaltsleere Worthülse zu sein. Einziges Unterscheidungsmerkmal gegenüber ähnlichen Begriffen [...] ist, dass sich Gesundheit in irgendeiner Form auf biologische, auf körperliche Grundlagen menschlichen Handelns beziehen kann« (1992, S. 309). Göckenjan führt dazu aus: »Die kritische Würdigung der Versuche, Gesundheit zu definieren, sieht sich immer auf die Unmöglichkeit verwiesen, ein allgemeines Substrat von Gesundheit zu finden« (1991, S. 18). Als Ausweg schlagen sowohl Labisch als auch Göckenjan vor, den Gesundheitsbegriff zu ›historisieren‹, denn »mit dieser Intention wird man untersuchen, in welchen sozialen, politischen, psycho-physischen Diskursen Gesundheit als Wert, als Ziel, als Legitimation usw. fungiert. Gesundheit ›an sich‹ wird bedeutungslos und geht auf in historischen Deutungsreihen und Folgen von Politikzielen« (Göckenjahn 1991, S. 18).

Einen kurzen historisch-soziologischen Überblick über den Gesundheitsbegriff und die damit verbundenen gesundheitspolitischen Konzepte aus den letzten zwei Jahrhunderten hat Stollberg (1994) gegeben:

Gesundheit als Staatsaufgabe in der Frühen Neuzeit

In dieser Zeit übte der absolutistische Staat zum Zwecke der Bevölkerungsvermehrung massive Kontrolle über die Gesundheit der Bevölkerung aus, um so den staatlichen Reichtum und seine militärische Macht zu stärken. Herausgehobenes Beispiel ist das »System der vollständigen medicinischen Polizey« von Johann Peter Frank (1745–1821), in dem sämtliche Lebensbereiche nach dem Gesundheitsmotiv reglementiert werden sollten.

Gesundheit als soziales Recht um 1848

Im Rahmen der bürgerlichen Revolution von 1848 formulierten sozialreformerisch engagierte Ärzte wie insbesondere Salomon Neumann und Rudolf Virchow ein soziales Recht auf Gesundheit und verlangten den Schutz der Gesundheit durch den Staat. Dies kommt besonders deutlich in der Forderung Virchows zum Ausdruck, als er – vom Preußischen Gesundheitsministerium beauftragt, über die in Oberschlesien grassierende Typhusepidemie zu berichten und Vorschläge zu ihrer Eindämmung zu machen – schrieb: »Die logische Antwort auf die Frage, wie man in Zukunft ähnliche Zustände, wie sie in Oberschlesien vor unseren Augen gestanden haben, vorbeugen könnte, ist also sehr leicht und einfach: Bildung mit ihren Töchtern Freiheit und Wohlstand« (Virchow 1849, zitiert nach Stollberg 1994, S. 33).

Gesundheit als Resultat städtischer Hygiene

Diese Zeit ist geprägt durch die auf den ersten Professor für Hygiene, Max Josef von Pettenkofer, zurückgehende kommunale Hygiene-Bewegung, in der Ärzte, Architekten und Ingenieure die städtische Wasserversorgung und Wasserentsorgung zentralisierten und ausbauten. Der sozialpolitische Impetus der Jahre von 1848 war aber weitgehend verschwunden, krankheitsfördernde Zustände wurden als gegeben hingenommen.

Gesundheit als Resultat von Sozialhygiene

Zu Beginn des 20. Jahrhundert entstand mit dem von Rudolf Virchow geprägten Begriff ›soziale Hygiene‹ ein neues hygienisches Paradigma, das auf der Basis der Bakteriologie, aber zunehmend auch der Eugenik naturwissenschaftlich begründete Kulturnormen in die Politik einbrachte. »Anders als bei Neumann, der sechs Jahrzehnte zuvor das Naturrecht der Armen auf Gesundheit verfassungsmäßig zu schützen gefordert hatte, der also individuelle Gesundheit mit dem Medium des Rechts sichern wollte, sieht es Grotjahn als Aufgabe des Hygienikers an, dem Recht hygienische Vorgaben zu machen. Die kulturelle Höherentwicklung der Menschen haben wiederum Grotjahn wie Neumann zum Ziel« (Stollberg 1994, S. 37).

Gesundheit als Resultat von Rassenhygiene

Die bereits bei Alfred Grotjahn anklingenden eugenischen Aspekte seiner Sozialhygiene wurden in der Zeit des Nationalsozialismus zur Rassenhygiene pervertiert, die – ebenfalls im Namen der Gesundheit eines ›Volkskörpers‹ – schließlich zur Sterilisierung, Verfolgung und Ermordung von ›Minderwertigen‹, ›Schwachsinnigen‹, Juden, Sinti und Roma, Osteuropäern etc. führte. »Aus Adolf Hitlers ›Mein Kampf‹« – so führen Labisch und Woelk (1998, S. 68) aus – »sind eindeutige Vorstellungen zur Gesundheit und Gesundheitssicherung des deutschen Volkes zu entnehmen. Hitlers langfristiges gesundheitspolitisches Ziel war ein ›rassenreiner‹ und ›erbgesunder‹ – und damit ›rassentüchtiger‹ – ›arischer Volkskörper‹ von großer Zahl. Der Weg dahin sollte zunächst über die ›rassische Entmischung‹ des ›deutsch-blütigen‹ Volkes von ›rassisch fremden‹ und ›rassisch minderwertigen Elementen‹ durch ein rassisch orientiertes Staatsbürgerrecht, dann über den Ausschluss der Träger kranken oder ›minderwertigen‹ ›arischen‹ Erbgutes von der Fortpflanzung und schließlich durch die Förderung ›erbgesunden arischen‹ Nachwuchses bei ständig wirkender Auslese durch forcierten Lebenskampf innerhalb des ›arischen‹ Volkskörpers führen«.

Labisch analysiert die Bedeutung des Gesundheitsbegriffs in der Gesellschaft des späten zwanzigsten Jahrhunderts wie folgt:
»In der Hochindustrialisierung wurde Gesundheit zu einem Begriff, der die Gesellschaft durchdrang und gestaltende Kraft entfaltete. Gesundheit wurde zur allgemein verbindlichen Lebens- und Verhaltensrichtlinie [...] Die wissenschaftliche Deutung von Gesundheit – als Lebensmaxime wirksam bis dahin nur im Bürgertum – wurde zu einem für die gesamte Bevölkerung verbindlichen sozialen Konstrukt. Denn in Gesundheit als sozialem Gut hoben sich völlig verschiedene Interessen- und Bezugssysteme in einer neuen Sinnwelt auf. Umstritten war nicht das Ziel Gesundheit, umstritten waren lediglich Wege und Organisationsformen, die zu diesem Ziel führen sollten« (Labisch 1992, S. 315f.).

Aus diesem sehr knapp gefassten historischen Blick lässt sich zunächst lernen, dass eine Orientierung an Gesundheit als hohem Gut nicht zwingend zu ethisch verantwortbaren Vorstellungen über den Umgang mit dem davon abweichendem Kranken führen muss. Vielmehr kann die gesellschaftliche Ausgrenzung des Andersartigen, Abweichenden, die es historisch immer wieder gegeben hat, durch eine Orientierung an Gesundheit legitimiert werden. Diese Ausgrenzung kann im Extremfall bis zur gezielten Tötung von Menschen führen, die als ›krank‹ oder ›krank machend‹ bezeichnet werden.

Ein solches Extrem ist die Ausnahme, aber auch andere Ausgrenzungsmechanismen sind in ihrer Konsequenz ethisch nicht vertretbar. Ein interessantes Beispiel der jüngeren Geschichte ist die Bekämpfung von HIV in der zweiten Hälfte der 1980er Jahre. Auf Bundesebene wurde unter Rita Süßmuth, Bundesministerin für Jugend, Familie, Frauen und Gesundheit, eine AIDS-Präventionspolitik durchgesetzt, die vor allem auf Aufklärung, Bewerbung von Kondomen und Entstigmatisierung der Gruppen setzte, die als von HIV besonders betroffen galten. Diese Strategie hat sich aus heutiger Perspektive als erfolgreich erwiesen. Es hätte aber alles auch anders kommen können.

Zeitgleich mit der umsichtigen Strategie der HIV-Prävention durch die Bundesregierung, setzte Peter Gauweiler, Staatssekretär im Bayerischen Staatsministerium des Inneren, einen Maßnahmenkatalog in Bayern durch, der unter anderem vorsah, Ansteckungsverdächtige zum HIV-Antikörpertest zu laden und bei Verweigerung durch die Polizei zwangsweise vorzuführen. Als ansteckungsverdächtig galten männliche und weibliche Prostituierte, intravenös Drogenabhängige, ausländische Staatsangehörige aus dem nicht europäischen Raum einschließlich der Türkei sowie homo- und bisexuelle Männer. Ausländer aus nicht europäischen Staaten sollten bei positivem Test-Ergebnis abgeschoben werden. Strafgefangene und Untersuchungshäftlinge sollten bei Antritt der Haft und bei der Entlassung ebenfalls getestet werden. Bei positivem Ergebnis sollten sie in Einzelhaft kommen und von einigen Arbeiten, z. B. in der Küche, ausgeschlossen werden. Auch im Rahmen der Einstellungsuntersuchung für den öffentlichen Dienst waren Zwangsteste vorgesehen. Die ärztliche Schweigepflicht sollte aufgehoben werden, wenn eine infizierte Person »uneinsichtig« ist, d. h. nicht auf Intimkontakte verzichten will. Solche Personen sollten abgesondert werden, um zu verhindern, dass das Virus an andere Menschen weitergegeben werden kann. Gauweiler bestritt allerdings öffentlich, eine Kasernierung von Infizierten vorgesehen zu haben.

Der Münchner Rechtsprofessor Hans-Ulrich Gallwas vertrat weitergehend die Auffassung, dass bereits diejenigen als ansteckungsverdächtig gelten sollten, die eine räumliche Beziehung zu Städten hätten, in denen AIDS aufgetreten sei, einer der Risikogruppen angehörten (Homosexuelle, Prostituierte, Drogenabhängige) oder mit Personen der Risikogruppe Kontakt hätten. Dies hätte eine faktische Ausgrenzung von großen Bevölkerungsgruppen bedeutet, die mit dem Grundgesetz kaum in Übereinstimmung zu bringen ist. Die bayerische Initiative, das Bundesseuchengesetz auf AIDS anzuwenden, wurde deshalb mit 11 zu 1 Stimmen im Bundesrat abgelehnt.

Die Geschichte der AIDS-Prävention in Deutschland wurde von Rolf Rosenbrock von Beginn an aktiv verfolgt, analysiert und in etlichen Publikationen beschrieben (siehe Rosenbrock 2007). Informationen über die kritische Phase der späten 1980er Jahre finden sich auch bei einigen AIDS-Hilfen.

Der Psychiater Fritz B. Simon warnt (1995) aufgrund immer möglicher Diffamierungen vor einer positiven Definition von Gesundheit, weil dies mit einem rigiden Regelwerk des Verhaltens und Seins einhergehen kann. Konzentriert man sich in einer Abgrenzung der Begriffe gesund/krank auf die Seite der Krankheit, so werden Merkmale definiert, die als krank gelten, alles andere gilt als gesund. Konzentriert man sich auf die Seite der Gesundheit, so werden Merkmale definiert, die als gesund gelten, alles andere gilt als krank. Es ist einleuchtend, dass die Gefahr besteht, dass im zweiten Fall mehr abweichende Formen des Aussehens oder Verhaltens als krank, behandlungsbedürftig und ggf. als Grund für soziale Ausgrenzung betrachtet werden als im ersteren Fall.

Solche Tendenzen lassen sich in weniger extrem Ausmaß auch in der Gegenwart beobachten: So gelten körperliche Zeichen des Alters als fast schon erklärungsbedürftig, da sie prinzipiell ›behandelbar‹ sind. Körperliche Fitness wird für Büroarbeitsplätze als erwartbares Zeichen für Leistungsbereitschaft betrachtet. Die Warnung vor den Risiken der Adipositas führt unbeabsichtigt tendenziell zur Ächtung dicker Menschen, der gesellschaftliche Diskurs über den statistischen Zusammenhang zwischen Übergewicht und geringerem sozioökonomischen Status birgt die Gefahr, dickeren Menschen einen niedrigen sozialen Status zuzuschreiben.

Das zweite, das sich aus dem historischen Blick lernen lässt ist, dass Gesundheit und Krankheit nicht objektive biologische Gegebenheiten sind, sondern Ergebnis sozialer Konstruktionen. Nach Simon (1995, S. 42) ist Leben »ein selbstbezüglicher, selbstorganisierter Prozess, bei dem sich eine Einheit von einer Umwelt abgrenzt«. Was sich von außen beobachten lässt, ist in der inneren Struktur begründet, deren Ziel die Aufrechterhaltung des Systems in einer gegebenen Umwelt ist. Der Erfolg ist das Überleben. Der Organismus unterscheidet in diesem Sinn qualitativ nicht zwischen krank und gesund. Er führt grundsätzlich die gleichen Reaktionen durch, allerdings, gemessen an einem Normal- oder Durchschnittsfall, quantitativ als zu viel oder zu wenig einer Reaktion. Für die Definition als krank bedarf es – mit den jeweiligen aktuellen Methoden der medizinischen Kunst – beobachtbarer Ereignisse, Prozesse oder Zustände, die als abweichend vom Erwarteten wahrgenommen, und als krank definiert werden. Die soziale Konstruktion von Krankheit setzt voraus

- dass ein Phänomen (Ereignis, Prozess, Zustand) von irgendjemandem beobachtet wird,
- dass es als störend bewertet wird,
- dass die Ursache dafür im Organismus gesucht wird.

Die Beobachtung und Bewertung des Phänomens erhält dadurch Bedeutung, dass mit ihr Konsequenzen verbunden sein sollen. Wird z. B. die Ursache eines störenden Phänomens im beeinflussbaren Verhalten eines Menschen gesucht, so sind erzieherische oder juristische Konsequenzen zu erwarten; wird die Ursache im Organismus gesucht, medizinische Konsequenzen. Die Zuschreibung hat aber darüber hinaus noch weitere soziale Konsequenzen: Wird ein Phänomen als Krankheit definiert, so lässt sich daraus prinzipiell ein Anspruch auf medizinische Behandlung ableiten, ggf. auch eine Pflicht zur (vorübergehenden oder dauerhaften) Änderung des Verhaltens oder das Recht, z. B. (vorübergehend oder dauerhaft) nicht arbeiten zu gehen und trotzdem ggf. existenziell abgesichert zu sein. Es wird als Aufgabe der Gesundheitsversorgung definiert, über solche Rechte und Pflichten zu entscheiden.

Eine solche Aufgabe bedarf einer klaren, sozial gesetzten, Grenzziehung zwischen gesund und krank. Damit benötigt die Gesundheitsversorgung für ihre Arbeit ein dichotomes Verständnis von Gesundheit und Krankheit, das im Gegensatz zur Sichtweise von Antonovsky (1997) steht, nach der Gesundsein und Kranksein ein Kontinuum darstellen.

Damit wird deutlich, dass unterschiedliche Definitionen von Gesundheit und Krankheit weniger aus einem wissenschaftlich prinzipiell entscheidbaren Streit um die richtige Sicht hervorgehen, als aus dem Zweck, der mit der Definition verbunden sein soll.

2.1.3 Die Definition der Weltgesundheitsorganisation

Nachdem deutlich geworden ist, dass sich Gesundheits- und Krankheitsdefinitionen solange voneinander unterscheiden, als es unterschiedliche Betrachtungspunkte gibt, wird es möglich, sich der Definition zuzuwenden, die einen Anspruch auf kulturübergreifende Bedeutung hat, der Definition der Weltgesundheitsorganisation (WHO). 1946 hat sich die WHO als eine Spezialorganisation der Vereinten Nationen gegründet und sich in New York eine Verfassung gegeben, die von 61 Staaten unterzeichnet wurde. Die WHO ist eine der thematischen Organisationen der Vereinten Nationen (UNESCO, UNICEF, ILO, FAO, UNCTAD, UNPD und UNEP) und gliedert sich in sechs Regionalbüros.

In der Verfassung der Weltgesundheitsorganisation von 1946 heißt es in der Präambel: »Gesundheit ist der Zustand des vollständigen [im Original: ›complete‹ – ggf. eher mit ›umfassenden‹ zu übersetzen, Anm. d. Verf.] körperlichen, geistigen und sozialen Wohlbefindens und nicht nur des Freiseins von Krankheit und Gebrechen.«

Diese Definition lässt sich durch vier Merkmale charakterisieren:

- Gesundheit ist positiv definiert und nicht einfach als Abwesenheit ihres Gegenteils, nicht als dichotom, sondern als Endpunkt eines Kontinuums,
- Gesundheit ist als Zustand definiert und nicht als Prozess,

- Gesundheit ist subjektiv definiert als Empfinden, nicht als von außen beobachtbares Phänomen,
- Gesundheit ist mehrdimensional definiert, körperlich, mental, sozial, und nicht einfach nur als körperliches Merkmal.

Sich des bestmöglichen Gesundheitszustandes zu erfreuen, wird im darauffolgenden Satz der Verfassung als Grundrecht jedes Menschen deklariert, ohne Unterschied von Rasse, Religion, politischer Überzeugung, wirtschaftlicher und sozialer Stellung.

Diese Definition der WHO wird in der gesundheitswissenschaftlichen Literatur immer wieder ob ihres utopischen Charakters kritisiert, denn der Zustand umfassenden Wohlbefindens dürfte wohl kaum erreichbar sein, zumindest nicht dauerhaft (vgl. Hurrelmann 2000, S. 87; Hurrelmann und Franzkowiak 2003, S. 53; Faltermaier 2005, S. 34). Allerdings ist zu fragen, ob diese Kritik den Kern trifft, denn letztendlich muss der Endpunkt eines Kontinuums nicht zwangsläufig real erreichbar sein. So ist z. B. die Definition des absoluten Nullpunktes der Temperatur nicht schon deshalb falsch, weil dieser Nullpunkt im Alltag nicht als Phänomen auftritt.

Fragt man nach dem Zweck der Definition der WHO, so wird deutlich, dass ein nicht erreichbarer Endpunkt durchaus beabsichtigt sein kann. Die Verantwortung nationaler Regierungen für die Gesundheit der Bevölkerung und die Zusammenarbeit der Nationen zum Erreichen des bestmöglichen Gesundheitszustandes lassen sich letztendlich nicht an einem real erreichbaren Endpunkt ausrichten, sondern an dem Weg zum nicht erreichbaren Ziel, der Utopie.

Nur kurze Zeit nach dem Ende des zweiten Weltkrieges verfasst, in einer Zeit, in der Faschismus, Rassismus, Antisemitismus und politische Verfolgung tief im Erleben der Menschen verankert waren und soziale und wirtschaftliche Not die Lebensbedingungen vieler Menschen prägten, ist die Kraft einer solchen Aussage einer Unterorganisation der Vereinten Nationen enorm: Gesundheit ist ein Grundrecht, ohne Unterschied von Rasse, Religion, politischer Überzeugung, wirtschaftlicher und sozialer Stellung. Die ethisch-politische Kraft dieser Aussage wäre weit schmäler, hätte Gesundheit hier keinen utopischen Charakter.

Formuliert ist ein Ziel, das nicht erreichbar sein wird, aber eben deswegen immer in seiner bestmöglichen Form anzustreben ist.

Vergleicht man die Definition der WHO mit den oben formulierten Anforderungen an eine Definition mit der die Gesundheitswissenschaft arbeiten kann, so ergeben sich Gemeinsamkeiten wie Unterschiede. Die Definition ist *multidimensional* und stellt *Befinden* als Kontinuum von Wohlbefinden und Unwohlsein in den Mittelpunkt. Abweichungen ergeben sich darin, dass Gesundheit als Endpunkt des Kontinuums (*Zustand*) verstanden wird und der dynamische Charakter nicht hervorgehoben wird, wohl aber wird dies in der späteren Formulierung des jeweils Bestmöglichen angedeutet. Ebenso wenig wird die *Handlungsfähigkeit* im sozialen Kontext als Bestandteil der inhaltlichen Bestimmung von Gesundheit gesehen.

Präambel der Verfassung der Weltgesundheitsorganisation von 1946, in Deutschland in Kraft getreten am 29. Mai 1951

Die an dieser Verfassung beteiligten Staaten erklären in Übereinstimmung mit der Satzung der Vereinten Nationen, dass die folgenden Grundsätze für das Glück aller Völker, für ihre harmonischen Beziehungen und ihre Sicherheit grundlegend sind:

- Die Gesundheit ist ein Zustand des vollständigen körperlichen, geistigen und sozialen Wohlergehens und nicht nur das Fehlen von Krankheit oder Gebrechen.
- Der Besitz des bestmöglichen Gesundheitszustandes bildet eines der Grundrechte jedes menschlichen Wesens, ohne Unterschied der Rasse, der Religion, der politischen Anschauung und der wirtschaftlichen oder sozialen Stellung.
- Die Gesundheit aller Völker ist eine Grundbedingung für den Weltfrieden und die Sicherheit; sie hängt von der engsten Zusammenarbeit der einzelnen Menschen und der Staaten ab.
- Die von jedem einzelnen Staate in der Verbesserung und dem Schutz der Gesundheit erzielten Ergebnisse sind wertvoll für alle.
- Ungleichheit zwischen den verschiedenen Ländern in der Verbesserung der Gesundheit und der Bekämpfung der Krankheiten, insbesondere der übertragbaren Krankheiten, bildet eine gemeinsame Gefahr für alle.
- Die gesunde Entwicklung des Kindes ist von grundlegender Bedeutung; die Fähigkeit, harmonisch in einer in voller Umwandlung begriffenen Umgebung zu leben, ist für diese Entwicklung besonders wichtig.
- Für die Erreichung des besten Gesundheitszustandes ist es von besonderer Bedeutung, dass die Erkenntnisse der medizinischen, psychologischen und verwandten Wissenschaften allen Völkern zugänglich sind.
- Eine aufgeklärte öffentliche Meinung und eine tätige Mitarbeit der Bevölkerung sind für die Verbesserung der Gesundheit der Völker von höchster Wichtigkeit.
- Die Regierungen tragen die Verantwortung für die Gesundheit ihrer Völker; sie können diese nur auf sich nehmen, wenn sie die geeigneten hygienischen und sozialen Vorkehrungen treffen.

In Anerkennung dieser Grundsätze und in der Absicht, untereinander und mit andern für den Schutz und die Verbesserung der Gesundheit aller Völker zusammenzuarbeiten, nehmen die Hohen Vertragschließenden Parteien die vorliegende Verfassung an und errichten hiermit die Weltgesundheitsorganisation als eine Spezialorgan der Vereinten Nationen.

Letzteres wäre in einem internationalen, politischen Kontext wahrscheinlich auch eher wenig konstruktiv, da die Gefahr bestehen könnte, Einschränkungen in der Leistungsfähigkeit als ›krank‹ zu definieren und erneut Ausgrenzungen zu legitimieren.

Lafaille (1994, S. 258) vertritt die Auffassung, dass das Utopische dieser Definition gerade ihren integrativen Charakter ausmacht, da sie einen Kompromiss auf einem abstrakten Niveau, fernab einer empirischen Basis formuliert: »Mit dieser Definition kann ein Konsens leicht erzielt werden, auch auf der internationalen Ebene, da sie sich auf utopische und sehr allgemeine Ziele bezieht.«

Zusammenfassend wird deutlich, dass ›gesund‹ und ›Gesundheit‹, ebenso wie ›krank‹ und ›Krankheit‹, gesellschaftlich konstruierte Begriffe sind, die nicht unabhängig von ihrem Kontext betrachtet werden können. Auch die Weltgesundheitsorganisation als kulturell übergreifende Institution stellt ihre Sicht in einen bestimmten, nämlich politischen, Kontext. Das bedeutet für die Gesundheitswissenschaft, dass sie dennoch um eine Definition ihres Gegenstandes ringen muss, wohl wissend, dass sie keine abschließende Antwort finden kann.

Es bedeutet aber auch, dass sie sich dafür interessieren muss, wie solche Definitionen ihres Gegenstandes entstehen und dass sie den jeweiligen Kontext benennen muss, in dem sie eine Definition benutzt. Zum jetzigen Zeitpunkt lässt sich die These formulieren, dass *das Verständnis von Gesundheit oder Gesundsein kontextabhängig ist, weitergehend sogar die Frage beantwortet werden muss, welche Art von Handeln sich welcher Art des Gesundheitsverständnisses anschließt.*

Da mit dem ›Gesundsein‹ die subjektive Komponente bereits eingeführt ist (▶ Kap. 1), wird verständlich, weshalb im Folgenden subjektive Sichtweisen auf das Verständnis von ›gesund‹ und ›krank‹ von Interesse sind.

2.2 Alltagskonzepte von Gesundheit und Krankheit

2.2.1 Kranksein als erklärungsbedürftiger Zustand

In der zweiten Hälfte der sechziger Jahre interviewte die Sozialpsychologin Claudine Herzlich (1973), überwiegend in Paris und ergänzend in einem Dorf in der Normandie, 80 Männer und Frauen aus mittleren sozialen Schichten, um Erkenntnisse über die die *sozialen Repräsentationen von Gesundheit und Krankheit* zu gewinnen. Ihre Arbeit wird als klassische Studie zu subjektiven Vorstellungen von Gesundheit und Krankheit betrachtet, obwohl es ihr selbst vielmehr um die Erforschung sozialer Repräsentationen am Gegenstand Gesundheit und Krankheit ging (Herzlich 1998), d. h. um die Art der Beziehung zum Sozialen, die darin zum Ausdruck kommt. Spätere Studien bauen auf die Arbeit von Herzlich auf, bestätigen und verfeinern sie.

Krankheit wurde in der alltäglichen Wahrnehmung der Menschen auf die »als Zwang empfundene Gesellschaft zurückgeführt, vermittelt durch die urbane und ›ungesunde Lebensweise‹, die sie dem Individuum, das sich selbst mit der Gesundheit identifiziert, aufbürdet. [...] Die Repräsentation von Gesundheit und Krankheit läßt sich also auf das Schema einer doppelten Gegensätzlichkeit bringen: der Gegensatz zwischen Gesundheit und Krankheit verstärkt und vergegenständlicht den Gegensatz zwischen Individuum und Gesellschaft« (Herzlich 1998, S. 172).

Gesundheit wurde mit anderen Worten als der im Menschen liegende ›natürliche‹ Zustand betrachtet, Krankheit als die durch das städtische Leben geprägte Entfremdung der Person von sich selbst. Krankheit und Gesundheit sind insofern aufeinander bezogen, als sie sich in der Person äußernde Widersprüche zwischen Natur und Kultur, Individuum und Gesellschaft repräsentieren.

Nun kann und muss gefragt werden, ob diese alltäglichen Vorstellungen des Zusammenhangs von Gesundheit und Krankheit kontextabhängig sind. Würde die gleiche Studie fast ein halbes Jahrhundert später in Deutschland durchgeführt mit Interviews von 80 Männern und Frauen, die in unterschiedlichen Lebensbedingungen leben, zu ähnlichen Ergebnissen führen? Darüber lässt sich zunächst nur spekulieren. Die Zeit, in der Herzlich interviewt hat, war auch in Frankreich von einem gesellschaftlichen Klima geprägt, aus dem soziale Bewegungen, zunächst die Studentenproteste Ende der sechziger Jahre, dann die Friedensbewegung, die Umweltbewegung, die Gesundheitsbewegung und eine zweite Welle der Frauenbewegung entstanden sind. Es mag also sein, dass sich in diesen alltäglichen Vorstellungen bereits eine Kritik des gesellschaftlichen Zusammenlebens widerspiegelt, die wenige Jahre später in den Protestbewegungen deutlich zum Ausdruck kam.

Aber genau dies analysiert Herzlich (1998) und ordnet die in den 1970er Jahren aufkommende Kritik an der Medizin, die Hinwendung zu komplementärmedizinischen Verfahren in den 1980er Jahren, die Diskussionen um einen stärker partnerschaftlichen Aushandlungsprozess zwischen behandelnder und behandelter Person des ersten Jahrzehnts des 20. Jahrhunderts und die Pflicht zur Gesundheit bzw. Pflicht zur Genesung als derzeit anhaltende neue soziale Norm darin ein. Ihre Analysen erweisen sich damit retrospektiv als zutreffend. Diskutiert werden könnte allerdings, ob der Trend, Gesundheit als das Produkt eigener Anstrengungen zu sehen, die zum Erhalt der Funktionsfähigkeit der Gesellschaft erforderlich sind, die sozialen Repräsentationen für die Gegenwart nicht neu beschreiben könnte. Substanzielle Forschung zu dieser Frage gibt es derzeit allerdings nicht.

Herzlich selbst sieht in den Zuschreibungen von Krankheit als extern verursacht und Gesundheit als intern entstanden den Ausdruck eines sehr allgemeinen anthropologischen Schemas: »dasjenige einer exogenen Krankheit, die von einer äußeren Kausalität, vom symbolischen oder tatsächlichen Eindringen eines schädlichen Gegenstandes oder durch das Handeln eines bösartigen Wesens verursacht wird« (Herzlich 1998, S. 173). Krankheit wird nicht als Teil des Lebens gesehen, als Ergebnis natürlicher Prozesse, sondern als von außen kommende, destruktive Kraft, vor der man sich prinzipiell möglicherweise schützen kann. »Sie ruft stets die Formulierung von Fragen hervor, die sich auf ihre Ursachen und mehr noch auf ihren Sinn beziehen; ›warum ich‹, ›warum er‹, ›warum hier‹, ›warum jetzt‹. Die medizinische Information und die Diagnostik, die uns der Arzt anbietet und die wir meistens akzeptieren, reichen nicht aus, um diese Fragen zu beantworten. Eine komplexe und fortlaufend kollektive Interpretation, ein Diskurs der ganzen Gesellschaft ist notwendig, um uns zu sagen, welchen Sinn wir Krankheit, Gesundheit, und dem Körper zuschreiben sollen, und um unser Verhältnis an ihnen auszurichten« (Herzlich 1998, S. 171f.).

Mehrere studentische Projekte zu den Sichtweisen chronisch Kranker (Blättner und Wachtlin 2005, Blättner et al. 2005, Blättner 2004) mit chronischen Schmerzpatientinnen und Schmerzpatienten sowie Krebskranken aus Ost- und Westdeutschland bestätigen die Ergebnisse Herzlichs, dass sich die Frage nach dem ›Warum ich?‹ als Thema durch biografische Interviews mit chronisch Kranken zieht. ›Warum ich?‹ impliziert zugleich die Frage nach der Ursache und damit verbunden nach der *Schuld*.

Die subjektiven Antworten darauf lassen sich in ›*Schuldsein*‹, ›*Schuldhaben*‹ und ›*Schuldgeben*‹ konzipieren (▶ Abb. 2.1). ›Schuldsein‹ ist mit der Vorstellung von Krankheit als der Strafe für Unaufmerksamkeit, für Disziplinlosigkeit oder ethisch verwerfliches Handeln verbunden. Der Ursache liegt im Verhalten oder Wesen der Person. ›Schuldhaben‹, oder ›Schulden haben‹, impliziert die Vorstellung eines Fehlers, der ausgeglichen werden kann oder einer Anhäufung von Glück, die durch Unglück oder Krankheit ausgeglichen werden muss, einer

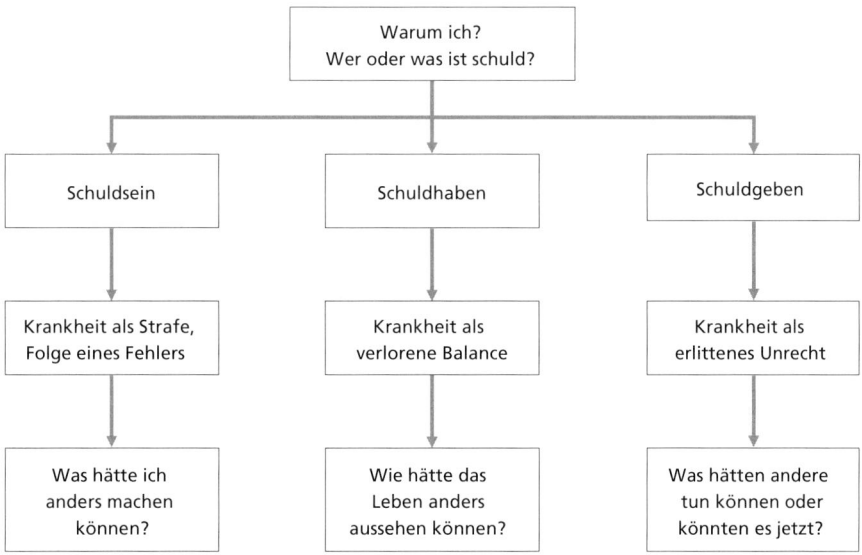

Abb. 2.1: Frage nach dem ›Warum ich?‹ als Frage nach der Schuld

verlorenen Balance. Schuldhaben kann Folge eigenen Verhaltens, aber auch äußere Umstände, auf die nicht sachgemäß reagiert wurde, sein. ›Schuldgeben‹ steht für externe Zuschreibungen an die Gesellschaft, die Familie oder die Gesundheitsversorgung, die einen nicht rechtzeitig vor dem Bösen bewahrt oder das Böse verursacht hat. Ursache sind immer die anderen.

Krankheit war damit anders als bei Herzlich nicht immer von einer äußeren Kausalität geprägt, aber von der Vorstellung des Erklärungsbedürftigen und einem mit Gerechtigkeit oder Ungerechtigkeit verbundenem Prinzip. Zumindest in diesen Interviews, aber auch in Übereinstimmung mit anderen Studien, tendierten Männer eher dazu, Schuld zu geben, während Frauen eher zu den Perspektiven des ›Schuldseins‹ und ›Schuldhabens‹ tendierten. Zur Sicht des ›Schuldgebens‹ passte auch die Vorstellung, die Gesundheitsversorgung sei in der Lage, die Krankheit auszuräumen. Gelingt dies nicht, so wird der Gesundheitsversorgung Schuld an der Krankheit gegeben. Gelingt es, so hat die Gesundheitsversorgung ›saubere Arbeit‹ geleistet.

Die Lebensgeschichte chronisch Kranker wird unter der Perspektive der Schuld an der Krankheit neu erzählt. Der Sinn dieser Reformulierung der eigenen Biografie liegt in der Bewältigung der Krankheit und definiert die Arbeit, die Betroffene in der Bewältigung zu leisten bereit sind. Das Schuldgeben birgt das Risiko in sich, selbst keinen Beitrag zur Veränderung leisten zu wollen. Schuldsein und Schuldhaben bergen das Risiko einer rückwärtsgewandten Aufmersamkeit, statt nach vorne weisend die Frage zu stellen, was für den Erhalt der Lebensqualität getan werden kann.

Für die Gesundheitswissenschaft ist daran besonders interessant, dass Krankheit auch aus der Perspektive Nicht-Kranker mit solchen Schuldzuschreibungen verbunden sein kann: Man tut alles für die eigene Gesundheit, damit einen im Krankheitsfall keine Schuld trifft, oder ist dazu eben zu disziplinlos und unbesorgt, dann letztendlich selbst schuld, wenn man doch krank wird. Krankheit scheint als etwas prinzipiell Vermeidbares konstruiert zu werden, mit unterschiedlichen Zuschreibungen, wer für die Vermeidung verantwortlich ist.

Zusammenfassend kann im Moment formuliert werden, dass in der Alltagsperspektive *Krankheit als ein erklärungsbedürftiges Phänomen* konstruiert wird. Antonovskys Auffassung der *Erklärungsbedürftigkeit von Gesundheit* scheint im Widerspruch zu Alltagsauffassungen zu stehen. Dies verweist zugleich auf die Möglichkeit, dass die Begeisterung, die das Modell der Salutogenese in alltäglichen Kontexten auslöst, auf einem Missverständnis beruhen könnte: *Die Frage nach der Entstehung von Gesundheit ist nicht identisch mit der Idee der Herstellbarkeit von Gesundheit.*

2.2.2 Subjektive Sichtweisen auf Gesundheit und Krankheit

Unter Laienkonzepten (auch ›*subjektive Konzepte*‹ oder ›*Alltagskonzepte*‹ genannt) von Gesundheit und von Krankheit werden

1. die persönlichen Auffassungen und Definitionen von Gesundheit und Krankheit sowie
2. die persönlichen Sichtweisen über Ursachen und Kontextbedingungen von Gesundheit und Krankheit verstanden. Sie werden auch als ›subjektive Theorien‹ bezeichnet.

Becker (1992a, S. 92f.) betont – mit Blick auf die gesundheitswissenschaftliche Praxis – die Wichtigkeit, sich neben den wissenschaftlichen Konzepten gerade auch mit den subjektiven Vorstellungen von Gesundheit zu beschäftigen. Er hat folgende Gründe zusammengetragen (ähnlich argumentieren auch Bengel und Belz-Merk 1990):

1. Sie umfassen globale Vorstellungen darüber, welche Bedingungen für die Gesundheit und Krankheit einer Person verantwortlich sind, insbesondere darüber, ob man selbst für seine Gesundheit eine Mitverantwortung trägt. Aus der jeweiligen Sichtweise leitet sich zumindest teilweise ab, ob der Betreffende Krankheitsprävention bzw. Gesundheitsförderung für prinzipiell möglich erachtet, welche diesbezüglichen Maßnahmen ihm hierfür geeignet erscheinen und welche er gegebenenfalls von sich aus ergreift.
2. Die subjektiven Vorstellungen – etwa über die eigene Vulnerabilität oder die Möglichkeiten und Erfolgsaussichten der Prävention – entscheiden mit darüber, ob der Betreffende für bestimmte, von Expertinnen und Experten vorgeschlagene Präventionsmaßnahmen aufgeschlossen ist oder nicht. Eine Therapeutin oder ein Gesundheitsberater kann aus der Kenntnis der subjektiven Theorie seines Gegenübers ableiten, welche vorbereitenden (z. B. aufklärenden oder motivierenden) Schritte einer erfolgreichen Intervention vorausgehen müssen.
3. Unterstellt man, dass einige Laienvorstellungen über Gesundheit und Krankheit die in der Menschheitsgeschichte gesammelten Erfahrungen widerspiegeln, so können sie durchaus als Quellen für wissenschaftliche Hypothesen in Betracht gezogen werden.

Bei der Analyse der subjektiven Vorstellungen von Gesundheit oder von Krankheit durch Laien (in der Soziologie wird auch von »*sozialen Konstruktionen von Gesundheit und Krankheit*« gesprochen, vgl. z. B. Gawatz und Novak 1993, Blaxter 2004) geht es also darum, die Vorstellungen in der Bevölkerung über Gesundheit, Gesunderhaltung, gesunde Lebensführung empirisch zu erfassen, und zwar differenziert nach sozialer Schichtenzugehörigkeit, Geschlecht, ethnischer Herkunft und anderen wichtigen Merkmalen.

Einteilung der Konzepte

Herzlich (1973, S. 104ff.) fand eine Konstruktion von Krankheit als Destruktion, als Befreiung oder als Aufgabe.

- *Krankheit als Destruktion*: Krankheit kann die Aufgabe einer beruflichen oder familiären Rolle mit dem Verlust von Kontakten und Bindungen bedeuten und zerstört die Bindung von Mensch und Gesellschaft. Krankheit wird deshalb als desozialisierend empfunden. Die Betroffenen empfinden sich selbst als hilflos, nutzlos, inaktiv und immobil und energielos. Sozial gesehen betrachten sie sich als Belastung, als alleine gelassen und als ausgeschlossen von den Gesunden. Die Wahrnehmung des Kontrollverlustes führt dazu, dass von der Gesundheitsversorgung erwartet wird, dass sie die Gesundheit wiederherstellt. Krankheit wird mit Inaktivität und Passivität verbunden.
- *Krankheit als Befreiung*: Krankheit entlastet von Pflichten, Belastungen und Verantwortung im Alltag. Sie wird als außergewöhnliche Erfahrung gesehen, führt zu Privilegien, einer gewissen Macht über andere. Sie ermöglicht Phasen der Ruhe und Entlastung. Die damit verbundenen Empfindungen sind: versorgt, beschützt und verstanden werden, sich lebendiger und bewusster zu fühlen. Es ist die Gesundheitsversorgung, die entscheidet, ob eine Ruhepause gewährt wird oder nicht. Die Betroffenen betrachten es als ihre Aufgabe, die Pause zu nutzen, um sich zu pflegen.
- *Krankheit als Aufgabe*: Die Krankheit wird akzeptiert, als Herausforderung verstanden und aktiv bewältigt. Dies erfordert, alle Ressourcen in den Kampf dagegen einzusetzen, und das Leben der Krankheit anzupassen. Krankheit ist mit dem Gefühl von Kontrolle verbunden, ermöglicht Gefühle von Stärke, Aktivität, Energie und Willenskraft. Sie bewirkt kein Empfinden von Isolation. Die Beziehung zur Gesundheitsversorgung beruht auf Kooperation und Austausch.

Aktuelle Diskussionen um eine partnerschaftliche Ausgestaltung der Beziehung zwischen Patientinnen und Patienten einerseits und der Gesundheitsversorgung andererseits setzen implizit voraus, dass Betroffene ihre Erkrankung als Herausforderung betrachten, denn nur dann wird Krankheit als etwas konstruiert, das eine eigene Aktivität erfordert.

Den drei Vorstellungen von Krankheit stehen nach Herzlich (1973, S. 63) drei Vorstellungen von Gesundheit gegenüber, *Gesundheit als Vakuum*, *Gesundheit als Reservoir* und *Gesundheit als Gleichgewicht*. Die dritte Kategorie wurde von den Befragten am häufigsten genannt und unter anderem mit folgenden Worten beschrieben: »Wenn ich gesund bin, fühle ich mich wohl, ich habe ein Gefühl der Ausgeglichenheit, wenn ich glaube, dass alles gut geht, und Schwierigkeiten werden ganz unwichtig [...] außerdem blitzende Augen, eine gute Gesichtsfarbe, sich ungezwungen fühlen, wenn man Freunde trifft, und nicht nervös und gereizt ist [...]« (Herzlich 1973, S. 58).

Faltermaier kommt aufgrund einer umfassenden Literaturrecherche (2005) sowie eigener empirischer Untersuchungen (1994, Faltermaier et al. 1998) darauf aufbauend und zusammengefasst zu vier unterschiedlichen Dimensionen des subjektiven Gesundheitsbegriffs als weitgehender Konsens in der Diskussion:

1. *Gesundheit als Abwesenheit von Krankheit*: Gesundheit wird ausschließlich negativ bestimmt durch das Fehlen einer (meist) organischen Erkrankung oder eines Gebrechens. Gesundheit in diesem Sinne kann nicht positiv bestimmt werden, weil sie nicht erlebt wird. Krankheit dagegen ist erlebbar; tritt sie ein, so ist Gesundheit automatisch zerstört. Dieser Alltagsbegriff von Gesundheit entspricht in etwa dem vorherrschenden medizinischen Begriff.
2. *Gesundheit als Reservoir an Energie*: Gesundheit wird als ein Potenzial an körperlicher (und psychischer) Energie und Stärke oder als Widerstandskraft gegenüber äußeren Einflüssen verstanden. Dieses Potenzial ermöglicht einem Menschen, das auszuführen, was ihm im Leben wichtig ist; sie ist ›Lebenskraft‹ im umfassenden Sinn. Dieses Reservoir kann sich allerdings im Laufe des Lebens erhöhen oder verringern, je nachdem wie eine Person lebt. Krankheiten können es beispielsweise beeinträchtigen, müssen es aber nicht. Die Basis für dieses Potenzial an Gesundheit wird in der Kindheit gelegt.
3. *Gesundheit als Gleichgewicht oder Wohlbefinden*: Gesundheit wird als körperliches und psychisches Wohlbefinden verstanden. Diese Dimension stellt Gesundheit im höchsten Sinne dar und äußert sich in der unmittelbaren Erfahrung, im Gleichgewicht zu sein. Diese Erfahrung ist allerdings selten und stellt eher ein Ideal dar. Auf der psychischen Ebene bedeutet sie zum einen Ausgeglichenheit, innere Ruhe und Überlegtheit, zum anderen positive Stimmung und Lebensfreude.
4. *Gesundheit als funktionale Leistungsfähigkeit*: Gesundheit bedeutet die Fähigkeit, bestimmte Aufgaben erledigen zu können, Rollenverpflichtungen, insbesondere im zentralen Leistungsbereich Arbeit, erfüllen und auch die von sich selbst erwarteten Leistungen erbringen zu können.

Faltermaier hat sich auch mit der Frage beschäftigt, wie sich die oben genannten vier zentralen Dimensionen zahlenmäßig in der Bevölkerung verteilen. Dazu ist anzumerken, dass der überwiegende Teil der vorliegenden Untersuchungen zum Thema subjektive Gesundheitskonzepte nur auf kleinen Fallzahlen basiert. Die Studie von Herzlich (1973) umfasst 80, die Untersuchungen von Faltermaier selber zwischen 40 und 80 Personen. Sie waren nicht als repräsentative Untersuchungen, sondern als qualitative (explorative) Untersuchungen zur Entwicklung von Hypothesen und Konzepten angelegt. Dagegen gehört die Untersuchung von Blaxter »Health and lifestyles« (1990) mit einer ca. 9 000 Personen umfassenden Stichprobe der englischen Bevölkerung zu den wenigen repräsentativen Studien. Die folgenden Zahlenangaben beziehen sich deshalb auch auf diese Untersuchung:

- Gesundheit als Abwesenheit von Krankheit: Diese Dimension von Gesundheit umfasste etwa 11,5 % der Bevölkerung.
- Gesundheit als körperlicher Energie und Stärke: Auf diese Dimension entfielen 28 % der Befragten. Sie definierten Gesundheit positiv über die Beschreibung ihres körperlichen Zustands, der in Begriffen wie Stärke, Energie oder Fitness ausgedrückt wurde.

- Gesundheit als psychisches und körperliches Wohlbefinden: Diese Dimension wurde mit 35,5 % am häufigsten genannt.
- Gesundheit als funktionale Leistungsfähigkeit: 25 % der Befragten beschrieben ihre Gesundheit über die Fähigkeit, Rollenanforderungen insbesondere im Arbeitsbereich nachzukommen.

Auch hier ist wieder die Frage berechtigt, ob die Verteilung dieser Auffassungen in der englischen Bevölkerung der späten 1980er Jahre der Verteilung dieser Auffassungen in der Bevölkerung in Deutschland in den 2010er Jahren entsprechen muss.

Dynamik von Gesundheit

In der eigenen Forschungsarbeit entwickeln Faltermaier und Kolleginnen (Faltermaier et al. 1998) ein Energiemodell der Gesundheitsvorstellungen, um neben diesen Inhalten auch die Dynamik der Vorstellungen auszudrücken, und unterscheiden Vorstellungen vom Energieschalter, von der Batterie, vom Akkumulator und vom Generator. Gesundheit kann an- oder abwesend sein, reduziert sich, kann regeneriert werden oder sogar generiert werden.

- *On-off*: Wie man einen Schalter umlegt, ist die Energie entweder da oder nicht, man ist gesund oder krank. Gesundheit ist die Abwesenheit von Krankheit und von Störungen des Wohlbefindens. Krankheit tritt schicksalhaft ein, der Schalter wird dann eben umgelegt. Präventive Aktivitäten werden abgelehnt, da in ihnen kein Sinn gesehen wird. Man will nicht handeln und hat auch nicht den Eindruck, Einfluss ausüben zu können. Handeln ist nutzlos.
- *Reduktion*: Wie bei einer Batterie bekommt man mit der Geburt seine Energieportion an Gesundheit mit sich und verbraucht sie im Laufe des Lebens. Um bei Gesundheit zu bleiben, kann man Ressourcen schonen. Gesundheit ist mit der Abwesenheit von Schmerzen, dem Erhalt des Wohlbefindens und dem Erhalt von Kraft und Energie verbunden. Das Handlungsbedürfnis ist hoch, man traut dem Expertenwissen, aber die Kontrollüberzeugungen sind gering ausgeprägt. Handeln ist wichtig, um einen vorzeitigen Verbrauch zu vermeiden.
- *Regeneration*: Wie bei einem Akkumulator ist es möglich, verbrauchte Energie zurückzugewinnen, indem man ein mehrdimensionales Gleichgewicht erhält, und Belastungen mit Entlastungen ausbalanciert. Gesundheit ist mit körperlichem, mentalem und sozialem Wohlbefinden und Harmonie assoziiert. Man will handeln, traut seinen Erfahrungen und ist davon überzeugt, Gesundheit kontrollieren zu können. Handeln ist sinnvoll, um die Balance wiederherzustellen und das Energiepotenzial aufzuladen.
- *Expansion*: Wie bei einem Generator ist Gesundheit erweiterbar in Form der Stärkung und Erweiterung der eigenen Potenziale. Gesundheit ist mit maximalen Handlungs- und Gestaltungsmöglichkeiten verbunden, mit vor allem psychischem Wohlbefinden und der Abwesenheit von Einschränkungen. Prä-

ventive Aktivitäten werden abgelehnt, das Handlungsbedürfnis ist gering, aber die Kontrollüberzeugungen sind hoch. Handeln ist überflüssig.

Grundsätzlich ließen sich die eher technischen Bilder dieser Konzeption als möglicherweise nicht gleichermaßen für alle Bevölkerungsgruppen passend bemängeln, aber die Vorstellung von Gesundheit als eine Form von Energiezustand scheint den Wahrnehmungen vieler Menschen relativ gut zu entsprechen.

Vorstellungen über Ursachen

Solche *subjektiven Konzepte* von Gesundheit und Krankheit beantworten die Frage: ›Was ist für mich Gesundheit?‹ Davon lassen sich prinzipiell *subjektive Theorien* von Gesundheit und Krankheit unterscheiden, die die Frage beantworten ›Was beeinflusst meine Gesundheit?‹ Dieses Forschungsgebiet ist von besonderer Bedeutung für die Praxis der Gesundheitswissenschaft. So werden Menschen, die die subjektive Auffassung haben, dass Gesundheit überwiegend genetisch festgelegt oder vom Schicksal bestimmt ist, sich kaum von Maßnahmen der Gesundheitserziehung ansprechen lassen.

Faltermaier (1994, S. 114f.) fasst die Ergebnisse der Untersuchungen zum Thema subjektive Theorien von Gesundheit folgendermaßen zusammen: »Dieser Gegenstand ist […] ungleich weniger untersucht worden als die subjektiven Konzepte von Gesundheit und Krankheit […] Zunächst scheint die Vorstellung, die Erhaltung der Gesundheit selbst in der Hand zu haben, also eine internale Kontrolle von Gesundheit, vorwiegend in einer individuumorientierten Mittelschichtkultur anzutreffen zu sein. Einfache Arbeiter oder Bauern sehen oft wenige Möglichkeiten, selbst etwas zum Erhalt der Gesundheit tun zu können. In einer britischen Studie […] glaubten von 200 befragten Müttern aus den Arbeiterschichten nur ein Drittel, durch entsprechende Lebensweise Einfluss auf die Gesundheit zu haben. Das Spektrum an Vorstellungen ist aber insgesamt sehr groß und reicht von der fatalistischen Auffassung, Gesundheit sei Glück oder Schicksal, bis hin zu Ideen nahezu vollständiger Kontrollierbarkeit von Gesundheit. Um einen Eindruck davon zu vermitteln, lassen sich die folgenden zehn Typen an subjektiven Theorien von Gesundheit anführen, die in einer eigenen qualitativen Untersuchung aus den Erzählungen der Befragten rekonstruiert wurden: Gesundheit als Schicksal, Gesundheit als Folge von biologischen Prozessen, Gesundheit als Folge von Umwelteinflüssen, Risikofaktoren-Theorie der Gesundheit, Bewegungstheorie der Gesundheit, Ernährungstheorie der Gesundheit, Gesundheit als Folge von Arbeitsbelastungen, Theorie der Regeneration, Bewältigungstheorie der Gesundheit, psychosomatische Theorie der Gesundheit«.

In einer späteren Publikation fasst Faltermaier (2005, S. 195f.) diese zehn Typen in vier Kategorien zusammen:

- *Risikotheorien* thematisieren die Gefährdung der Gesundheit durch externe Risiken wie Schadstoffe oder Belastungen oder auch riskantes Verhalten.

- *Ressourcentheorien* sprechen dagegen die eigene Disposition, die Lebensweise und die soziale Umgebung als zentrale positive Einflüsse auf die Gesundheit an.
- *Balancetheorien* sprechen primär über Kompensationsmöglichkeiten.
- *Schicksalstheorien* betrachten vor allem biologische Alterungsprozesse und schicksalhafte Ereignisse als unvermeidbar.

Anders als bei Faltermaier (1994, S. 155ff.; 2005, S. 191f.) formuliert, wird hier allerdings die Auffassung vertreten, dass subjektive Konzepte und subjektive Theorien von Gesundheit und Krankheit eher zusammenhängen. Subjektive Konzepte finden ihren Sinn gerade darin, dass sie zu subjektiven Theorien werden und damit dem individuellen Handeln Sinn geben. Vollständig sind Analysen subjektiver Vorstellungen immer erst dann, wenn sie auch Antworten darauf geben, welche subjektiven Handlungsoptionen damit verbunden sind. Mehr noch bestimmen nicht nur Theorien und Konzepte das Handeln, sondern umgekehrt bestimmt das Handeln auch die Theorien mit, die beibehalten werden (▶ Kap. 5).

Nicht nur am Energiekonzept der Gesundheit, sondern auch an den sozialen Repräsentationen von Gesundheit und Krankheit wird insgesamt deutlich, dass subjektive Vorstellungen über Gesundheit und Krankheit mit der Idee verbunden sind, etwas dafür oder dagegen oder damit tun zu können oder dies eben nicht zu können. Diese Betrachtung wiederum könnte selbst als eine soziale Repräsentation von Gesundheit und Krankheit verstanden werden.

2.2.3 Soziale Unterschiede in den Sichtweisen

Ganz im Einklang mit den theoretischen Überlegungen von Aaron Antonovsky (1997) sind es Lebensbedingungen und Lebenserfahrungen, die voraussichtlich darüber entscheiden, welche subjektiven Theorien zu Gesundheit und Krankheit Menschen entwickeln. Wenn im Folgenden den Unterschieden von Bevölkerungsgruppen in ihren Auffassungen nachgegangen wird, so ist dies immer im Zusammenhang damit zu sehen, dass Geschlecht, Alter, kultureller Kontext, Bildung, Gestaltungsmacht und Einkommen Lebensbedingungen ausmachen. So unterscheiden sich Männer und Frauen in ihren subjektiven Theorien nicht aufgrund ihres unterschiedlichen Chromosomenpaars, sondern aufgrund der kulturell bedingten unterschiedlichen Lebenserfahrungen, die aufgrund der Zuschreibungen zur biologischen Differenz möglich sind.

Ein Vergleich zwischen *Frauen und Männern* in der Arbeit von Herzlich (1973) zeigte, dass die Kategorie ›Gesundheit als Gleichgewicht‹ deutlich häufiger von Frauen genannt wurde, während Männer eher Antworten aus den anderen beiden Kategorien gaben. Dies ist auch durch neuere Untersuchungen immer wieder bestätigt worden (Altgeld 2004, Faltermaier 2005).

Fasst man den derzeitigen Erkenntnisstand über Unterschiede im Gesundheitsverständnis von Frauen und Männern zusammen, so lässt sich verallgemeinernd sagen, dass Männer ihre Gesundheit eher über Abwesenheit von Krankheit und Leistungsfähigkeit beschreiben, während sich das Gesundheitsverständnis von Frauen weit differenzierter und komplexer darstellt. Wohlbefinden und Körpererleben sind für Frauen wesentliche Aspekte. Daraus resultiert auch eine höhere Aufmerksamkeit für mögliche Symptome körperlicher Erkrankungen und Befindlichkeitsstörungen bei Frauen. Allerdings lassen sich bei Frauen auch funktionsorientierte Aspekte von Gesundheit finden.

Kritisch ließe sich allerdings anmerken, dass die Forschungen zu den Gesundheitsvorstellungen von Frauen weit verbreiteter sind als zu denen von Männern und kaum wirklich vergleichende Studien existieren. Insofern könnte der größere Grad der Differenziertheit auch ein Forschungs-Bias sein. So untersuchte beispielsweise Helfferich (1992) das Alltagswissen von Frauen am Beispiel des Redens über Verhütung. Klesse et al. (1992) untersuchten implizite und explizite Gesundheitskonzepte von Frauen in einem Stadtteil, in dem sozial Benachteiligte leben.

Weitgehender Konsens besteht darin, dass neben den Unterschieden im Gesundheitsverständnis auch eine Reihe von Gemeinsamkeiten existieren, die in Abhängigkeit mit anderen Faktoren wie Alter und sozialer Schicht betrachtet werden müssen (vgl. Helfferich 1994; Schulze und Welters 1998). So unterscheidet sich beispielsweise das Gesundheitsverständnis zwischen jungen Frauen und Männern weitaus weniger als zwischen älteren Frauen und Männern (Schulze und Welters 1998). Möglicherweise ist es dieser Erkenntnis geschuldet, dass sich neuere Untersuchungen zu geschlechtsspezifischen Unterschieden in subjektiven Gesundheitstheorien kaum finden lassen.

In einem der neueren Publikationen zum Thema vertritt Faltermaier (2008, S. 38f.) die Auffassung, dass sich Männer und Frauen stärker in ihrem Gesundheitshandeln unterscheiden als in ihren Gesundheitsvorstellungen. »Durchgehende Unterschiede zwischen Männern und Frauen lassen sich bisher nicht belegen, vor allem weil das Geschlecht immer auch mit anderen sozialen Indikatoren wie der sozialen Schicht, dem beruflichen Status oder dem Alter interagiert. Frauen haben aber tendenziell differenziertere Konzepte als Männer. Und sie betonen starker die psychischen Aspekte von Gesundheit, insbesondere das psychische Wohlbefinden, während Männer mehr die Leistungsfähigkeit als Inhalt von Gesundheit hervorheben [...]. Möglicherweise spiegeln sich darin zum einen das größere Interesse von Frauen an gesundheitlichen Themen, zum anderen die unterschiedlichen Lebensverhältnisse und Rollen der beiden Geschlechter.«

Deutlich sind die Unterschiede hinsichtlich der *Schichtzugehörigkeit*: Die Vorstellungen von Gesundheit als Abwesenheit von Krankheit oder als ›funktionale Kompetenz‹ sind eher typisch für die Arbeiterschicht, wie bereits Stott und Pill (1980) in ihren Untersuchungen bei Arbeiterinnen in Wales herausfanden. Auf die Frage »Was bedeutet ›Gesundsein‹ für Sie? Würden Sie sich als im Wesentlichen gesund bezeichnen?« lautete z.B. eine typische Antwort: »Ja, es geht mir ganz gut. Ich werde nur zweimal im Jahr krank, Grippe zu Weihnachten und Heuschnupfen um diese Jahreszeit« (Stott und Pill 1980, S. 39).

Gesundheit als ›funktionale Kompetenz‹ drückte sich eher in folgender Antwort aus: »Mit allem fertig werden. Nicht nur das, ich glaube, wenn man eine Familie hat, kann man es sich nicht leisten, krank zu sein, verstehen Sie? [...] Aber natürlich, wenn man sehr krank ist, muss man aufgeben, aber ich bin es nie gewesen – wenn man gesund ist, läuft alles wie geschmiert« (Stott und Pill 1980, S. 40).

Es lässt sich also sagen, dass besonders in den unteren sozialen Schichten kaum Vorstellungen von ›positiver Gesundheit‹ vorhanden sind: Gesundheit wird als gegeben hingenommen und erst dann zu einem Thema, wenn sie durch Krankheit verloren geht. Darüber hinaus hat Gesundheit keine Priorität im Alltag, da dieser durch eine Vielzahl von psychosozialen Belastungen und materiellen Sorgen geprägt ist. Homfeldt und Steigleder (2003) haben diese Zusammenhänge im Rahmen einer Befragung von Bewohnerinnen und Bewohnern benachteiligter Wohngebiete eindrucksvoll bestätigt. Es gilt derzeit als Konsens, das sich in unteren sozialen Schichten eher Gesundheitsvorstellungen als Abwesenheit von Krankheit oder Beschwerden oder funktionale Definitionen finden, während sich in höheren sozialen Schichten eher positive Definitionen finden, die psychosoziale Aspekte mit thematisieren.

Auch zu *altersbezogenen Unterschieden* gibt es eine Reihe von Untersuchungen. Millstein und Irwin (1987) haben darauf hingewiesen, dass sich subjektive Gesundheitskonzepte in der Auseinandersetzung mit Krankheitserfahrungen entwickeln und ausdifferenzieren. Interessant ist auch ihr Hinweis, dass Gesundheit und Krankheit sich nicht als Pole eines Kontinuums darstellen, sondern unterschiedliche, sich überlappende Konstrukte bilden. So sind bei Kindern Gesundheitsdefinitionen stärker mit Krankheitsvorstellungen verknüpft, und erst ab dem 10. Lebensjahr bildet sich ein vom Krankheitskonzept abgrenzbarer Gesundheitsbegriff heraus (zitiert nach Bengel 1992, S. 82; vgl. ausführlich Seiffge-Krenke 1994).

Im Jugendalter erweitert sich diese Definition um körperliche, seelische und soziale Aspekte. Damit haben Jugendliche ähnlich differenzierte Vorstellungen von Gesundheit wie Erwachsene. Zu diesem Ergebnis kommt auch eine größere Untersuchung mit fast 1 000 Schülerinnen und Schülern von Nordlohne und Kolip (1994, S. 143): »Die Befunde zeigen, dass sich sowohl Gesundheits- als auch Krankheitskonzepte bei 14- bis 17-jährigen Jugendlichen multidimensional ausgestalten. Wird im Kindesalter Gesundheit vornehmlich als Nicht-Krankheit definiert, so werden in der Adoleszenz zunehmend andere Bereiche und Kriterien herangezogen. In der eher allgemeinen Gesundheitsdefinition bezeichnen lediglich ein Fünftel der Jugendlichen Gesundheit als Abwesenheit von Krankheit [...] Die Ergebnisse zeigen, wie wichtig das Erfüllen jugendspezifischer Rollen für die Definition von Gesundheit und Krankheit ist [...] Die Ergebnisse zeigen auch, dass dem subjektiven (Wohl-)Befinden eine herausragende Bedeutung zukommt. Glücklichsein, sich gut fühlen, gute Laune und keine Sorgen haben sind für viele Jugendliche die wichtigsten Merkmale von Gesundheit [...] Psychisches Wohlbefinden und seelisches Gleichgewicht haben dabei für Mädchen eine größere Bedeutung als für Jungen. Bereits in diesem Alter zeigen sich Geschlechtsunterschiede, wie sie im Erwachsenenalter vielfach aufgezeigt werden.«

Wie stark auch *kulturelle Bedingungen* das Gesundheitsverständnis von Jugendlichen prägen, hat Schaefer (1992) in einer internationalen Vergleichsstudie gezeigt: Befragt wurden 12- bis 14-jährige Schülerinnen und Schüler auf Barbados, in der Bundesrepublik Deutschland, Kanada, auf den Philippinen, in Japan und Jordanien. Während die Jugendlichen aus den Industrieländern Gesundheit überwiegend mit Krankheit assoziieren, waren auf den Philippinen und in Jordanien die häufigsten Assoziationen – wie Gesundheit als Kraft, Nahrung, Freude, Schlaf etc. – direkt auf Gesundheit bezogen.

Dieser sehr kurze Eindruck über Forschungsergebnisse sozialer Differenzen in den subjektiven Gesundheitsvorstellungen zeigt ihre Notwendigkeit, aber auch den Mangel einer übergreifenden Theorie, die solche Differenzen zuordnen und einordnen könnte. Sie sind zudem mit dem Risiko verbunden, zu schnell schematisch zuordnen zu wollen: Auch wenn Frauen zu anderen Gesundheitsvorstellungen tendieren als Männer bedeutet dies eben nicht, dass jede individuelle Frau dieser Tendenz entspricht. Zuordnungen nach sozialer Schicht, kulturellem Kontext, Geschlecht oder Alter können auch, trotz bester Absicht, zu Stigmatisierungen führen.

Dies liefert ein Argument dafür, subjektive Theorien über Gesundheit und Krankheit eher als lebensgeschichtlich entstanden und damit immer auch als sozial konstruiert zu betrachten. Das verschiebt die Fragerichtung von ›Wer hat welche Gesundheitsvorstellungen?‹ zu ›Wie und wodurch entstehen solche Gesundheitsvorstellungen?‹ und ›Wie sind sie möglicherweise beeinflussbar?‹

2.2.4 Subjektiver Gesundheitszustand der Bevölkerung in Deutschland

1998 erschien erstmals der Gesundheitsbericht für Deutschland, der sich zum Ziel gesetzt hat, »ein Gesamtbild des in Deutschland gewachsenen komplexen Gesundheitswesens« in 100 Themenfeldern darzustellen. Zu den 100 Themenfeldern gehörte auch das Thema ›subjektiver Gesundheitszustand‹ in der Bevölkerung. In Deutschland wurden seit 1978 vereinzelt die Selbsteinschätzung des Gesundheitszustandes im Rahmen von Surveys erfragt, etwa im Mikrozensus, im Wohlfahrtssurvey oder im sozioökonomischen Panel. Repräsentative Daten sind bislang nur in den nationalen Gesundheitssurveys enthalten. Dabei wurden 1984/85, 1987/88 und 1990/91 im Westen jeweils etwa 5 000 Personen im Alter von 24 bis 69 Jahren auf Herz-Kreislauf-Risiken untersucht und zu Gesundheitsthemen befragt; 1991/92 waren im Osten zusätzliche 2 500 Personen im Alter von 18 bis 80 Jahren einbezogen. Gefragt wurde nach der Einschätzung des Gesundheitszustandes, dem Vorliegen einer Behinderung im alltäglichen Leben, früheren und gegenwärtigen Krankheiten, Krankenhausaufenthalten und Konsultationen bei niedergelassenen Ärzten, der Zufriedenheit mit der Gesundheit sowie der Einstellung zur Gesundheit.

Aktuellere Daten zur subjektiven Gesundheit liefert der *Telefonische Gesundheitssurvey* des Robert Koch Instituts zu chronischen Krankheiten und ihren Bedingungen, der erstmals 2002/03 durchgeführt wurde, inzwischen in mehreren Wellen. Im Folgenden werden einige Daten aus der zweiten Welle aus dem Zeitraum 2003/04 vorgestellt, die 2006 veröffentlicht wurden. Es handelt sich um Ergebnisse aus 7 341 Datensätzen.

Zur Erfassung der subjektiven Gesundheit wurden drei Fragen des European Health Moduls (EHM) herangezogen:

- Wie ist Ihr Gesundheitszustand im Allgemeinen?
- Waren Sie in den letzten sechs Monaten oder länger bei Dingen, die man üblicherweise so tut, aus gesundheitlichen Gründen eingeschränkt?
- Leiden Sie unter einer oder mehreren chronischen Krankheiten oder Gesundheitsstörungen?

Im Durchschnitt schätzten Frauen ihren Gesundheitszustand schlechter ein als Männer. Frauen berichteten in allen Altersklassen häufiger gesundheitliche Einschränkungen als Männer.

Bei beiden Geschlechtern sinkt die Einschätzung der eigenen Gesundheit erwartungsgemäß mit steigendem Lebensalter. Ein Drittel aller 18- bis 29-jährigen Frauen und fast 40 % der Männer der gleichen Altersgruppe schätzten ihren Gesundheitszustand als sehr gut ein. Dieser Anteil sinkt kontinuierlich bis zu 7 % bei den über 70-jährigen Frauen und 10 % bei den gleichaltrigen Männern. Gleichzeitig wächst der Anteil derer, die ihren Gesundheitszustand als mittelmäßig, schlecht oder sehr schlecht einschätzen.

Frauen und Männer oberer sozialer Schichten schätzten ihren Gesundheitszustand besser ein als diejenigen aus unteren sozialen Schichten. Dies war bei den Frauen noch deutlicher ausgeprägt als bei den Männern.

Die beschriebenen Unterschiede gelten für alle drei Fragen, mit denen die persönliche Einschätzung des Gesundheitszustandes erhoben wurde (Ellert et al. 2006).

Mit dem *Kinder- und Jugendgesundheitssurvey* (KiGGS) liegen seit 2007 erstmal auch repräsentative Daten für Deutschland über die subjektive Gesundheit von Kindern und Jugendlichen bzw. der Einschätzung der Eltern über den Gesundheitszustand der Kinder vor.

Im Rahmen von KiGGS wurde den Eltern der 0- bis 17-jährigen Kinder die Frage gestellt, wie sie den Gesundheitszustand ihres Kindes im Allgemeinen beschreiben würden. Die 11- bis 17-jährigen wurden ergänzend um eine Selbsteinschätzung gebeten. Im Vergleich beider Einschätzungen fiel auf, dass die Eltern den subjektiven Gesundheitszustand ihrer Kinder tendenziell etwas positiver beurteilten als die Kinder selbst. Die Eltern bezeichnen den gesundheitlichen Zustand ihres Kindes überwiegend als sehr gut oder gut. Mit zunehmendem Alter der Kinder nimmt aber der Anteil der Eltern ab, die eine so positive Einschätzung geben. Auch in der Selbsteinschätzung der Kinder ab 11 Jahren zeigt sich, dass mit zunehmendem Alter die positive Einschätzung des Gesundheitszustandes etwas abnimmt (Hempel 2006).

Genauere Daten liefert die BELLA-Studie, eine Erhebung des Wohlbefindens von Kindern und Jugendlichen aus der Elternperspektive, die im Rahmen von KiGGS als Sonderthema durchgeführt wurde. Es wurden Daten von fast 15 000 Kindern zum Wohlbefinden mit dem KINDL-Fragebogen erhoben. Die Fragen lassen sich den Bereichen Körper, Psyche, Selbstwert, Familie, Freunde und Schule zuordnen. Über alle Altersgruppen hinweg verringert sich der Gesamtwert der Lebensqualität mit zunehmendem Alter der Kinder. Kinder der oberen sozialen Schichten scheinen sich wohler zu fühlen, als die unterer oder mittlerer sozialer Schichten. Auch zwischen Kindern mit und ohne Migrationshintergrund gab es solche Unterschiede. Bei den Selbstangaben der Kinder über 11 Jahren schätzen Jungen ihr Wohlbefinden besser ein als Mädchen. Chronische Erkrankungen, Schmerzen und psychische Auffälligkeiten verringern das Wohlbefinden (Ravens-Sieberer et al. 2007).

Für Deutschland muss also zusammenfassend davon ausgegangen werden, dass *soziale und demografische Faktoren wie Geschlecht, Alter, soziale Schicht und Migrationshintergrund die eigene Einschätzung der Gesundheit verändern.* Das trifft auch für das Vorliegen von Erkrankungen zu. Es handelt sich zugleich um ein Phänomen, das nicht nur für Deutschland gilt.

Bekannt ist, dass diese soziale Ungleichheit nicht nur für die subjektive Einschätzung von Gesundheit gilt, sondern auch anhand von außen messbarer Daten bestätigt wird. Im Kapitel «Gesundheitsressourcen und -risiken« (▶ Kap. 3) werden die Gründe dafür transparent werden, denn verallgemeinernd wird sich zeigen, dass Gesundheitsrisiken und -ressourcen sozial ungleich verteilt sind. Weitgehend unerforscht ist dagegen noch, wie soziale Ungleichheit in der subjektiv erlebten und in der anhand objektiver Daten belegten Gesundheit mit den sozialen Unterschieden in den subjektiven Theorien von Gesundheit genau zusammenhängt.

2.3 Wissenschaftliche Konzepte von Gesundheit

2.3.1 Das integrative Anforderungs-Ressourcen-Modell

Der Trierer Psychologe Peter Becker hat ein Modell vorgelegt, das sich ähnlich wie das Modell der Salutogenese von Antonovsky (▶ Kap. 1) mit der Frage befasst, wovon Gesundheit abhängig ist. Wesentliche Vorarbeiten zu seinem Modell gehen auf seine 1982 und 1986 (mit Minsel) veröffentlichten beiden Bände zur »Psychologie der seelischen Gesundheit« zurück.

Becker selber beschreibt seine Theorie folgendermaßen: »Der Kerngedanke des Modells besagt, dass der aktuelle Gesundheitszustand davon abhängt, inwieweit es einer Person mit Hilfe der ihr zur Verfügung stehenden Ressourcen innerhalb der letzten Zeit gelungen ist bzw. aktuell gelingt, bestimmte Anforderungen zu bewältigen. Fällt die Erfolgsbilanz der letzten Zeit positiv aus, ist eher mit Wohlbefinden und Gesundheit, bei negativer Bilanz mit Missbefinden und Krankheit zu rechnen« (1992a, S. 99).

Vereinfacht formuliert handelt es sich um ein Verständnis von Gesundheit als Gleichgewichtszustand zwischen Anforderungen und Ressourcen, aus dem sich leicht Maßnahmen zu Förderung der Gesundheit ableiten lassen: Ist das Gleichgewicht zuungunsten der Anforderungen gestört, müssen Anforderungen reduziert oder weitere Ressourcen aktiviert werden.

Mit dieser Vereinfachung wird man dem Modell allerdings nicht ganz gerecht, denn es geht der Aspekt der vom Subjekt ausgehenden aktiven Anstrengung um die Aufrechterhaltung dieser Balance verloren. Gesundheit ist hier nicht ohne die aktive Auseinandersetzung einer handelnden Person mit externen und internen Bedingungen zu verstehen.

Kritisch lässt sich zu diesen Vorstellungen anmerken, dass eine nicht gelingende Erfolgsbilanz damit als Abweichung von Gesundheit gelten muss, unabhängig davon, wie angemessen oder nicht angemessen die Anforderungen gestellt sind. Damit liegt die Verantwortung für Gesundheit bei der aktiv handelnden Person alleine, die eben notfalls andere Ressourcen finden oder eigene Ansprüche an das Leben reduzieren muss, um gesund zu sein.

Becker geht es um den komplexen Widerpart von Anforderungen und Ressourcen. Er unterscheidet zwischen externen und internen Anforderungen und externen und internen Ressourcen. Diese werden wiederum in psychosoziale (bzw. psychische) und physische Anforderungen bzw. Ressourcen unterteilt (Becker 1992a, S. 99–105):

Anforderungen

- Externe psychosoziale Anforderungen: berufliche und schulische Anforderungen, Anforderungen seitens der Familie sowie bestimmter gesellschaftlicher Gruppen und Institutionen,
- Externe physische Anforderungen: körperliche Belastungen am Arbeitsplatz, Lärm, Schadstoffbelastung, Schichtarbeit, generelle Belastungen durch Umweltverschmutzung und Krankheitserreger in der Umwelt.
- Interne psychische Anforderungen: vom Individuum ausgehende Sollwerte, die aus psychischen Bedürfnissen, verinnerlichten Normen und Werten sowie weiteren individuellen Parametern resultieren.
- Interne physische Anforderungen: konstitutionelle Vulnerabilitäten wie genetische oder erworbene Krankheitsdispositionen.

Ressourcen

- Externe psychosoziale Ressourcen: günstige familiäre Bedingungen, günstige Bedingungen am Arbeitsplatz, intakte nachbarschaftliche Beziehungen, günstige materielle Bedingungen, gut ausgebautes Netz von Gesundheitsdiensten und sozialen, kulturellen und pädagogischen Einrichtungen, demokratische und rechtsstaatliche politische Rahmenbedingungen
- Externe physische Ressourcen: eine gesunde Umwelt, ein Angebot an preiswerter, gesunder Nahrung, Medikamenten, Schutzeinrichtungen vor gesundheitlichen Gefährdungen am Arbeitsplatz, im Wohnbereich und im Straßenverkehr
- Interne psychische Ressourcen: habituelles Gesundheitsverhalten (wie gesunde Ernährung, Bewegung, Entspannung, Erholung) und habituelle seelische Gesundheit (sich dem Leben und seinen Schwierigkeiten gewachsen zu fühlen, Sinnerfülltheit des Lebens, Selbstverwirklichung, hohes Selbstwertgefühl, Liebesfähigkeit etc.)
- Interne physische Ressourcen: gute physische Kondition, geringe Labilität des autonomen Nervensystems, konstitutionelle Invulnerabilität (niedrige genetische oder erworbene Krankheitsdispositionen).

So wie Antonovsky in seinem Modell der Salutogenese als Schlüsselkategorie das Konzept des Kohärenzsinns entwirft, so erscheint bei Becker, mit ganz ähnlichen Eigenschaften versehen, *seelische Gesundheit* als zentrale Kategorie zur Bewältigung externer und interner Anforderungen. In einer weiteren Arbeit zeigt Becker (1992b), dass sein Modell ersten empirischen Überprüfungen – insbesondere hinsichtlich der Schlüsselkategorie der seelischen Gesundheit – standhält. Dies wirft erneut die Frage auf, ob die enge Verbindung von subjektiver, psychischer Gesundheit mit dem Empfinden von Kohärenz möglicherweise darauf zurückzuführen ist, dass letztendlich das gleiche Konstrukt mit anderen Begrifflichkeiten dahinter steht.

Allerdings erzeugt Becker hier sprachlich ein logisches Problem: Wenn seelische Gesundheit der Schlüssel zur einem Verständnis der Entstehung von Gesundheit sein soll, so erklärt sich Gesundheit mit einem Teil seiner selbst. Eine empirische Bestätigung dieser Idee kann dann nur eine Aussage darüber sein, wie hoch der Prozentsatz ist, mit dem das persönliche Gesundheitserleben von seelischer Gesundheit geprägt ist.

Genau betrachtet erläutert Becker (1992b, S. 69) aber auch nur, dass der jeweils aktuelle Gesundheitszustand von physischer und seelischer Gesundheit als internen Ressourcen abhängt, die unterstützt von externen Ressourcen interne und externe Anforderungen bewältigen. Dies wiederum erscheint sehr nachvollziehbar.

2.3.2 Das sozialisationstheoretische Gesundheitsmodell

In seinem 1988 erschienenen Buch »Sozialisation und Gesundheit« hat der Bielefelder Gesundheitswissenschaftler Klaus Hurrelmann ein weiteres komplexes Gesundheitsmodell vorgelegt (▶ Abb. 2.2) (vgl. auch die überarbeiteten Neuauflagen unter dem Titel »Gesundheitssoziologie« von 2000, 2006, aktuell 2010).

Hurrelmann definiert Gesundheit wie folgt: »Gesundheit bezeichnet den Zustand des objektiven und subjektiven Befindens einer Person, der gegeben ist, wenn diese Person sich in den physischen, psychischen und sozialen Bereichen ihrer Entwicklung in Einklang mit den eigenen Möglichkeiten und Zielvorstellungen und den jeweils gegebenen äußeren Lebensbedingungen befindet« (1988, S. 16f.).

Im Sinne einer sozialisationstheoretisch fundierten Vorgehensweise führt Hurrelmann weiter aus: »Gesundheit wird als Teil der individuellen lebensgeschichtlichen Entwicklung verstanden, als Prozess, der nur möglich ist, wenn ein Individuum flexibel und zielgerichtet den jeweils optimal erreichbaren Zustand der Koordination der inneren und äußeren Anforderungen bewältigt, dabei eine zufriedenstellende Kontinuität des Selbsterlebens (der Identität) sichert und eine persönliche Selbstverwirklichung in Abstimmung mit und in Rücksichtnahme auf Interaktionspartner ermöglicht« (1988, S. 17). »Gesundheit ist nach diesem Verständnis ein Gleichgewichtsstadium, das zu jedem lebensgeschichtlichen Zeitpunkt immer erneut hergestellt werden muss« (Hurrelmann 2003, S. 8).

Gesundheit, so ließe sich vereinfacht sagen, ist damit Ergebnis eines gelungenen Sozialisationsprozesses. Dies erläutert allerdings wiederum eher den Entstehungsprozess sowie die Dynamik, weniger die Konsistenz von Gesundheit selbst. Zum Gehalt des Gesundheitsbegriffs erläutert Hurrelmann hier lediglich, dass es um subjektives und objektives Befinden gehe. Auch Hurrelmann schafft hier ein sprachlich logisches Problem in dem er auf die mögliche Objektivierbarkeit von Befinden verweist, aber nicht zugleich erläutert, auf welchem Wege denn Befinden als subjektive Wahrnehmungsqualität objektiviert werden kann.

An späterer Stelle konkretisiert Hurrelmann allerdings seine Definition als eine aus seiner Sicht konsensuelle, nachdem er diese aufgrund von Leitvorstellungen aus fünf Theoriesträngen heraus vorbereitet hat: »Gesundheit ist das Stadium des Gleichgewichts von Risikofaktoren und Schutzfaktoren, das eintritt, wenn einem Menschen eine Bewältigung sowohl der inneren (körperlichen und psychischen) als auch der äußeren (sozialen und materiellen) Anforderungen gelingt. Gesundheit ist ein Stadium, das einem Menschen Wohlbefinden und Lebensfreude vermittelt« (Hurrelmann 2003, S. 94).

Zu den Schwierigkeiten dieser Definition soll nur kurz angedeutet werden, dass die Vermischung einer Definition eines Zustandes mit den Faktoren, die dazu führen, dass dieser Zustand eintritt, wissenschaftssystematische Probleme aufwirft, da Bedingungen und Folgen nicht mehr auseinandergehalten werden können. Inhaltlich wird Hurrelmann allerdings konkret, indem er Wohlbefinden und Lebensfreude als Maßstäbe für Gesundheit benennt.

Auch Hurrelmann konstruiert sein Modell komplex als Interdependenzen von Lebensbedingungen, Belastungen, Ressourcen und Symptomen: Symptome werden als »soziale, psychische und somatische Auffälligkeiten« verstanden, sie resultieren aus der Überforderung der personalen und sozialen Kapazitäten (»Ressourcen«) der Lebensbewältigung durch soziale, psychische und somatische Risikofaktoren (»Belastungen«) im Lebenslauf innerhalb der jeweils gegebenen Lebensbedingungen. Auch hier lassen sich plausibel Interventionen der Gesundheitsförderung im Sinne der Stärkung personaler und sozialer Ressourcen ableiten.

Das dargestellte Modell (▶ Abb. 2.2) von Hurrelmann skizziert den stufenweisen Entstehungsprozess von Gesundheitsbeeinträchtigungen im Lebenslauf (1988, S. 159). Der besondere Schwerpunkt im Beitrag von Hurrelmann liegt in der Verknüpfung sozialisationstheoretischer und gesundheitswissenschaftlicher Erkenntnisse.

Kritisch ließe sich zu dem Modell von Hurrelmann anmerken, dass sich die Herstellung von Gesundheit als überwiegend ›defensiv‹ darstellt: Gesundheit entsteht prozesshaft nur dann, wenn es gelingt, die durch die gegebenen Lebensbedingungen und damit verbundenen Lebensweisen produzierten Stresssituationen durch personale oder soziale Ressourcen erfolgreich abzuwenden. Am Anfang – so könnte man sagen – stehen bei Hurrelmann immer die Risiken für Gesundheit. Der Mensch befindet sich in einem permanenten Verteidigungskampf gegen somatische, psychische und soziale Risiken. Gelingt diese Verteidigung, so entsteht (bei Hurrelmann) Gesundheit. Gelingt sie nicht, dann entsteht Abweichung bzw. Krankheit. Demgegenüber lässt sich die Auffassung vertreten, dass es in einer gesundheitswissenschaftlichen Sichtweise zusätzlich erforderlich ist, die Ressourcen für Gesundheit auch direkt und nicht nur als Ressourcen für die Bewältigung von Risiken in den Blick zu nehmen. Allerdings sind Hurrelmanns Vorstellungen hier nicht weit von denen von Antonovsky (1991) entfernt.

Weiterhin könnte kritisch angemerkt werden, dass im Gesundheitsmodell von Hurrelmann die sich nicht über (psychischen) Stress vermittelnden Gesundheitsrisiken zu kurz kommen. Schadstoffe, Strahlen, Lärm, Unfälle etc. als Gesundheitsrisiken spielen in den Arbeits- und Lebensbedingungen eine wichtige Rolle. Diese wirken in einem doppelten Maße: Zum einen haben sie eine direkte und spezifische pathogene Wirkung (so wirken UV-Strahlen direkt kanzerogen auf die Haut), zum anderen können sie über ihre das Immunsystem schwächende Stresswirkung unspezifisch die Wirksamkeit anderer (organischer, psychischer und sozialer) Stressoren erhöhen (Exposition gegenüber UV-Strahlen erhöht z. B. die Infektionsanfälligkeit). Allerdings trifft diese Kritik nur, wenn bei Hurrelmann wirklich psychische Stressoren gemeint sind. Auch hier stimmt er mit Antonovsky (1997) überein, benennt allerdings die unmittelbar destruktiven Stressoren nicht explizit.

2 Gesundheits- und Krankheitskonzepte

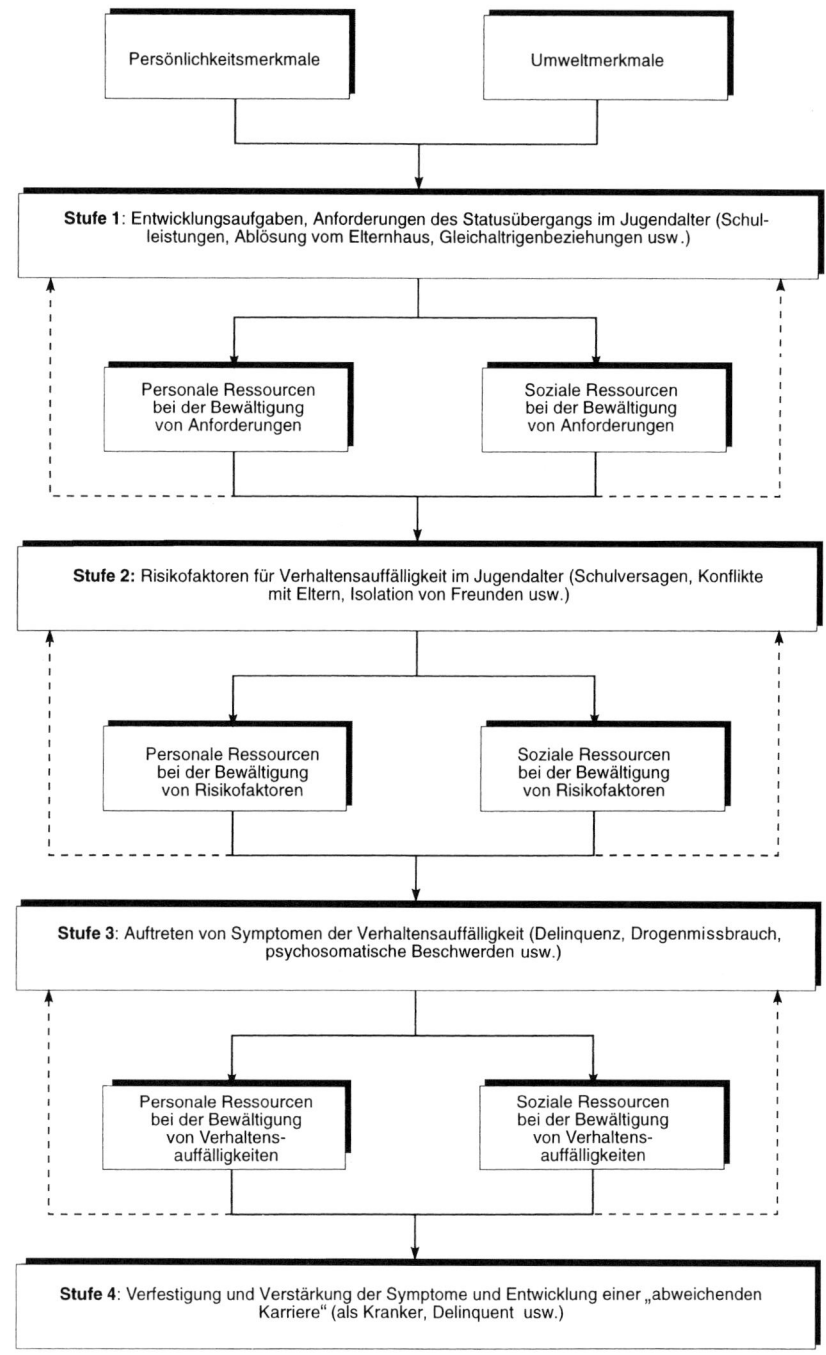

Abb. 2.2: Das sozialisationstheoretische Gesundheitsmodell von Hurrelmann (Hurrelmann 1988, S. 159; Abdruck mit freundlicher Genehmigung des Autors)

2.3.3 Das Mandala-Modell der Gesundheit

Ergänzend soll auf ein Gesundheitsmodell hingewiesen werden, das von der Abteilung für öffentliche Gesundheit der Stadt Toronto entwickelt und von Trevor Hancock (1990) veröffentlicht wurde. Die Arbeitsgruppe wählte zur Verdeutlichung der Einheit von Universum und Person das kreisförmige Mandala-Symbol (Mandala = Sanskrit: Kreis). Dieses Gesundheitsmodell wird hier deshalb erwähnt, weil es – mehr noch als das Modell von Becker – die Ansatzpunkte für Gesundheitspolitik und Gesundheitsförderung in den Mittelpunkt stellt. Ansonsten ist es weniger elaboriert als die zuvor genannten Modelle, unter anderem deswegen, weil es Art und Richtung der Beziehungen zwischen den genannten Ebenen nicht genau benennt.

Die Autoren beschreiben ihr Modell als dynamisch und interaktiv. Dynamisch in dem Sinne, dass alle genannten Faktoren auf die Gesundheit des Menschen einwirken, wie auch der Mensch alle Faktoren beeinflussen kann. Interaktiv, weil alle genannten Faktoren miteinander in Verbindung stehen, d. h. sich verstärken oder auch aufheben können.

Die Autoren bezeichnen ihr Modell als ein ökologisches Modell menschlicher Gesundheit. Mit ökologisch ist gemeint, dass die gesamte materielle und soziale Umwelt eines Menschen auf seine Gesundheit einwirkt. Mikro-, Meso- und Makrosysteme stehen dabei in Wechselbeziehung. Diese Idee geht auf den Psychologen Urie Bronfenbrenner (1981) zurück, der in den 1960er Jahren ein Modell der Einflussfaktoren auf die menschliche Entwicklung vorgelegt hat, das auch das Chronosystem, also die zeitliche Dimension der Entwicklung mit umfasst. Bronfenbrenner war wiederum stark von Kurt Lewins (2012) Feldtheorie beeinflusst. Eine vom Individuum in einer bestimmten Situation tatsächlich gewählte Verhaltensalternative ist danach eine Funktion von Person und Umwelt, in der abstoßende und anziehende Feldkräfte auf das Individuum wirken.

Das Mandala-Modell verknüpft vier Ebenen:

1. *Die Ebene der Humanbiologie*: genetische Anlagen und Dispositionen; Zustand des Immunsystems; biochemische, physiologische und anatomische Charakteristika einer Person
2. *Die Ebene der Lebensweisen*: Ernährungsgewohnheiten, Rauchen, Alkoholkonsum; Fahrverhalten inklusive Benutzung der Sicherheitsgurte; generelles Risikoverhalten und Vorsorgeverhalten
3. *Die Ebene der psychosozialen Umwelt*: sozioökonomischer Status, Gruppendruck durch peers, Exposition gegenüber Werbung, soziale Unterstützungssysteme
4. *Die Ebene der physischen Umwelt*: Wohnbedingungen, Arbeitsbedingungen, Umweltbedingungen.

Letztendlich beschreibt aber auch dieses Modell eher, was auf Gesundheit einwirkt, und weniger, wie Gesundheit selbst zu verstehen ist. Allenfalls indirekt lässt sich daraus ableiten, dass Gesundheit in seiner Mehrdimensionalität gefasst sein muss, wobei die mentale Ebene in Seele und Geist getrennt ist, eine soziale Ebene aber nicht explizit genannt ist.

2.3.4 Gesundheit als Wohlbefinden und Funktionsfähigkeit

Anders als in den bisherigen Ausführungen geht es der Hamburger Psychologin Monika Bullinger (2009) nicht darum, ein Modell zu erläutern, dass vor allem die Einflüsse auf Gesundheit beschreibt, sondern darum, Gesundheit als theoretisches Konzept in aktuelle Diskussionen einzuordnen, den Diskussionen um gesundheitsbezogene Lebensqualität. Die Arbeiten der Forschergruppe um Bullinger (2009) und Ravens-Sieberer (et al. 2009) befassen sich vor allem mit Lebensqualität und ihrer Messbarkeit, insbesondere bei Kindern.

Bullinger (2009, S. 51f.) versteht Wohlbefinden als subjektive Repräsentation von Gesundheit, in Analogie zur Definition der WHO (1946) von Gesundheit, in den Komponenten des körperlichen, mentalen und sozialen Wohlbefindens. Sie fasst dies, ganz im Sinne von Antonovsky (1997), als Kontinuum zwischen Wohlbehagen und Missempfinden. Wohlbefinden ist in diesem Verständnis die Erlebenskomponente von Gesundheit, die durch eine Verhaltenskomponente ergänzt wird. Diese Verhaltenskomponente ist die der Funktionsfähigkeit, die ebenfalls als Kontinuum gefasst werden kann. Diese beiden Komponenten zusammen umfassen die gesundheitsbezogene Lebensqualität, die wiederum inzwischen international als Synonym für subjektive Gesundheit betrachtet werden kann. Gesundheitsbezogene Lebensqualität ist ein Teilbereich der allgemeinen Lebensqualität, die auch Aspekte umfasst, die nicht auf Gesundheit bezogen sind.
  Der unschätzbare Vorteil dieser Definition besteht in der prinzipiellen Messbarkeit von Gesundheit. Valide Instrumente dafür liegen inzwischen für Kinder und Jugendliche unterschiedlicher Altersgruppen und für Erwachsene vor.
  Kritisch kann allerdings angemerkt werden, dass aus einer interdisziplinären Perspektive Funktionsfähigkeit mit dem Begriff ›Verhaltenskomponente‹ zu eng gefasst ist, zu sehr auf dem Sprachgebrauch der Psychologie beruht. Wenn Funktionsfähigkeit eher im Sinne einer auch soziologischen Sicht mit der Möglichkeit der Erfüllung von Aufgaben im sozialen Umfeld betrachtet wird, dann erst könnte daraus eine konsensfähige inhaltliche Füllung des Begriffs Gesundheit entstehen, die eine Arbeitsgrundlage der Gesundheitswissenschaft sein könnte (▶ Abb. 2.3) (Bullinger 2009). ›Wohlbefinden‹ meint dann die Antwort auf die Frage ›Wie fühle ich mich‹ ›Funktionalität‹ die Antwort auf die Frage ›Was kann ich tun‹. Beides ist ein Kontinuum zwischen einem negativen und einem positiven Extrem, beides umfasst mehrdimensional körperliche, mentale und soziale Aspekte, beides ist nicht unabhängig voneinander, aber auch nicht miteinander identisch. Die Beziehung zwischen Wohlbefinden und Funktionalität kann als wahrscheinlich reziprok verstanden werden. Es ist anzunehmen, dass Einschrän-

kungen im Wohlbefinden die Funktionalität beeinträchtigen können. Relativ gut gesichert ist bereits ein Zusammenhang zwischen Einschränkungen der Funktionalität und Auswirkungen auf das Wohlbefinden, der häufig, aber nicht zwingend ist. Funktionalität beschreibt die Ebene des möglichen Handelns, Wohlbefinden die Ebene subjektiver Bewertung. Funktionalität lässt sich prinzipiell beobachten, Wohlbefinden nur erfragen. Gesundsein ist in diesem Sinn ein Teilaspekt allgemeiner Lebensqualität.

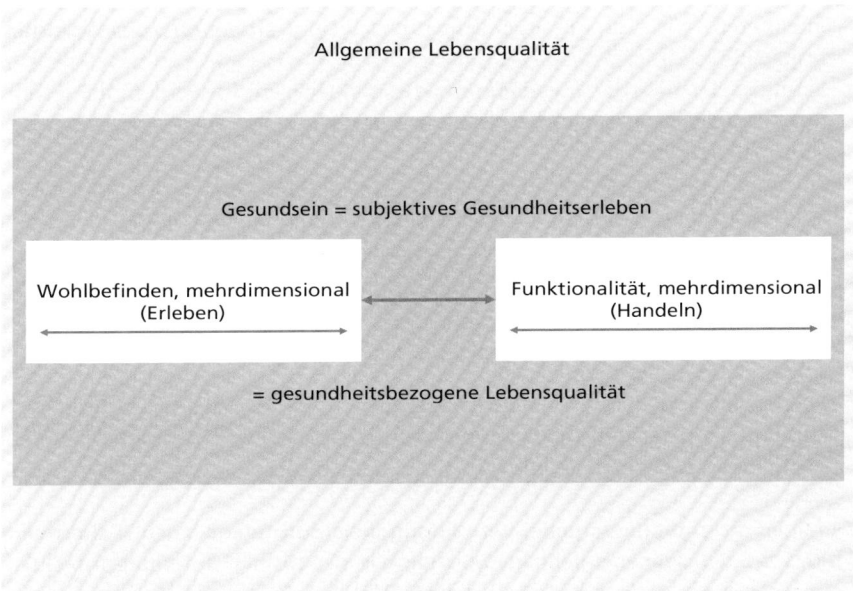

Abb.2.3: Gesundsein als Verbindung von Wohlbefinden und Funktionalität

2.4 Eine Arbeitsdefinition von Gesundheit

In der zusammenfassenden Betrachtung kristallisiert sich heraus, dass es keine allgemeingültige Definition von Gesundheit gibt und geben kann, weil die Definition immer davon abhängig ist, in welchem Kontext sie steht und was damit bezweckt werden soll. Diese Kontextabhängigkeit von wissenschaftlichen wie subjektiven Theorien von Gesundheit und damit verbundene ethische Fragen könnten ein Gegenstand gesundheitswissenschaftlicher Analysen sein.

Die Gesundheitswissenschaft benötigt für ihre Tätigkeit aber zugleich eine Arbeitsdefinition als Voraussetzung, um die Frage nach der Entstehung von Gesundheit beantworten zu können und um den Wahrheitsgehalt ihrer Theorien dazu empirisch überprüfen zu können. An diese Arbeitsdefinition können nunmehr Anforderungen formuliert werden:

- Die Definition muss der *Interdisziplinarität* des Wissenschaftsgebiets gerecht werden können.
- Gesundheit kann nicht einfach als Abwesenheit von Krankheit definiert werden, sondern benötigt eine *eigene Qualität*.
- Umgekehrt muss sie die Möglichkeit und Wahrscheinlichkeit von Krankheit integrieren, wird also in irgendeiner Form ein *Kontinuum* zum Ausdruck bringen müssen.
- Sie muss der Idee der *Dynamik* von Gesundheit gerecht werden, die jeweils nur ermöglicht, zu einem bestimmten Zeitpunkt einen augenblicklichen Zustand anzugeben.
- Sie muss berücksichtigen können, dass Gesundheit in der *Auseinandersetzung des handelnden Menschen* in einer ökologisch und sozial gedachten Umwelt permanent immer wieder neu geschaffen werden kann.
- Sie muss das *umfassende*, integrative Verständnis der WHO (1946) aufgreifen.
- Sie muss aber auch eine Möglichkeit finden, Gesundheit in irgendeiner Form prinzipiell *messbar* zu machen.
- Diese Messbarkeit muss zugleich erlauben, den *subjektiven* Theorien von Gesundheit zu entsprechen, die als kulturhistorisch und lebensgeschichtlich bedingte *soziale Repräsentationen* betrachtet werden.

Ähnliche Bestimmungsstücke von Gesundheit formuliert auch Faltermaier (2005, S. 35f.): Ganzheitlichkeit, positive wie negative Bestimmung, objektive Parameter aber auch subjektives Erleben, Wohlbefinden und Handlungspotenzial, soziale Konstruktion des Begriffs, Dynamik, Implikation von Normen, Eigenständigkeit der Qualität von Gesundheit und Bezug zu Krankheit.

Hier wird die Auffassung vertreten, dass die Gleichsetzung von subjektiver Gesundheit und gesundheitsbezogener Lebensqualität sowie ihre Dimensionalisierung in Handeln und Erleben diesen Anforderungen entsprechen können.
Eine der Gesundheitswissenschaft adäquate Definition von Gesundheit kann deshalb vorläufig lautet:
Gesundheit beschreibt das körperliche, mentale und soziale Handeln (Funktionalität, instrumentelle Komponente) und Erleben (Wohlbefinden, emotional-kognitive Komponente) von Menschen zu einem bestimmten Zeitpunkt auf einem Kontinuum optimaler Möglichkeiten bis hin zu stärksten Einschränkungen. Gesundheit wird als Gesundsein immer subjektiv erlebt und ist nur in Verbindung mit dieser lebensgeschichtlich in spezifischen Lebensbedingungen entstandenen Subjektivität messbar.

Passt diese Definition zum Modell der Salutogenese nach Antonovsky (1997)? Antonovsky hat sich selbst leider nicht genau dazu geäußert, wie er Gesundheit

definiert. Gegen eine Übereinstimmung obiger Definition mit seinem Modell spricht die starke Betonung der Befindenskomponente mit dem Wort ›ease‹ im Wortspiel ›health ease‹,/›dis-ease‹. Es gibt aber zugleich keinerlei Anhaltspunkte dafür, dass Antonovsky Funktionalität oder auch Handeln in der Betrachtung ausgeschlossen hat, vielmehr spricht er durchaus auch körperliche Aspekte des Kontinuums an. Deshalb scheint diese Definition mit seinem Modell zumindest verträglich zu sein. Der Vorteil ist in jedem Fall der, dass mit ihr weit mehr und andere Aspekte angesprochen sind als sie mit dem Empfinden von Kohärenz abgedeckt werden. Damit kann auch eine Korrelation zwischen beiden Aspekten untersucht werden. Daraus ergibt sich weiterhin als Festlegung:
Gesundheit bzw. Gesundsein in der o.g. Definition werden in einem aktualisierten Modell der Salutogenese als Synonym mit dem Kontinuum von Healthease und Dis-ease verstanden.

Welche Folgen hat es, diese Definition zu benutzen? Unter dem Gesichtspunkt der Forschung sind Vor- und Nachteile damit verbunden: Die prinzipielle Operationalisierbarkeit ist ein klarer Vorteil. Ein Nachteil ist aber der, dass Lebensbedingungen indirekt bereits einen Einfluss auf das Gesundheitserleben haben. Insofern sagt eine Korrelation zwischen sozialer Ungleichheit und Gesundheitserleben direkt noch nichts über ursächliche Zusammenhänge aus, weil nicht mehr getrennt werden kann, ob soziale Ungleichheit Einfluss auf das Gesundheitserleben oder auf seine subjektive Füllung hat. Ganz entsprechend den Vorstellungen von Antonovsky wirken Lebensbedingungen auf beides ein. Insofern müsste sich hier die Art der Forschungsfrage ändern. Interessant ist nicht primär, ob soziale Ungleichheit sich auf Gesundheit auswirkt, dass sie dies tut kann unterstellt werden, sondern wie genau diese Zusammenhänge wirken und welche Interventionen dagegen hilfreich sind.

Für die Anwendung gesundheitswissenschaftlicher Erkenntnisse in der Praxis hat diese Definition von Gesundheit oder Gesundsein die Folge, dass eine Bewertung des Erfolgs der Interventionen nicht ohne die subjektive Sicht auf die Gesundheit möglich ist. Zwar lässt sich der Erfolg z.B. präventiver Maßnahmen an unterschiedlichen Outcome-Parametern (Endpunkten) messen, aus Sicht der Gesundheitswissenschaft ist aber nur die Maßnahme von Prävention, Kuration oder Rehabilitation erfolgreich, die die gesundheitsbezogene Lebensqualität der Zielgruppe im Ergebnis erhöht oder mindestens trotz widriger Lebensumstände weit möglichst erhält. In der medizinischen Versorgungsforschung ist die gesundheitsbezogene Lebensqualität neben Mortalität und Morbidität einer der Parameter, an den die Wirkung einer Intervention gemessen werden kann. Sie einzubeziehen ist aufgrund seiner mangelnden objektiven Messbarkeit weniger attraktiv, Mortalität ist der »härteste«, also stärkste Endpunkt. Für die Gesundheitswissenschaft ist Gesundheit oder Gesundsein als gesundheitsbezogene Lebensqualität der letztendlich entscheidende Faktor, der grundsätzlich unter Berücksichtigung soziodemografischer Differenzen betrachtet werden muss.

Gesundheitswissenschaft wird sich deshalb auch mit der Frage befassen müssen, *wie gesundheitsbezogene Lebensqualität operationalisiert werden kann, wie sie sich sozial verteilt, und was darauf Einfluss hat.*

3 Gesundheitsressourcen und -risiken

3.1 Theoretische Einordnung

Bereits in der Ottawa Charta zur Gesundheitsförderung, dem Abschlussdokument der ersten Internationalen Konferenz zur Gesundheitsförderung der Weltgesundheitsorganisation von 1986 (▶ Kap. 6), heißt es:
»Grundlegende Bedingungen und konstituierende Momente von Gesundheit sind Frieden, angemessene Wohnbedingungen, Bildung, Ernährung, Einkommen, ein stabiles Öko-System, eine sorgfältige Verwendung vorhandener Naturressourcen, soziale Gerechtigkeit und Chancengleichheit. Jede Verbesserung des Gesundheitszustandes ist zwangsläufig fest an diese Grundvoraussetzungen gebunden« (WHO 1986).

In ihrem Programm »Einzelziele für ›Gesundheit 2000‹« hat die WHO die grundlegenden Voraussetzungen für Gesundheit nochmals sehr eindringlich benannt:
»Ohne Frieden und soziale Gerechtigkeit, ohne ein ausreichendes Nahrungsangebot und gesicherte Wasserversorgung, ohne Bildungsmöglichkeiten und zumutbare Wohnverhältnisse und ohne die Möglichkeit für jeden Bürger, eine sinnreiche Aufgabe in der Gesellschaft zu übernehmen und über ein angemessenes Einkommen zu verfügen, kann das Postulat Gesundheit als öffentliches Gut nicht erfüllt werden« (WHO 1985, S. 17).

Dies macht deutlich, wie sehr Gesundheitschancen von Lebensbedingungen abhängen, deren Zusammenhang zu Gesundheit nicht immer allen sofort bewusst ist. Die Bedeutung dieser elementaren Ressourcen für Gesundheit ist gesundheitswissenschaftlicher Konsens. Dennoch ist in der Literatur häufiger von Gesundheitsrisiken die Rede, als von Ressourcen: Dass Rauchen, Bewegungsmangel, schlechte Ernährung und andere Komponenten des Lebensstils Gesundheitsrisiken darstellen, ist allgemein bekannt. Umweltbedingte Risiken wie Lärm, Feinstaub oder Kälte fallen oft erst beim zweiten Nachdenken ein. So wie es leichter ist, Krankheit zu definieren als Gesundheit, ist es auch leichter Gesundheitsrisiken zu definieren als Gesundheitsressourcen. Deshalb ist auch verständlich, dass oft Gesundheitsressourcen fälschlich mit der Abwesenheit von Gesundheitsrisiken gleichgesetzt werden.

Gesundheitsrisiken und Gesundheitsressourcen sind zunächst nur statistische Häufigkeiten mit der die Wahrscheinlichkeit von Kranksein oder Gesundsein in der Bevölkerung oder in Bevölkerungsgruppen zunimmt. In der Interpretation von solchen statistischen Zusammenhängen geht es um die Frage, ob ein bestimmtes Merkmal einen Einfluss auf Gesundheit haben könnte. Solche Zusammenhänge zu kennen ist wichtig, um Argumente zu haben, weshalb man sich beispielsweise für den Schutz vor solchen Risiken, wie etwa Feinstaub, oder für eine Stärkung von Gesundheitsressourcen wie Bildung einsetzen sollte. Der Einfluss eines solchen Faktors muss nicht immer spezifisch sein und nicht jede Person, die einer gesundheitsriskanten Exposition ausgesetzt ist, muss zwingend daran erkranken. Beispielsweise erhöht Rauchen u. a. das Risiko an einem Bronchialkarzinom aber auch an schweren Herzkreislauferkrankungen zu sterben. Dennoch gibt es Menschen, die trotz intensiven Tabakkonsums nicht erkranken und alt werden. Umgekehrt geben Gesundheitsressourcen keine Garantie nicht schwer krank zu werden.

Gesundheitsrisiken und Gesundheitsressourcen werden in der Gesundheitswissenschaft als Gesundheitsdeterminanten bezeichnet. Gesundheitsdeterminanten können, hier besteht in der Gesundheitswissenschaft Konsens, letztendlich aus allen Lebensbereichen resultieren und in der Person oder in ihrer Umwelt liegen.

In der Abbildung von Dahlgren und Whitehead (1991, vgl. WHO 1999, ▶ Abb. 3.1) sind die wichtigsten Determinanten der Gesundheit dargestellt. Entscheidend für die Gesundheitswissenschaft ist nicht, die Vielfalt dieser Einflussfaktoren einzeln zu betrachten. Wichtig ist viel mehr, ihre wechselseitige Bedingtheit zu verstehen. Das Zusammenspiel ist für den sozioökologischen Ansatz der

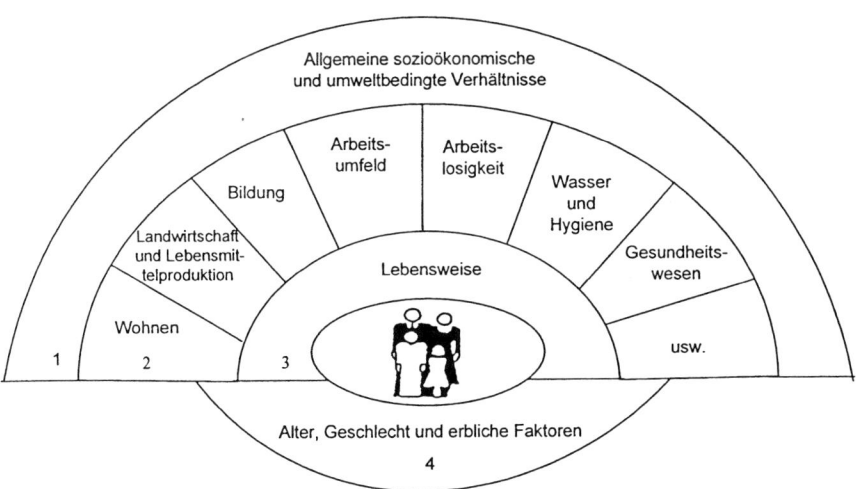

Abb. 3.1: Die wichtigsten Determinanten der Gesundheit (Mit freundlicher Genehmigung des Institute for Future Studies Stockholm: Dahlgren G, Whitehead M. (1991). Policies and Strategies to Promote Social Equity in Health. Stockholm, Sweden: Institute for Futures Studies.)

Gesundheitsförderung relevant, der auf eine theoretische Idee von Uri Bronfenbrenner zurückgeht. Bronfenbrenner (1981) entwickelte in den 1980er Jahren einen ›ökosystemischen‹ Ansatz zur Beschreibung der Faktoren, die kindliche Entwicklung beeinflussen. Mit Ökosystem sind hier die Wechselwirkungen von sozialen Interaktionen in engen persönlichen Beziehungen (Mikrosystem, in den Settings in denen sich die Individuen aufhalten (Mesosystem) und in den gesamtgesellschaftlichen Bedingungen (Makrosystem) gemeint. Bronfenbrenner beschreibt auch noch ein Exosystem, ein Beziehungsgeflecht, dem die Person nicht direkt angehört, so dass sie nur einen beschränkten oder gar keinen Einfluss auf dessen Gestaltung hat, das aber erheblichen Einfluss haben kann, da ihm Bezugspersonen der Person angehören. Das letzte System ist das Chronosystem, das die zeitliche Dimension der Entwicklung erfasst. In der gesundheitswissenschaftlichen Abwandlung bleibt das Chronosystem meist unberücksichtigt, ob wohl die biographischen Erfahrungen einer Person einen erheblichen Einfluss haben können. Auch das Exosystem bleibt meist unberücksichtigt.

Entscheidend für das Verständnis des soziöokologischen Ansatzes ist die Kombination des Mehrebenenansatzes und die Betrachtung der Wechselwirkung von Determinanten. Sie machen den soziöokologischen Ansatz aus (vgl. Rosenbrock 2004). Wenn es im Folgenden also um Lebensbereiche geht, die mit Gesundheitsdeterminanten verbunden sind, dann sollte immer auch mitgedacht werden, dass sich Lebensbereiche wechselseitig beeinflussen: Wer beispielsweise keine Arbeit hat oder nur eine schlecht bezahlte Arbeit, hat auch weniger Chancen in einem gesundheitlich gesehen perfekten Wohnumfeld zu wohnen. Diese wechselseitige Beeinflussung von Determinanten wird in der Epidemiologie als Mehrfachbelastung bezeichnet.

Um solche Determinanten besser fassen zu können, ist es hilfreich, sie trotz wechselseitiger Einflüsse einzeln zu betrachten und für die Beschreibung zu Oberbegriffen zusammenzufassen. Weitgehend Konsens ist, dass eine Unterteilung der Determinanten in *ökologische, soziale, psychische und physische Einflussfaktoren* möglich ist, ebenso wie eine Unterscheidung in *Lebensbedingungen oder Verhältnisse* und *Lebensstil oder Verhalten* als Einflussfaktoren möglich ist.

Nicht immer sind diese Unterteilungen hilfreich, wenn ein konkretes Problem betrachtet wird. Beispielsweise ist seit dem Hitzesommer 2003 auch in Europa Thema, dass Hitze, vor allem für ältere Menschen, ein lebensbedrohliches Gesundheitsrisiko sein kann. Grundsätzlich ist Hitze ein umweltbedingter Einflussfaktor. Die erwartete Zunahme von gesundheitsbedrohlichen Hitzewellen ist aber Ergebnis eines gesellschaftlichen Umgangs mit Faktoren, die auf das Klima langfristig einwirken und so einen Klimawandel herbeiführen. Mehr noch ist seit 2003 bekannt, dass die Hitzebelastung in versiegelten, innerstädtischen Wohngebieten am höchsten ist und dass der Baustil der Wohnungen diese Belastung abmildern oder verstärken kann – alles menschengemachte Einflüsse, die kulturell bedingt sind. Auch das das Lüftungsverhalten hat einen Einfluss, die Einnahme bestimmter Medikamente erhöht die körperliche Belastbarkeit, letztendlich aber tragen vor allem sozial isolierte ältere Menschen das größte Risiko, die Hitzewelle nicht zu überleben (vgl. Grewe et al. 2009, Blättner et al. 2010). Handelt es sich hier um eine ökologische Determinante? Nur dann, wenn Umwelt als immer auch gesellschaftlich und individuell gestaltete Umwelt verstanden wird. Sind es ausschließlich Lebensbedingungen, die hier ein Gesundheitsrisiko darstellen, oder welchen Einfluss hat das Verhalten? Oder handelt es sich vielmehr um eine spezifische Kombination solcher Einflussfaktoren?

An diesem Beispiel wird deutlich, dass eine Trennung nach dem Herkunftsbereich der Determinanten möglicherweise weniger aussagen wird, als die jeweils spezifische Antwort darauf, wie diese Einflussfaktoren genau wirken und von welchen weiteren Bedingungen sie abhängig sind, wenn man das gesundheitliche Problem lösen möchte.

Um Belege für die Wirkung eines Einflussfaktors (einer Exposition) auf die gesundheitliche Lage der Bevölkerung finden zu können, müssen einzelne Determinanten untersucht werden und weitere mögliche Einflussfaktoren als Störgrößen möglichst ausgeschlossen werden. Dafür benötigt man eine Art von Laborbedingungen oder statistische Verfahren, mit denen errechnet wird, mit welcher Wahrscheinlichkeit eine Exposition tatsächlich für das beobachtete Phänomen ursächlich sein könnte und mit welcher Wahrscheinlichkeit der Zufall oder andere Verfahren ausschlaggebend sind.

Möglich ist aber, dass es gerade die Wechselwirkung zwischen Einflussfaktoren ist, die über Gesundsein und Kranksein entscheidet. Sollen Probleme der Praxis gelöst werden, ist es meist weit hilfreicher nicht einzelne Einfussfaktoren anzuschauen, sondern das je spezifische Zusammenspiel von Lebensbedingungen und Handeln von Personen, von ökologischen, sozialen, psychischen und biologischen Faktoren. Um sich ein solches Zusammenspiel anschauen zu können und um priorisieren zu können, wo mit einer Einflussnahme begonnen werden soll, kann es wiederum Sinn machen, Determinanten zunächst theoretisch voneinander zu unterscheiden.

Für die Gesundheitswissenschaft könnte es auf den ersten Blick hilfreich sein, zwischen *Gesundheitsrisiken und Gesundheitsressourcen* zu differenzieren, denn es ist gerade die Einsicht, dass auch Ressourcen auf Gesundheit einwirken, die zur Etablierung dieses Wissenschaftsgebietes geführt hat. Mit Risiko oder Ressource ist die erwartete Auswirkung auf die Gesundheit ausgedrückt.

Auch dies erweist sich als nicht immer ganz einfach durchzuhalten. So ist beispielsweise eine sozial anerkannte, persönlich sinnstiftende Arbeit eine wichtige Gesundheitsressource und es ist hinreichend bekannt, dass Arbeitslosigkeit mit weit höheren gesundheitlichen Risiken verbunden ist, als Erwerbsarbeit. Ein Zuviel auch der am meisten anerkannten und sinnstiftenden Arbeit wird aber irgendwann zum Gesundheitsrisiko. Allerdings ist schwer zu definieren, an welchem Punkt dies genau erfolgt.

Mehr noch muss mit Antonovsky (1997, S. 16) formuliert werden, dass es abgesehen von Stressoren, die den Organismus direkt zerstören, nicht vorhersehbar ist, wie sich die Gesundheit von Menschen aufgrund eines Stressors, eines Reizes, entwickelt. »Dies ist das Geheimnis, das die salutogenetische Orientierung zu enträtseln versucht. Die Konfrontation mit einem Stressor, so nahm ich an, resultiert in einen Spannungszustand, mit dem man umgehen muss. Ob das Ergebnis pathologisch sein wird, neutral oder gesund, hängt von der Angemessenheit der Spannungsverarbeitung ab« (Antonovsky 1997, S. 16).

Damit lässt sich die verlockende Alternative, Einflussfaktoren in Ressourcen und Risiken konsequent zu trennen, so nicht mehr aufrechterhalten, denn was sich als Risiko und was als Ressource erweist, lässt sich manchmal nur retrospektiv bestimmen.

Für eine Einteilung von Einflussfaktoren könnte es sich als andere Möglichkeit anbieten, zwischen den von innen oder außen kommenden Stressoren, neutraler formuliert: *Reizen oder auslösenden Ereignissen*, einerseits und der *Reaktion des Menschen auf diese Reize* andererseits zu unterscheiden. Ähnliche Unterscheidungen bietet die Stressforschung, wenn sie zwischen den Stressoren und der von ihnen ausgehenden Belastung (›stress‹), und der individuellen Verarbeitung dieser Belastung, d. h. der Beanspruchung (›strain‹), unterscheidet, genauer der Kombination aus Bewertung, Beanspruchung und Bewältigung (▶ Kap. 1.2.3, ▶ Abb. 1.9). Ähnliche Unterscheidungen trifft die Risikoepidemiologie, wenn sie zwischen *Exposition* mit einem Risikofaktor und der *Suszeptibilität*, d. h. der persönlichen Empfänglichkeit, differenziert (▶ Kap. 1.1.3, ▶ Abb. 1.5). Ähnlich differenziert auch Antonovsky zwischen dem *Kontinuum von Widerstandsressourcen und -defiziten* einerseits und den *Bewältigungsstrategien* andererseits (▶ Kap. 1.1.2, ▶ Abb. 1.4). Bei genauerer Betrachtung zeigt sich aber,

- dass es erstens zwischen diesen Sichtweisen Unterschiede gibt;
- dass zweitens ein weiterer Aspekt hinzukommt, nämlich die Frage nach in der Person liegenden, ggf. lebensgeschichtlich entstandenen, Schutz- oder Vulnerabilitätsfaktoren, die in der Risikoepidemiologie unter dem Begriff der Suszeptibilität gefasst sind, wobei dort zwischen Suszeptibilität und Bewältigung nicht unterschieden wird;
- dass drittens in den bisherigen Darstellungen u. a. die Gesundheitsversorgung fehlt, die einen Einfluss darauf hat, ob sich aus den Reaktionen manifeste Krankheiten, Einschränkungen der Funktionalität oder Störungen des Wohlbefindens ergeben, und mit ihrer Nennung im Sinne einer Gesundheitswissenschaft überlegt werden kann, welche weiteren formellen und informellen Strukturen eine mögliche moderierende Auswirkung haben können;
- dass viertens in der Literatur bei einzelnen Einflussfaktoren, beispielsweise sozialer Unterstützung, nicht konsequent die Frage gestellt wird, ob dieser Faktor eher als auslösendes Ereignis, als Schutzfaktor oder als Teil der Bewältigungsstrategien betrachtet werden muss.

Nun könnte es aus der Perspektive der Praxis als irrelevant betrachtet werden, an welcher Stelle genau ein Einflussfaktor wirkt, Hauptsache, man weiß, dass er wirkt. Aus Sicht der Gesundheitswissenschaft ist das nicht so, da zum einen ein Wirkungsnachweis voraussetzt, dass man Wirkungszusammenhänge kennt, und zum anderen für die Ableitung einer geeigneten Intervention bekannt sein muss, wo am wirkungsvollsten angesetzt werden kann.

Für präventive Interventionen gilt unter dem Aspekt der Nachhaltigkeit die Faustregel: Vermeidung der Exposition geht vor Einflussnahme auf die Suszeptibilität, Vermeidung von Beeinträchtigungen geht vor Verbesserung der Versorgung. Ähnlich kann für gesundheitsfördernde Interventionen, die dem Modell der Salutogenese (Antonovsky 1997) folgen, die These aufgestellt werden, dass Veränderungen der Bedingungen, die die Entwicklung des Kohärenzempfindens beeinflussen, unter dem Aspekt der Nachhaltigkeit von Interventionen wirksamer sind als Veränderungen von Bewältigungsstilen.

Gesundheitswissenschaft muss versuchen zu beantworten, wo genau ein Einflussfaktor wirkt, um nachhaltig wirksame Interventionen zu entwickeln und zugleich die wechselseitige Einflussnahme von Determinanten kennen.

Denkt man in den Kategorien einzelner Determinanten, die ein Gesundheitsrisiko darstellen, ist es komplex, aber vergleichsweise noch gut möglich, solche Entscheidungen zu treffen. Die folgende Abbildung (▶ Abb. 3.2) zeigt exemplarisch das Zusammenspiel unterschiedlicher Einflussfaktoren am oben gewählten Beispiel der möglichen gesundheitlichen Folgen einer Hitzewelle (Grewe und Blättner 2009, unveröffentlichtes Manuskript).

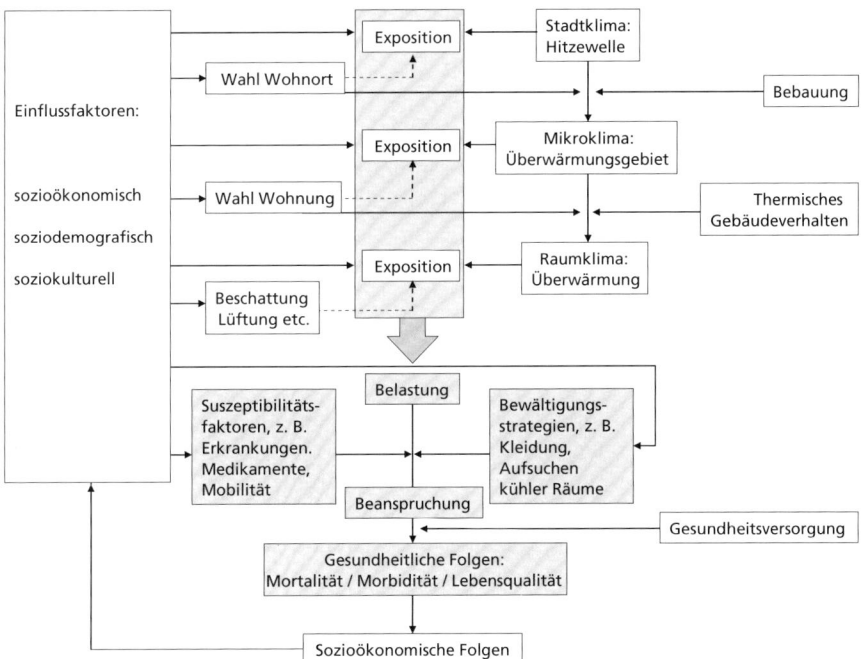

Abb. 3.2: Zusammenspiel der Einflussfaktoren bei einer Hitzewelle auf die Gesundheit

Es wird daran deutlich, wie stark gesellschaftliche und individuelle Entscheidungsprozesse zusammenwirken, bis ein umweltbedingter Einfluss wie z. B. die Sommerhitze als Stressfaktor eine gesundheitsschädigende oder neutrale Auswirkung auf Gesundheit hat. Sozioökonomische, soziodemografische und soziokulturelle Faktoren haben auf alle Ebenen Einfluss. Dabei wäre es möglich, Suszeptibilitätsfaktoren und Bewältigungsstrategien ähnlich strukturiert und differenziert darzustellen, wie dies bei der Exposition exemplarisch erfolgt ist.

Es zeigt sich auch, dass externe Faktoren (Bebauung, Gebäudeverhalten, Vorhandensein der Gesundheitsversorgung) genauso wie Verhaltensaspekte (Wahl der Wohnung, Lüftung, Kleidung, Inanspruchnahme der Gesundheitsversorgung) auf allen Ebenen greifen. Im Kapitel «Gesundheitshandeln als Bewältigungsstrategie» (▶ Kap. 5) wird deutlich werden, dass der Begriff des Verhaltens zu kurz greift, der Begriff des Handelns dem Gegenstand der Gesundheitswissenschaft angemessener ist. Dabei muss aber bedacht werden, dass das Handeln nicht immer das Ziel verfolgen muss, einen Einfluss auf Gesundheit zu nehmen, dies aber dennoch bewirken kann: Jemand verändert seinen Wohnort nicht unbedingt, um der sommerlichen Hitze zu entgehen, verbessert oder verschlechtert aber damit die Exposition gegenüber Hitzewellen.

Versucht man nun diese Erkenntnisse für ein Modell der Entstehung von Gesundsein zu nutzen, so steht man vor neuen Schwierigkeiten: Eine einzelne Ressource, wie z. B. die körperliche Mobilität, kann eine Voraussetzung sein, sich der Exposition zu entziehen (die zu heiße Wohnung verlassen) oder sich ihr auszusetzen (joggen, trotz extremer Hitze), muss zugleich als Suszeptibilitätsfaktor betrachtet werden und ist eine Voraussetzung für die Wahl einer Bewältigungsstrategie (schwimmen gehen und Getränke holen, weil es heiß ist).

Letztendlich scheint es nicht möglich zu sein, konkrete Einflussfaktoren auf Gesundheit pauschal immer einem bestimmten Platz im Modell zuzuweisen. Die Zuordnung wird wahrscheinlich davon abhängig sein, was genau betrachtet wird.

Für die Beschreibung der Zusammenhänge zwischen verschiedenen Einflussfaktoren (Determinanten) werden auch die statistischen Begriffe ›*Haupteffekt*‹, ›*Mediator*‹ und ›*Moderator*‹ benutzt. Sie geben über das ›Wie‹ einer Wirkung Aufschluss.

Ein ›*Moderator*‹ beeinflusst oder verändert den Zusammenhang zwischen zwei Variablen. Zum Beispiel könnte man Bewältigungsstrategien, wie viel Trinken, die Kleidung anpassen und in kühle Räume gehen als moderierende Faktoren für Hitzeexposition verstehen. Soziale Unterstützung könnte ein Beispiel für eine Ressource sein, die eine moderierende Wirkung auf den Zusammenhang von Stress und gesundheitlichen Folgen hat. Insgesamt könnte man Bewältigungsstrategien als moderierende Faktoren für die Wirkung von Stressoren verstehen, denn sie entscheiden über die krank machende, neutrale oder gesundheitsfördernde Wirkung der Stressoren, folgt man dem Modell der Salutogenese (Antonovsky 1997).

Ein ›*Mediator*‹ liegt dem Zusammenhang zwischen zwei Variablen zugrunde. Die Wirkung eines Einflussfaktors ist dann genau genommen mit der Wirkung auf den Mediator zu erklären. Es wäre zum Beispiel möglich, dass die Wirkung des Kohärenzempfindens (SOC) auf die Gesundheit sich mit der Wirkung des SOCs auf die Wahl der Bewältigungsstrategien erklären lässt. Bewältigungsstrategien wären dann der Mediator der Wirkung des SOC.

Nach den Ergebnissen der systematischen Übersichtsarbeit von Eriksson und Lindström (2006) besagt der Forschungsstand, dass das Empfinden von Kohärenz auf Gesundheit als Mediator oder Moderator oder Haupteffekt wirkt (▶ Kap. 1.3.2). Das bedeutet im Ergebnis, dass die gesundheitswissenschaftliche Forschung noch nicht so weit ist, die Wirkung des Kohärenzempfindens wirklich zu verstehen, sich nur weitgehend darin einig sein kann, dass sie besteht. Die Empirie zeigt statistische Zusammenhänge, die Theorie muss sie erklären, die Empirie die Erklärungen überprüfen.

Es bleibt also keine Wahl, als für die Darstellung der Einflussfaktoren in diesem Buch mit Entscheidungen zu arbeiten, die für andere Zwecke revidierbar sein müssen. Diesen Entscheidungen liegen theoretische Überlegungen zugrunde: Es wird vorläufig angenommen, dass Gesundheitsrisiken und -ressourcen im Sinne eines Kontinuums von Widerstandsressourcen und -defiziten auf das Gesundsein/Kranksein-Kontinuum (als Hauptfaktor) wirken und Bewältigungsstrategien wie Schutzfaktoren moderierende Effekte haben. Diese Überlegungen werden an späterer Stelle (▶ Kap. 4.4) aufgegriffen und neu überdacht.

Dieses Kapitel beschreibt Ressourcen und Risiken. Moderierende Einflussfaktoren sind Gegenstand weiterer Kapitel (▶ Kap. 4 und ▶ Kap. 5). Verhaltensstrategien mit gesundheitlichen Wirkungen werden hier primär in ihrer möglichen moderierenden Wirkung betrachtet, obwohl Verhaltensmuster wie z. B. Rauchen genauso als Risiken definiert werden müssen. Als solche Risiken sind sie epidemiologisch betrachtet zweifellos hoch relevant. Die Gesundheitswissenschaft interessiert sich aber mehr für die Betrachtung solcher Handlungen in ihrer möglichen moderierenden Wirkung, da sie sich davon bessere Erkenntnisse über mögliche Interventionsstrategien erhofft. Wie diese Zusammenhänge sein könnten, versucht das Kapitel «Gesundheitshandeln als Bewältigungsstrategie» (▶ Kap. 5) zu klären. Der Begriff ›Bewältigungsstrategie‹ ist dabei neutral zu sehen, er sagt nichts darüber aus, ob die Bewältigung im Sinn des Gesundsein gelingt oder misslingt.

Ein Beispiel soll diese durchaus erklärungsbedürftige Entscheidung noch mal begründen: Gewalt durch Partner oder Ex-Partner ist weltweit eines der größten Gesundheitsrisiken für Frauen (Krug et al. 2002, S. 100). Gewalterfahrungen führen zu einer Fülle akuter und chronischer Beeinträchtigungen des Gesundseins (Müller und Schröttle 2004). Eine der Auswirkungen ist auch die Zunahme von Suchtverhalten wie Rauchen, extensiver Alkoholgebrauch, Medikamentenabhängigkeit oder Gebrauch illegaler Drogen. Die erhöhte Wahrscheinlichkeit einiger (nicht aller) Erkrankungen bei Gewaltopfern lassen sich auf Suchtverhalten zurückführen. Suchtverhalten ist demnach der Mediator des Zusammenhangs dieser Erkrankungen mit Gewalterfahrungen. Selbstverständlich sind aber keineswegs Raucherinnen überwiegend Gewaltopfer. Also ist es aus epidemiologischer Sicht völlig korrekt, sich auf den Zusammenhang zwischen Rauchen und Erkrankungen zu konzentrieren. Fragt man aber, wie Rauchverhalten beeinflusst werden kann, so kann man bei Gewaltopfern den Zusammenhang zur Gewalterfahrung nicht vernachlässigen. Rauchen ist eine der Bewältigungsstrategien der Gewalterfahrung. Das Leben in einer gewalttätigen Beziehung ist ein riskanter Lebensbereich, Gewalttätigkeit eine Form des Verhaltens, Rauchen kann eine Form (missglückter) Bewältigung von Gewalterfahrungen sein.

Die Zuordnung von Verhaltensmustern zu Bewältigungsstrategien ist also keine ›Wahrheit‹, sondern eine aus einem bestimmten Blickwinkel getroffene Entscheidung.

In der Darstellung von Gesundheitsrisiken und -ressourcen werden im folgenden Teilkapitel exemplarisch einige wenige *Lebensbereiche* benannt, aus denen Risiken und Ressourcen entstehen können. Als Lebensbereiche bezeichnet Rainer Fehr (2003) *sozioökonomische Handlungsfelder, die sich an den Grundfunktionen des Daseins orientieren,* wie Wohnen, Arbeiten, Lernen, Erholen oder Fortbewegen. In den Lebensbereichen steht für individuelles, soziales und politisches Handeln jeweils ein gesellschaftlich bestimmtes Spektrum an Handlungsalternativen zur Verfügung.

Der praktische Vorteil des Denkens in Lebensbereichen ist ihre Eignung als Interventionsfelder der Gesundheitsförderung. Für die Theorie ist bereichernd, dass die Dichotomie zwischen Verhaltensprävention und Verhältnisprävention aufgehoben werden kann. Diese Unterscheidung war notwendig, um zu betonen, dass Gesundheit nicht einfach nur dadurch gefördert werden kann, dass Menschen ihr Verhalten ändern. Mit der Fortentwicklung gesundheitswissenschaftlicher Theorie zeigt sie sich aber als nicht hinreichend hilfreich: Menschen handeln in ihren Lebensbedingungen aufgrund ihrer Lebenserfahrungen, sie verhalten sich in Verhältnissen.

Es interessiert im Folgenden auch, unter welchen Aspekten in den Lebensbereichen Erfahrungen gemacht werden könnten, die im Sinn von Aaron Antonovsky darüber entscheiden, ob es sich um eine generalisierte Widerstandsressource handelt, nämlich eine, die das Entstehen eines Kohärenzempfindens wahrscheinlicher macht.

Konzeptionell werden Gesundheitsdeterminanten, d. h. Gesundheitsressourcen und Gesundheitsrisiken, im Sinn von Antonovsky als Kontinuum von Generalisierten Widerstandsressourcen und Widerstandsdefiziten gefasst. Es sind Stressfaktoren und mögliche Ressourcen um Stressfaktoren bewältigen zu können. Sie sind die Bedingungen des Lebens, die sich auf mehreren Ebenen auf das Gesundsein, oder anders formuliert auf die gesundheitsbezogene Lebensqualität, auswirken, eine zeitliche Dimension eingeschlossen. Die Ebenen und die Lebensbereiche, in den sich Menschen bewegen, bedingen sich wechselseitig. Ergänzend zu Antonvskys Theorie müssen die Wechselbeziehungen der Ebenen, dem sozioökologischen Modell entsprechend, mitgedacht werden.

3.2 Lebensbereiche, ihre Gesundheitsressourcen und -risiken

3.2.1 Arbeiten

Arbeit kann unterschiedlich definiert sein. Nur rund die Hälfte der Bevölkerung ist erwerbstätig, d. h. in formalisierte Arbeitsorganisationen eingebunden. Die bisherigen arbeitsmarktpolitischen Versuche einer Umverteilung von Arbeit sind weitgehend erfolglos geblieben. Langzeitarbeitslosigkeit ist nach wie vor ein Thema, auch wenn zugleich Fachkräfte in einigen Bereichen knapp werden. Eine Verengung des Arbeitsbegriffs auf die Erwerbsarbeit spiegelt nicht wieder, welche gesellschaftlich relevanten Leistungen außerhalb der Erwerbsarbeit erbracht werden. In diesem Kapitel interessiert Arbeit primär in Form von Erwerbstätigkeit oder der Mangel an einer Möglichkeit der Erwerbstätigkeit, d. h. Arbeitslosigkeit. Prinzipiell wäre es aber lohnenswert, andere Formen von Arbeit unter den Aspekten Ressourcen und Risiken zu betrachten, z. B. die Pflege von Angehörigen, die Sorge um Kinder oder die Versorgung eines Haushaltes. Eine bessere gesellschaftliche Anerkennung solch belastender Tätigkeiten könnte eine wichtige Gesundheitsressource sein.

Bedeutung von Erwerbsarbeit für die Gesundheit der Bevölkerung

Dass Erwerbsarbeit einen wichtigen Einfluss auf die Gesundheit haben kann, wird bereits daran deutlich, dass nach gesellschaftlichen Vorstellungen die Phase der Erwerbstätigkeit derzeit etwa 45 Jahre im Leben eines Menschen dauert. In dieser Phase umfasst sie etwa 46 Wochen im Jahr mit jeweils 40 Stunden pro Woche, insgesamt rund 1 800 Stunden im Jahr.

Faktisch arbeiteten beispielsweise im Jahr 2008 39,3 % aller erwerbstätigen Frauen, inklusive der Teilzeitbeschäftigten, und 77,9 % der erwerbstätigen Männer mehr als 40 Stunden pro Woche; 7,1 % aller Erwerbstätigen arbeiten sogar mehr als 60 Stunden pro Woche in ihrem Beruf. Vollzeittätigkeit bedeutete für Frauen faktisch durchschnittlich 42,8 Stunden Erwerbsarbeit pro Woche, für Männer 45,7 Stunden (BAS 2010). Es werden also eher 2 000 Stunden Arbeit im Jahr oder mehr erreicht. Erwerbsarbeit bestimmt das Leben der erwerbsfähigen Menschen in hohem Maß.

2016 arbeiteten fast 50 % der beschäftigten Frauen, aber nur knapp 11 % der Männer in Teilzeit, Fast 10 % aller Beschäftigten waren befristet angestellt (BAS 2017). Sowohl das Zuviel an Arbeit, als auch ungesicherte Arbeitsbedingungen oder Erwerbsarbeit, die nicht ausreicht den eigenen Lebensunterhalt zu bestreiten, sind Gesundheitsrisiken.

Nicht nur angesichts des realen Zeitumfangs, sondern auch angesichts der erwarteten Bereitschaft, in der Freizeit für Belange des Arbeitsplatzes ansprechbar zu sein, angesichts der zunehmenden Auflösung von zeitlichen und räumlichen Strukturen betrieblich organisierter Arbeit, wird inzwischen der Begriff der ›Entgrenzung von Arbeit‹ benutzt (Voß 1998, Jurczyk et al. 2009) und auch als gesundheitsbezogenes Risiko diskutiert.

In Deutschland ist nach Daten des statistischen Bundesamts der Anteil der Erwerbspersonen an der Bevölkerung, trotz des demografischen Wandels, von 44 % im Jahr 1970 auf 53 % im Jahr 2009 kontinuierlich gestiegen. Berechnet auf den Bevölkerungsanteil, der prinzipiell erwerbstätig sein könnte (15-65 Jahre) lag die Erwerbsquote im Jahr 2016 in den einzelnen Bundesländern zwischen gut 70 % in Bremen und knapp 78 % in Bayern (BAS 2017). Diese Zahlen schwanken in den einzelnen Jahren stark. 100 % können nicht erreicht werden, weil mit 15 Jahren die Schule und ggf. das Studium für viele noch nicht beendet ist. Rund die Hälfte der Bevölkerung ist demnach einer Lebenssituation ausgesetzt, die direkt mit arbeitsbedingten Risiken und Ressourcen assoziiert ist.

Mehr noch ist die Erwerbsarbeit oder Erwerbslosigkeit indirekt ein wesentlicher Einflussfaktor auf die mit dem Einkommen und dem sozialen Status verbundenen Gesundheitsressourcen der Erwerbstätigen und ihrer Familienangehörigen.

Die große gesellschaftliche Bedeutung von Arbeit hat Hurrelmann treffend charakterisiert: »Im Zentrum der Lebensbedingungen moderner Industriegesellschaften stehen nach wie vor die Arbeitsbedingungen, also die Formen der Verwertung menschlicher Leistungsfähigkeit in gesellschaftlichen Arbeitsorganisationen. Auch wenn die Erwerbstätigkeit an quantitativer Bedeutung im Lebenslauf verliert, auch wenn nur knapp die Hälfte der Bevölkerung in Industriegesellschaften in formalisierte Arbeitsorganisationen einbezogen ist, wird von hier aus doch diktiert, welche Maßstäbe und Regeln gesamtgesellschaftlich gültig und wirksam sind. Insbesondere werden die Standards festgelegt, nach denen die menschliche Gesundheit und das menschliche Wohlbefinden definiert werden. Belastungen und Konflikte in Arbeitsbereichen und zunehmend auch den ihnen vorgelagerten Bildungs- und Ausbildungsbereichen gehören [...] zu den wesentlichen Quellen für gesundheitliche Beeinträchtigungen« (Hurrelmann 1991, S. 12).

Arbeit ist ein grundlegendes soziales Bedürfnis, sie ist Voraussetzung menschlicher Existenz und gesellschaftlicher Organisation. Sie prägt entscheidend die Beziehungen der Menschen untereinander wie auch die Persönlichkeitsentwicklung des Einzelnen. Über ihre gesellschaftliche Anerkennung bilden sich individuelle Identität und Selbstwertgefühl. Arbeit bedeutet ökonomische Sicherheit und die Möglichkeit der Bedürfnisbefriedigung durch finanzielle Mittel, damit auch Teilhabe an kulturellen Aktivitäten und Freizeitaktivitäten. Arbeit bedeutet Strukturierung des Tages und der Woche, Möglichkeiten zu sozialen Kontakten und zur ›Außenwelt‹, um nur die wichtigsten individuellen und sozialen Funktionen von Arbeit zu nennen. Alle genannten Merkmale haben entscheidende Einflüsse auf das körperliche, psychische und soziale Wohlbefinden.

Arbeitslosigkeit

Die Arbeitslosenquote, das ist der Anteil der Erwerbslosen an der Zahl der Erwerbspersonen, lag im Januar der Jahre 2007 bis 2017 zwischen 9,3 % und 4 % Trotz der niedrigen Quote im Januar 2017 waren dies immer noch 1,7 Millionen Menschen, die von den Gesundheitsrisiken der Arbeitslosigkeit betroffen waren (Statistisches Bundesamt 2018). In diese Daten gehen dabei nicht alle Personengruppen ein, die arbeitssuchend sind, das Problem wird damit unterschätzt. Ressourcen, die mit Arbeitslosigkeit verbunden sein könnten, werden in der Literatur allenfalls als kurzzeitiger Erholungseffekt zu Beginn der Arbeitslosigkeit diskutiert.

Schon in der klassischen soziologischen Untersuchung von Marie Jahoda et al. (1975) aus dem Jahre 1933 über die Arbeitslosen von Marienthal wurden unter anderem die gesundheitlichen Auswirkungen von Arbeitslosigkeit auf die Arbeitslosen und ihre Familien thematisiert. Sie erforschte in dieser Studie auch die Bedeutung von Erwerbsarbeit für einen zeitlich strukturierten Tagesablauf, für die regelmäßige Erfahrung von Aufgaben, die Kooperation nötig machen, für die Erweiterung des sozialen Gesichtskreises, für das Lernen, wie andere denken und fühlen, für die Bestimmung von Status und Identität und für den Zwang zur Aktivität.

Seit den 1960er-Jahren nahm die Zahl der – insbesondere im Rahmen des Stresskonzepts durchgeführten – Untersuchungen zu. Es wurde unter anderem auch herausgefunden, dass nicht nur die Arbeitslosigkeit, sondern bereits die Ankündigungen von Werkschließungen bei den Beschäftigten sowie ihren Angehörigen zu massiven Gesundheitsstörungen führen können. In den 1970er-Jahren erschien dann die große – vom amerikanischen Kongress in Auftrag gegebene – Untersuchung von Brenner (1979). Sie kam zu dem Ergebnis, dass eine Steigerung der Arbeitslosenrate von 1 % mit einem ›time-lag‹ von fünf Jahren zu einer Zunahme der Sterblichkeit bei Herz-Kreislauf-Krankheiten und Leberzirrhose, einer Zunahme von Selbsttötungen und Morden sowie von Einweisungen in Gefängnisse und psychiatrische Kliniken führt.

Die Ergebnisse aus dem Gesundheitssurvey des RKI bestätigen für Deutschland den Zusammenhang zwischen Gesundheitsproblemen und Arbeitslosigkeit. Die subjektive Einschätzung des Gesundheitszustandes von arbeitslosen Männer und Frauen ist deutlich schlechter als die von Berufstätigen und dies steigert sich mit der Länge der Arbeitslosigkeit. Von der Mehrzahl der erfragten Erkrankungen waren arbeitslose Männer häufiger betroffen als berufstätige Männer. Die ungleiche Verteilung von Erkrankungen trifft allerdings nicht für Frauen zu. Die Gesundheitsversorgung wird bei beiden Geschlechtern häufiger in Anspruch genommen, im Gesundheitsverhalten zeigen sich wiederum nur bei Männern deutliche Unterschiede. Bei Männern lässt sich auch ein Zusammenhang zwischen der Dauer der Arbeitslosigkeit und der Sterblichkeit zeigen, bei Frauen allerdings nicht (Grobe und Schwartz 2003).

Zwar muss bei der Interpretation berücksichtigt werden, dass Gesundheitsstörungen umgekehrt auch zu Arbeitslosigkeit führen und die Arbeitssuche erheblich beeinträchtigen können (›Selektionshypothese‹: vgl. z. B. Elkeles 1993), allerdings lassen sich die Daten mit dieser Hypothese nicht alleine erklären. Dies spricht für die ›Kausalitätshypothese‹ d. h. dass Arbeitslosigkeit krank macht. Diese ist allerdings in Querschnittsstudien, wie Surveys, aus methodischen Gründen nicht nachweisbar (vgl. Grobe und Schwartz 2003, S. 18).

Die Geschlechterdifferenzen in den Daten zu den gesundheitlichen Folgen von Arbeitslosigkeit werden im Kern mit den Differenzen der Bedeutung der Erwerbsarbeit für beide Geschlechter zu erklären versucht (Grobe und Schwartz 2003, S. 17). Dies überzeugt allerdings angesichts der hohen Erwerbsquote von Frauen, im Jahr 2016 74,5 % im Bundesdurchschnitt im Vergleich zu 82,7 % bei den Männern (Destatis 2018a), nicht vollständig und müsste genauer untersucht werden.

Arbeitstätigkeit

Betrachtet man die Arbeitstätigkeit selbst, so sind Aufgabenvielfalt, Entscheidungsspielraum, Transparenz der Arbeitsvollzüge und der Betriebshierarchien, kollegiales Betriebsklima etc. die für die Arbeitszufriedenheit, das Selbstwert- und Kompetenzgefühl wichtigsten Faktoren. Weiterhin ist bedeutsam, dass Arbeitsplatz und Arbeitsumgebung nach optimalen ergonomischen Gesichtspunkten und den Vorschriften des Arbeitsschutzes gestaltet sind. Hinzu kommen angemessene Möglichkeiten zur Verpflegung und zur Gestaltung der Pausen. Eine befriedigende berufliche Tätigkeit hat auch einen erheblichen Einfluss auf das Wohlbefinden in anderen Lebensbereichen (vgl. unter anderem Hurrelmann 2000, S. 25f.).

Arbeit ist allerdings auch eine Quelle vielfältiger schwerwiegender Gesundheitsrisiken. Im Rahmen der Stressforschung wurden viele Untersuchungen zur gesundheitlichen Belastung am Arbeitsplatz durchgeführt. Dabei standen sozialpsychologische Faktoren im Vordergrund des Interesses: Arbeitsaufgaben, z. B. Überforderung, Unterforderung; Arbeitsorganisation, z. B. Arbeitszeit, Handlungs- und Entscheidungsspielräume, und soziale Beziehungen am Arbeitsplatz, z. B. Konflikte mit Vorgesetzten oder Kollegen (vgl. Badura 1993, Siegrist 1994, Hurrelmann 2000).

Exemplarisch für die theoretischen Modelle, die den Zusammenhang von Arbeit und psychosozialen Belastungen zu erfassen versuchen, sei das *Anforderungs-Kontrollmodell* von Robert A. Karasek genannt, das später um die Komponente der sozialen Unterstützung erweitert wurde. Untersucht wurden Aspekte der Arbeitsorganisation und der Arbeitsinhalte als Ursachen von arbeitsbedingten Belastungen.

Eine für das Modell relevante Dimension ist die Quantität der zu erbringenden Leistungen in einer bestimmten Zeit. Die zweite Dimension ist der Entscheidungsspielraum. Sind hohe Arbeitsbelastung mit geringem Entscheidungsspielraum verbunden, ist das Risiko für psychische Überbeanspruchung besonders hoch. Dies wird bei geringer sozialer Unterstützung noch verstärkt. Bei geringen quantitativen Anforderungen, hohem Entscheidungsspielraum und guter sozialer Unterstützung ist die Belastung gering, Arbeit wird zur Ressource (Karasek und Theorell 1990).

Folgt man der oben genannten Einteilung in Haupteffekte und Moderatoren, so könnte soziale Unterstützung im Arbeitsalltag hier der moderierende Faktor sein, während Entscheidungsspielräume und Umfang der Arbeitsleistung Hauptfaktoren darstellen.

Mit diesem Modell sind allerdings nicht alle Belastungen der Arbeitstätigkeit abgebildet.

Das *Modell beruflicher Gratifikationskrisen* von Johannes Siegrist (Dragano und Siegrist 2008) geht von der Annahme einer sozialen Reziprozität der Tauschbeziehungen zwischen Leistung und Belohnung aus und nimmt insofern eine subjektive Komponente mit in den Blick. Hier geht es um die Balance zwischen einerseits der Verausgabung, resultierend aus Anforderungen und der Bereitschaft zur Verausgabung, andererseits der Belohnung in Form von Gehalt, Wertschätzung, Aufstiegsmöglichkeiten und Arbeitsplatzsicherheit.

Der Anteil der Beschäftigten des tertiären Sektors an der Gesamtbeschäftigtenzahl ist von einem knappen Drittel im Jahr 1950 auf drei Viertel im Jahr 2017 kontinuierlich gestiegen (Destatis 2018b). Der tertiäre Sektor beinhaltet vor allem Dienstleistungen. Deshalb soll als eine der spezifischeren gesundheitlichen Belastungen die *Emotionsarbeit*, die für den gesamten Dienstleistungssektor charakteristisch ist, kurz beschrieben werden. Der der Begriff Emotionsarbeit stammt von Arlie Russell Hochschild (1983), die die Arbeitstätigkeit von Flugbegleiterinnen analysierte. Emotionsarbeit meint, dass die geforderte und gezeigte Freundlichkeit nicht das Ergebnis des persönlichen Arbeitsstils ist, sondern von Unternehmen zwingend eingefordert wird. Dabei müssen Kundinnen und Kunden den Eindruck eines persönlich ihnen geltenden positiven Gefühls haben, unabhängig davon, was tatsächlich empfunden wird. Nach Hochschild führt dies entweder zu emotionaler Dissonanz oder zu Burnout.

Zapf et al. (2000) zeigen allerdings, dass Emotionsarbeit nicht zwingend einen negativen Einfluss auf die Gesundheit haben muss. Emotionsarbeit lässt sich vielmehr differenzieren in das Zeigen positiver oder negativer Gefühle, die sensible Wahrnehmung der Gefühle anderer, Einfluss auf die Interaktion mit Kunden zu nehmen und Emotionale Dissonanz, d. h. positive Gefühle zu zeigen, obwohl neutrale oder negative empfunden werden. Emotionsarbeit kann zu emotionaler Erschöpfung führen oder auch mit dem Gefühl der Leistungserbringung verbunden sein und damit eine Ressource darstellen. Nur Emotionale Dissonanz hat keine als möglich erkennbaren positiven Folgen und kann neben der emotionalen Erschöpfung zur Depersonalisation führen.

Besondere gesundheitliche Belastungen sind darüber hinaus verbunden mit den im eher klassischen Arbeitsschutz diskutierten Faktoren wie Lärmwirkungen, Schadstoffen, körperlichen Belastungen, Hitze, Kälte, Nässe und Zugluft sowie Nacht- und Schichtarbeit (vgl. Statistisches Bundesamt 1998, S. 143ff.).

Eine in Nordrhein-Westfalen seit 1994 dreimal in Folge (1994, 1999, 2004) durchgeführte repräsentative Befragung zu aktuellen Belastungen am Arbeitsplatz kam zu folgenden Ergebnissen:

- Jeder zweite Beschäftigte klagt über psychische Belastungen wie hohe Verantwortung, hohen Zeitdruck und die Angst vor dem Verlust des Arbeitsplatzes.
- Bei den körperlichen Belastungen werden vor allem Zwangshaltungen, Lärm und klimatische Bedingungen am Arbeitsplatz als belastend empfunden.
- Männer fühlen sich tendenziell stärker belastet als Frauen.
- Während die Beschäftigten des Dienstleistungssektors sich relativ hohen psychischen Belastungen ausgesetzt fühlen, leiden die Arbeitnehmerinnen und Arbeitnehmer im Produktionssektor eher unter körperlichen Belastungen.
- Fast zwei Drittel der Befragten nannten als gesundheitliche Beschwerden Rücken- oder Gelenkschmerzen.
- Nach einem leichten Absinken im Zeitraum zwischen 1994 und 1999 zeigten die Erhebungen in 2004 einen deutlichen Anstieg vieler arbeitsbedingter körperlicher und psychischer Beanspruchungsfolgen (Bundesarbeitsgemeinschaft f. Sicherheit u. Gesundheit 2005).

Im Bericht »Sicherheit und Gesundheit bei der Arbeit 2008« setzten das Bundesministerium für Arbeit und Soziales (BMAS) und die Bundesanstalt für Arbeitsschutz und Arbeitsmedizin (baua) einen thematischen Schwerpunkt auf eine Betrachtung von Belastungen speziell von Frauen.

Jeweils mehr als die Hälfte der befragten Frauen fühlten sich durch folgende vier Anforderungen besonders belastet: Zeit- und Leistungsdruck, Unterbrechungen bei der Arbeit, Arbeit an der Grenze der Leistungsfähigkeit und große finanzielle Verluste bei kleineren Fehlern. Nur die Arbeit an der Grenze der Leistungsfähigkeit und bei den Vollzeitbeschäftigten auch die Unterbrechungen bei der Arbeit wurden von mehr als der Hälfte der Männer als Belastungen beschrieben. Frauen arbeiten dabei überwiegend in deutlich schlechter bezahlten Bereichen.

Fast zwei Drittel der vollzeitbeschäftigten Frauen fühlten sich außerdem durch einen Mangel an guter Zusammenarbeit mit Kolleginnen und Kollegen belastet, während für Männer fehlende soziale Unterstützung kein sehr relevantes Thema war. Mangelnder Informationsfluss war hingegen für beide Geschlechter eine erhebliche Belastung.

Zu den wichtigsten körperlichen Belastungen für Frauen gehörten Zwangshaltungen, schweres Heben und Tragen, Lärm, unzureichende Beleuchtung, klimatische Faktoren wie Kälte, Hitze, Zugluft und bei den Vollzeitbeschäftigten schlechte Luft (Staub, Gase, Rauch, Dämpfe). Nur bei vollzeitbeschäftigten Männern waren Luft und Klima ähnlich belastende Faktoren (BMAS 2010).

Es scheint also lohnenswert, die vorherrschenden Bilder von Frauenarbeit und Männerarbeit zu überprüfen und in der Betrieblichen Gesundheitsförderung auf Konzepte der Geschlechtergerechtigkeit zu achten.

Gesundheitliche Folgen von Arbeitsbelastungen

Der Umfang gesundheitlicher Beeinträchtigungen und Schäden aufgrund von Arbeitsbedingungen lässt sich – allerdings nur unzulänglich – aus den Zahlen über Berufskrankheiten, Arbeitsunfälle, Frühberentungen und dem Krankenstand ablesen. Hier seien beispielhaft einige Daten genannt:

Als *Berufskrankheiten* werden ausschließlich diejenigen Erkrankungen angesehen, die zweifelsfrei auf berufliche Einwirkungen zurückzuführen und als solche durch die Gesetzgebung als entschädigungspflichtig anerkannt sind. Sie sind in der Berufskrankheitenverordnung aufgeführt. Psychische und psychosomatische Erkrankungen, die z. B. aufgrund vielfältiger physischer wie psychosozialer Arbeitsbelastungen wie Stress, Hetze, Konkurrenzdruck, Mobbing, Über- oder Unterforderung entstehen können, werden als Berufskrankheiten nicht anerkannt. Es ist davon auszugehen, dass mit der Einführung neuer Technologien gerade ihr Anteil zunehmen wird. 2016 wurden 80 163 neue Verdachtsfälle von *Berufskrankheiten* angezeigt, davon wurden 22 320 als Berufskrankheiten anerkannt. Die fünf häufigsten *angezeigten* Berufskrankheiten waren (1) Hauterkrankungen, (2) Lärmschwerhörigkeit, (3) Hautkrebs durch UV-Strahlung, (4) Erkrankungen der Lendenwirbelsäule, (5) Lungen-/Kehlkopfkrebs durch Asbest. Die häufigsten *anerkannten* Berufskrankheiten waren (1) Lärmschwerhörigkeit, (2) Hautkrebs, (3) Asbestose, (4) Infektionserkrankungen und (5) Hauterkrankungen (BMAS 2017).

Die Zahl der meldepflichtigen *Arbeitsunfälle* betrug 2016 eine knappe Millionen, davon verliefen 575 Unfälle tödlich. Von 1 000 als ›Vollarbeiter‹ Beschäftigten erlitten durchschnittlich 23 einen Unfall. Seit 1960 ist der Trend deutlich absteigend. Die meisten Arbeitsunfälle ereignen sich im Baugewerbe. Wegunfälle kommen hinzu (BMAS 2017).

Die rechtlichen Rahmenbedingungen der *Frühberentungen* haben sich seit 2001 geändert: Statt der bisherigen Renten wegen Berufs- und Erwerbsunfähigkeit gibt es seitdem eine für alle Versicherten gleichermaßen geltende Rente wegen teilweiser oder voller Erwerbsminderung. Voll erwerbsgemindert ist derjenige, der weniger als drei Stunden auf dem allgemeinen Arbeitsmarkt tätig sein kann. Teilweise erwerbsgemindert ist, wer zwischen drei und weniger als sechs Stunden arbeiten kann. 2016 wurden 86 126 Frauen und 87 870 Männer wegen verminderter Erwerbsfähigkeit berentet. Als Berentungsursachen stehen bei Frauen und Männern psychische Erkrankungen an erster Stelle, gefolgt von Erkrankungen des Muskel- und Skelettsystems und Neubildungen, d. h. Krebserkrankungen (BMAS 2017).

Die *Arbeitsunfähigkeitstage* aller gesetzlich Versicherten lagen 2016 bei 22,5 Tagen je GKV-Mitgliedsjahr, am höchsten waren sie in der Metallerzeugung am niedrigsten bei freiberuflichen, wissenschaftlichen und technischen Dienstleistungen. Über 45-Jährige sind stärker betroffen als jüngere. Zu den Erkrankungsgruppen (nach ICD-10 gruppiert), die das Arbeitsunfähigkeitsgeschehen wesentlich prägen, gehören in der Reihenfolge der derzeitigen Häufigkeit der Arbeitsunfähigkeitstage:

- Muskel- und Skeletterkrankungen,
- psychische und Verhaltensstörungen,
- Atemwegserkrankungen,
- Verletzungen, Vergiftungen und Unfälle,
- in geringerem Umfang Herz-Kreislauferkrankungen und
- Krankheiten des Verdauungssystems (BMAS 2017).

Die »übrigen Erkrankungen« machen rund ein Viertel des Krankheitsgeschehens aus, dazu gehören u. a. Neubildungen.

Psychische Erkrankungen und Verhaltensstörungen gewinnen an Bedeutung. Mit der Veränderung der Arbeitsbedingungen zeigt sich allmählich die Tendenz, dass körperliche Gesundheitsrisiken von Arbeitsplätzen zurückgehen, psychische aber steigen. Allerdings muss bei einer Ableitung solcher Aussagen aus Arbeitsunfähigkeitsdaten auch berücksichtigt werden, dass es möglich ist, dass die Bereitschaft von Beschäftigten, psychische Erkrankungen zuzugeben, und die Bereitschaft von Ärztinnen und Ärzten, psychische Erkrankungen als Ursache von Arbeitsunfähigkeit zu benennen, gestiegen sein könnte. Muskel- und Skelett-Erkrankungen werden auch perspektivisch ein Problem bleiben, weil sie durch körperliche schwere Arbeit und durch sitzende und stehende Tätigkeiten entstehen können. Zudem können sich auch psychische Belastungen auf die Rückengesundheit auswirken.

Arbeitsbedingungen und Widerstandsressourcen

Fragt man im Sinne von Antonovsky (1997) nach den Aspekten von Arbeit, die Generalisierte Widerstands-Ressourcen (GRRs) fördern können, dann müssen die Erfahrungen am Arbeitsplatz in den Blick kommen, die das Entstehen des Empfindens von Kohärenz (▶ Kap. 4) befördern können, d. h. Erfahrungen der Teilhabe an sozial anerkannten Aktivitäten, Erfahrungen der Konsistenz und Erfahrungen der hinreichenden Verfügung über Ressourcen.

Arbeit und damit auch Erwerbsarbeit kann, soweit sie als persönlich sinnstiftend und gesellschaftlich anerkannt erlebt wird, generell Erfahrungen der Teilhabe befördern. Dies ist zugleich eine der möglichen Erklärungen für die gesundheitsbelastenden Wirkungen von Arbeitslosigkeit, aber auch für Unterschiede zwischen verschiedenen Berufsgruppen. Vereinfacht gesagt müssten unter dem Aspekt der Teilhabe an sozial anerkannten Aktivitäten diejenigen Berufe, die den höchsten sozialen Status haben (Berufsprestige), die Berufe sein, die am meisten mit gesundheitlichen Ressourcen verbunden sind, während dies für Berufe mit geringem sozialem Status weniger zutrifft. Dies bedeutet beispielsweise, dass die Arbeit einer Chirurgin im Krankenhaus, trotz erheblicher Belastungen, weit stärker mit gesundheitlichen Ressourcen verbunden sein müsste, als die der Reinigungskraft im Operationssaal. Betrachtet man Arbeitsunfähigkeitsdaten nach Berufen sortiert, so scheint diese Überlegung nicht abwegig zu sein. So gehörten zu den Berufen mit besonders hohen Arbeitsunfähigkeitsdaten bei Frauen Eisenbahnbetriebsreglerinnen, Elektroteilemonteurinnen und Helferinnen in der Krankenpflege; bei Männern Straßenwarte, Straßenreiniger und Halbzeugputzer. Zu den Berufen mit geringen Krankenständen gehören bei Frauen Apothekerinnen, Publizistinnen und Unternehmensberaterinnen; bei Männern Chemiker, Ärzte und Publizisten (BKK 2009). Die genauen Berufsgruppen ändern sich mit der Zeit, die Tendenz bleibt aber. Allerdings ist auch entscheidend, ob die betreffende Person die gesellschaftliche Anerkennung ihres Berufes so auch wahrnimmt und dies wiederum wird stark von ihrem unmittelbaren sozialen Umfeld geprägt sein.

In der *betrieblichen Gesundheitsförderung* wird darüber hinaus aber auch die faktische Teilhabe an Entscheidungsprozessen als eine solche Ressource diskutiert. Dies betrifft einerseits betriebliche Kommunikationsprozesse, andererseits die Gestaltungs- und Entscheidungsmöglichkeiten am Arbeitsplatz selbst. Hier gibt es geeignete Interventionsmöglichkeiten, während Berufsprestige kaum gezielt beeinflussbar ist.

Unter dem Aspekt der Konsistenz wäre unter anderem die Frage der Arbeitssicherheit als Ressource zu diskutieren, aber auch Fragen der Transparenz von Entscheidungsprozessen. Beispielsweise könnten die gesundheitlich fatalen Folgen von Mobbing auf die damit verbundene Erfahrung der Willkür, die Erfahrung der fehlenden Konsistenz zurückzuführen sein.

Die Erfahrung, ausreichend Ressourcen zur Bewältigung von Anforderungen zur Verfügung zu haben, kann eine Erklärung für die Belastung von Unterforderung und Überforderung darstellen. Auch Verbindungen zum Anforderungs-Kontrollmodell von Robert A. Karasek (Karasek und Theorell 1990) lassen sich ziehen.

Insgesamt sind selbst für den Lebensbereich Arbeit, in dem gesundheitswissenschaftliche Ansätze in der Praxis intensiv verfolgt werden, die Theorien von Antonovsky nicht genug erforscht, obwohl er selbst darauf verweist, wie interessant Interventionsansätze hier sein könnten (Antonovksy 1997, S. 120).

3.2.2 Wohnen

Riemann et al. (1994, S. 151ff.) führten unter anderem in Offenburg eine, zwangsläufig nicht repräsentative, Passantenbefragung durch. Passanten wurden an unterschiedlichen Orten und zu unterschiedlichen Wochen- und Tageszeiten in Form offener Interviews gefragt: »Was ist hier in Offenburg für Ihre Gesundheit und Ihr Wohlbefinden am besten?« Die Antworten zeigen die große Bedeutung von Natur und Wohnsituation auf die Gesundheit und das Wohlbefinden der befragten Bevölkerung: »Eine intakte natürliche Umwelt, das Gebäude- und Straßenbild, das Freizeit- und Kulturangebot, die Wohnsituation, gute

Luft und Ruhe sind die wesentlichen positiven Faktoren, die die Bürger mit Gesundheit und Wohlbefinden im kommunalen Kontext in Verbindung bringen. Dagegen spielen die ›klassischen‹ gesundheitlichen Faktoren (Versorgung, Gesundheitsverhalten) nur eine marginale Rolle« (Riemann 1994, S. 154). Einer repräsentativen Studie in der Gegenwart müssten diese Ergebnisse nicht Stand halten, aber sie zeigen, dass mit Gesundheit im Wohnumfeld nicht nur die Gesundheitsversorgung assoziiert werden muss.

Wohnverhältnisse

Wohnverhältnisse haben in vielfacher Hinsicht eine herausgehobene Bedeutung für das körperliche, seelische und soziale Wohlbefinden. Angemessene Wohnverhältnisse sind ein wichtiger Faktor für die Gestaltung des Familienlebens und die Pflege gesellschaftlicher Kontakte. Die Wohnung ist der zentrale Ort für eine selbstbestimmte Lebensgestaltung. Die Bedingungen im menschlichen Wohnbereich sind ein äußerst bedeutungsvoller Umweltfaktor für Gesundheit.

Durchschnittlich halten sich Menschen einen erheblichen Teil ihres Lebens in ihrer Wohnung auf, an Arbeitstagen fast 16 Stunden, an Wochenenden fast 17 Stunden täglich. Bei Kindern und älteren Menschen ist diese Zahl noch höher, es ist die Gruppe der jüngeren Erwachsenen, die die geringste Stundenzahl in der Wohnung verbleibt (WHO Europa 2007).

Wohnungen sollten ausreichend Platz für die Bewohner bieten, gut ausgestattet (Bad, WC, Heizung, Balkon oder Garten), hell und trocken sowie ruhig gelegen sein. Sie sollten sich in einer angenehmen und sicheren Umgebung, in der Nähe von Kindergärten, Schulen, Einrichtungen der Gesundheitsversorgung, Geschäften, öffentlichen Verkehrsmitteln und Park- bzw. Sportanlagen befinden. Die Mieten sollten erschwinglich sein.

Der Lebensbereich Wohnen bezieht sich aber nicht nur auf die Wohnung selbst, sondern auch auf das Wohnumfeld, das Wohngebiet. Die Bedeutung der Wohnumgebung für die Gesundheit ist ein wichtiges Thema gesundheitswissenschaftlicher Veröffentlichungen (einen Überblick über Modelle, Erfahrungen und Perspektiven gibt das von Stumm und Trojan (1994) herausgegebene Buch »Gesundheit in der Stadt«). Interessante Anregungen geben auch Publikationen, die in interdisziplinärer Zusammenarbeit zwischen Raumplanung und Gesundheitswissenschaft entstanden sind. Ein Beispiel dafür sind Veröffentlichungen zum Thema Umweltgerechtigkeit (u. a. Bolte et al. 2012).

2007 veröffentlichte die WHO-Europa die Ergebnisse von LARES (Large Analysis and Review of European Housing and Health Status), einer Studie an der acht europäische Städte beteiligt waren, darunter Bonn. Danach lässt sich ein Zusammenhang zwischen der Wohnqualität und der subjektiven Gesundheit nachweisen. Dieser Zusammenhang galt auch für die obere soziale Schicht, bei der weitgehend ausgeschlossen werden kann, dass hier soziale Faktoren als Störgrößen wirken. Allerdings verschärft ein geringer sozioökonomischer Status das Problem.

Zwar hatten viele Wohnungen einen privaten Garten oder zumindest eine öffentlich nutzbare Grünfläche, aber immerhin 45 % lagen direkt an einer stark befahrenen Straße ohne jeden Grünraum. 30 % hatten nicht genügend Erholungsraum in den Wohnungen, das galt für Kinder und Ältere, aber vor allem für Teeanger. Die eigene Wohnung wurde insbesondere mit persönlicher Privatsphäre, aber auch mit Sicherheit verbunden. Einen negativen Einfluss auf das Wohlbefinden hatten vor allem ein Mangel an Tageslicht, keine schöne Aussicht aus dem Fenster zu haben, nächtliche Ruhestörungen, keinen Platz für sich in der Wohnung zu haben und extreme Feuchtigkeit und Schimmelbefall in der Wohnung. Zu gesundheitlichen Folgen in vielen Wohnungen führten auch Probleme mit der Heizung und Isolierung, unzureichende sanitäre Ausstattung und häusliche Unfälle (WHO Europa 2007).

LARES zeigt, dass es auch in Ländern mit einem höheren Lebensstandard noch ernsthafte Wohnprobleme geben kann. Diese beziehen sich unter anderem auf die mangelnde Ausstattung mit Heizungen und sanitären Anlagen, angesichts des Klimawandels auch auf die Frage des Schutzes vor Hitze, die Sicherheit vor Stürmen und die Folgen von Überschwemmungen. Wohnprobleme gibt es insbesondere in Neubausiedlungen am Rande der Städte ohne ausreichende Infrastruktur und Verkehrsanbindung. In vielen Städten stehen nicht genügend Wohnungen zu einem vernünftigen Mietpreis zur Verfügung. Die Wohnumgebung kann durch Lärm, Luftverschmutzung, gefährliches Verkehrsaufkommen, mangelnde Abfallbeseitigung und Fehlen von Grünanlagen oder Spielplätzen belastet sein. Fehlende Grünflächen sind beispielsweise ein Aspekt, der die Wahrscheinlichkeit körperlicher Alltagsaktivität verringert. Die psychisch belastenden Effekte einer unbefriedigenden Wohnsituation sind nur schwer zu quantifizieren, spielen aber gleichwohl eine wichtige Rolle wie z. B. Wanner (1991) ausführt:

»Dazu kommen eine Reihe von Faktoren, die in unterschiedlicher Weise das psychische Wohlbefinden beeinträchtigen, wie zum Beispiel wenig Sonne und wenig Tageslicht in der eigenen Wohnung, lange und mühsame Wege zum Arbeitsplatz und zum Einkaufen, oder zu wenig Grünanlagen zum Erholen und Entspannen. Den Kindern fehlen oft in der Nähe ihres Wohnortes geeignete Spielplätze, auf denen sie sich frei entfalten können, und Sporttreibende müssen lange Anfahrtswege zu den Sportplätzen in Kauf nehmen. Einen negativen Einfluss auf das psychische Befinden können auch die funktionelle Bauweise der Wohnbauten, Straßen und Plätze haben, wie wir sie in modernen städtischen Quartieren häufig antreffen. Deren Eintönigkeit vermag keine Anregungen und auch keine Abwechslungen zu geben; die oft phantasielose Gestaltung der Wohnquartiere oder der dominierende Straßenverkehr erschwert auch den Kontakt zu den Mitmenschen« (Wanner 1991, S. 202; vgl. auch Stumm und Trojan 1994, Maschewsky 2001, Mielck 2002, Bolte und Mielck 2004).

Wohnungslosigkeit

Nach Schätzungen der Bundesarbeitsgemeinschaft Wohnungslosenhilfe e. V. waren im Jahr 2016 in Deutschland rund 860 000 Menschen wohnungslos.

Davon lebten rund 52 000 Menschen ohne jegliche Unterkunft auf der Straße. Wohnungslos ist, wer nicht über einen mietvertraglich abgesicherten Wohnraum verfügt. Das sind zum Beispiel Menschen, die lediglich mit Nutzungsverträgen in Wohnraum eingewiesen oder in Notunterkünften untergebracht werden; die sich in Heimen, Anstalten, Notübernachtungen, Asylen, Frauenhäusern aufhalten, weil keine Wohnung zur Verfügung steht; die als Selbstzahler in Billigpensionen leben oder bei Verwandten, Freunden und Bekannten vorübergehend unterkommen und die, die ohne jegliche Unterkunft sind. Den Frauenanteil unter den Wohnungslosen schätzt die Wohnungslosenhilfe auf 27 %, die Zahl der Kinder und Jugendlichen auf ca. 8 % (BAG W 2017). Zu den Wohnungslosen kommen von Wohnungslosigkeit bedrohte Personen hinzu. Von Wohnungslosigkeit bedroht sind Menschen aufgrund einer Kündigung, einer Räumungsklage, einer Zwangsräumung, wegen Abbruch des Hauses oder aufgrund von durch Gewalt geprägten Lebensumständen. Die gesetzliche Möglichkeit der Wegweisung von gewalttätigen Partnern hat das Problem der Wohnungslosigkeit von Frauen hier etwas entschärft.

Die gesundheitlichen Auswirkungen der Wohnungslosigkeit wurden auch in Deutschland zum Thema einiger empirischer Untersuchungen gemacht (vgl. u. a. Trabert 2000, 2005, Grabs 2006, Ishorst-Witte et al. 2001). Obdachlosigkeit ist häufig mit anderen gravierenden und die Gesundheit ebenfalls beeinträchtigenden sozialen Problemen vergesellschaftet, wie z. B. Arbeitslosigkeit, Scheidung, Migration. Darüber hinaus können auch schwere Erkrankungen zu Obdachlosigkeit führen, wie z. B. Schizophrenie oder Alkoholismus. Andere Erkrankungen, wie z. B. Tuberkulose oder Hautkrankheiten, sind eindeutig die Folge von Obdachlosigkeit bzw. der mit Obdachlosigkeit verbundenen Lebenssituation einschließlich der Unterbringung in Asylen. Schließlich kann Obdachlosigkeit vorbestehende Erkrankungen verschlimmern.

Zu den wenigen Untersuchungen zu diesem Problemfeld gehört auch das von Fisher und Collins (1993) herausgegebene Buch, das sich sowohl mit den gesundheitlichen Folgen von Obdachlosigkeit als auch mit der Gesundheitsversorgung dieser Bevölkerungsgruppe beschäftigt. In einem Vergleich von Patienten aus einer speziellen allgemeinmedizinischen Versorgungseinrichtung für Obdachlose in Ost-London mit den Daten von nicht obdachlosen Patienten in der Allgemeinmedizin wurden einige Besonderheiten der Gesundheitssituation obdachloser Menschen deutlich: Obdachlose haben insgesamt mehr Gesundheitsprobleme als Nicht-Obdachlose, im Vordergrund stehen psychische Erkrankungen, mit Alkohol- und Drogenabhängigkeit verbundene Gesundheitsstörungen, Hauterkrankungen, rheumatische Erkrankungen, Tuberkulose und Zahnerkrankungen.

Mit den speziellen gesundheitlichen Problemen von sogenannten »Straßenkindern«, Jugendlichen und jungen Erwachsenen bis 26 Jahre – in Deutschland derzeit etwa 37 000 Betroffene (Beierle, Hoch 2017), die sich überwiegend in Großstädten aufhalten – sowie den möglichen Hilfen befasst sich eine Untersuchung von Hartwig und Waller (2006). Bei den »Straßenkindern« standen folgende Gesundheitsprobleme im Vordergrund: Infektionskrankheiten der Atemwege, Hauterkrankungen, parasitäre Erkrankungen, Hepatitis, Drogenkonsum und assoziierte Erkrankungen, sexuell übertragbare Krankheiten, Verletzungen auch durch Vergewaltigung und körperliche Misshandlung.

Öffnet man den Blick auf globale Probleme, so sind Krieg und Flucht vor kollektiver Gewalt, vor politischer Verfolgung oder vor Armut die wohl wichtigsten Ursachen von Wohnungslosigkeit, die neben existentiellen Bedrohungen auch mit tiefen Verlustgefühlen und dem Gefühl von Entwurzlung verbunden sein können.

Wohnumwelt

Beim Thema Wohnen sollen auch Rahmenbedingungen einer ›gesunden Umwelt‹ vorgestellt werden, obgleich diese auch auf andere Lebensbereiche einwirkt. Eine ›gesunde Umwelt‹ umfasst unter anderem:

- Luft: saubere Außenluft z. B. in Bezug auf Schwefel- und Stickoxide, photochemische Oxidanzien (›Sommersmog‹) und flüchtige organische Verbindungen; saubere Luft in geschlossenen Räumen (Wohn- und Freizeiträume, Arbeitsplatz) unter Einbeziehung der Auswirkungen von Radon, Passivrauchen und Chemikalien,
- sauberes Wasser, sowohl als Trinkwasser, Oberflächenwasser, Grundwasser, Küstengewässer und Erholungsgewässer,
- mikrobiologische und chemische Unbedenklichkeit der Lebensmittel,
- hygienische Abfallentsorgung, Bewirtschaftung, Beförderung und Entsorgung gefährlicher Abfälle,
- Stadtentwicklung, Stadtplanung und Stadtsanierung zum Schutz der Gesundheit und zur Förderung des Wohlbefindens,
- sichere und anregende Spielplätze, gut erreichbare Naherholungsgebiete,
- Schutz vor den gesundheitsschädigenden Auswirkungen globaler Umweltprobleme wie der Zerstörung der Ozonschicht und der Veränderung des Klimas,
- Schutz vor gesundheitsschädlichen Auswirkungen verschiedener Energieformen, von Transport und Verkehr (insbesondere Straßenverkehr), landwirtschaftlichen (einschließlich Düngung und Anwendung von Pflanzenschutzmitteln) sowie biotechnologischen Verfahren, Einsatz umweltfreundlicher Technologien,
- Schutz vor persistenten Chemikalien und solchen mit chronischer Wirkung,
- Katastrophenschutz und Notfallplanung sowie entsprechende Maßnahmen bei Unfällen, Störfällen und Katastrophen (vgl. Fehr 1998 und 2005, Trojan und Legewie 2001).

In den 1980er und 1990er Jahren wurde auf mehreren großen europäischen Konferenzen über ›Umwelt und Gesundheit‹ diskutiert (1989 in Frankfurt/M.,

1994 in Helsinki und 1999 in London). Mit der Verabschiedung der Agenda 21 wurden diese wichtigen umweltpolitischen Aktivitäten weltweit fortgesetzt. Auf der Grundlage insbesondere des Brundtland-Reports »Our Common Future« von 1987 und dem darin entwickelten »Nachhaltigkeitskonzept« verabschiedeten 1992 auf der »Konferenz der Vereinten Nationen für Umwelt und Entwicklung« in Rio de Janeiro 178 Staaten das Aktionsprogramm für nachhaltige Entwicklung für das 21. Jahrhundert (Agenda 21 vgl. www.agrar.de/¬agenda/). Das 6. Kapitel der Agenda 21 widmet sich dem Thema »Schutz und Förderung der menschlichen Gesundheit«, aber auch in den anderen Kapiteln wird wiederholt auf das Thema Gesundheit Bezug genommen. Risiko- und weniger ressourcenbezogene Fragen stehen im Vordergrund:

- Deckung der Bedürfnisse im Bereich der primären Gesundheitsversorgung, insbesondere im ländlichen Bereich,
- Bekämpfung übertragbarer Krankheiten,
- Schutz besonders anfälliger Gruppen,
- Lösung der Gesundheitsprobleme in den Städten,
- Reduzierung der durch die Umweltverschmutzung bedingten Gesundheitsrisiken und Gefährdungen.

In diesem Zusammenhang sei auch auf die Programmatik »Gesundheit 21« der WHO hingewiesen, in der die oben genannten »Einzelziele für Gesundheit 2000« fortgeschrieben wurden. Dieses Rahmenkonzept »Gesundheit für alle« für die Europäische Region der WHO – so der offizielle Untertitel – thematisiert im Ziel 10 »eine gesunde und sichere natürliche Umwelt«, allerdings – wie in der Agenda 21 – überwiegend im Sinne des Gesundheitsschutzes und der Prävention gegenüber umweltbedingten Gesundheitsrisiken.

Folgen des Klimawandels für das Wohnumfeld

Der Zwischenstaatliche Ausschuss für Klimaänderungen der Vereinten Nationen (IPCC) hat in seinem vierten Sachstandsbericht dargelegt, dass die globale Erdoberflächentemperatur von 1901 bis 2000 im Mittel um 0,74° C angestiegen ist. Dieser Trend wird sich selbst bei Stagnation der weltweiten Treibhausgasemissionen fortsetzen. Je nach Szenario geht das IPCC derzeit von einer Erhöhung der mittleren globalen Oberflächentemperatur zwischen 1,8° und 4,0° C bis 2100 aus. In Verbindung mit der Erwärmung ist für die vergangenen fünf Dekaden eine Häufung von Extremwetterereignissen zu beobachten, die zwischen 1990 und 2006 kumulierte. Die Verstetigung dieses Trends in den kommenden Jahrzehnten gilt als sehr wahrscheinlich. In Deutschland wird ein Anstieg der Jahresmitteltemperatur um 1,5°C bis 3,7°C, je nach Erfolg von adaptiven und eindämmenden Maßnahmen, bis zum Jahr 2100 erwartet (UBA 2007).

Die prognostizierte Zunahme der Häufigkeit und Intensität von Hitzewellen ist eine der greifbarsten Auswirkungen des Klimawandels auf die Gesundheit der Bevölkerung in Europa (Menne et al. 2008), die sich auf die Gestaltung des Wohnumfeldes auswirken muss und zwar im Sinne der Nachhaltigkeit so, dass daraus nicht neue Probleme für das Klima entstehen.

Aus dem Hitzesommer 2003 liegen europaweit Studien zur erhöhten Mortalität vor, nach denen überwiegend über 75-jährige Personen, die in überwärmten innerstädtischen Gebieten leben, betroffen waren. Gefährdet sind aber unter anderem auch Kinder, chronisch Kranke, körperlich oder mental eingeschränkte Menschen, Personen, die bestimmte Medikamente einnehmen müssen, und Personen, die sich, z. B. aus beruflichen Gründen, überwiegend im Freien aufhalten. Für die Staaten der europäischen Union wird eine Zunahme der Mortalität um 1-4 % pro Grad Temperaturanstieg oberhalb des regionalen Schwellenwertes für Hitzebelastung erwartet (Menne et al. 2008).

Der Begriff Hitzewelle ist international und innereuropäisch nicht einheitlich definiert. Gearbeitet wird mit festen Grenzen oder mit Werten, die sich auf die Abweichung vom regionalen und saisonalen Durchschnitt beziehen, mit Mindestdauern der hohen Temperaturen und mit dem Grad der nächtlichen Abkühlung, mit Lufttemperatur oder Interaktion zwischen Wetter und Mensch. Zur klimatischen Situation in Deutschland könnte die Definition von Kysely passen, nach der eine Hitzewelle durch Tageshöchstwerte > 30°C und nächtliche Temperaturen > 20°C, die mindestens drei Tage lang anhalten, definiert ist. Andere Definitionen setzen voraus, dass die Temperaturen mindestens 5 Tagen andauern. Hitzewarnungen in Deutschland orientieren sich an der gefühlten Temperatur, die thermophysiologisch bedeutsame Mechanismen des Wärmeaustauschs des Menschen mit der Atmosphäre erfasst (vgl. Blättner et al. 2010).

Bis zu den Ereignissen des Hitzesommers 2003 fehlte in den meisten europäischen Ländern eine geeignete Vorsorgeplanung (WHO Europa 2004). Als Reaktion auf die erhöhte Morbidität und Mortalität folgten einige europäischen Länder der Aufforderung des Fourth Intergovernmental Preparatory Meetings 2004, Kenntnisse über regionale und nationale hitze(mit)bedingte Morbidität zu erlangen und wirksame Maßnahmen wie Frühwarnsysteme, Monitoring und ein intaktes Krisenmanagement zu entwickeln (WHO-Europa 2004). Nationale Maßnahmepläne wurden entwickelt, die Hitzewarnungen, gezielte Präventionsmaßnahmen im kommunalen Umfeld und Surveillance-Systeme zur Überwachung des hitzebedingten Krankheitsgeschehens umfassten. Die Erfahrungen im Sommer 2006 zeigten dennoch, dass zwar einige Länder Maßnahmepläne erstellt hatten, es aber Lücken bei der Implementierung gab (Kovats und Hajat 2008).

Auf der fünften Ministerkonferenz Umwelt und Gesundheit der WHO-Europa im März 2010 wurde ein Handlungsrahmen für die Europäische Region zum Schutz der Gesundheit in einer durch den Klimawandel bedrohten Umwelt verabschiedet, der unter anderem die Verbesserung von Frühwarnsystemen und die Einrichtung bzw. Weiterentwicklung von Aktionsplänen für extreme Wetterereignisse vorsieht (WHO Europa 2010). Dies steht im Kontext einer Reihe von Projekten des Regionalbüros Europa der Weltgesundheitsorganisation zu den Gefährdungen durch den Klimawandel als eines der zentralen Gesundheitsthemen.

Überwiegend greifen ›Heat Health Action Plans‹ (Matthies et al. 2008) die Notwendigkeit von Notfallinterventionen auf, also von Maßnahmen die während eines konkreten Hitzeereignissen zu tun sind. Fragen der Umgestaltung von Wohnungen und vor allem der Stadtplanung, die auf nachhaltigere Prävention ausgerichtet sind, sollten aus Sicht der WHO ebenfalls Bestandteil des Maßnahmenkataloges sein. Dieser Ansatz ist in Deutschland insoweit aufgegriffen als z. B. das Baugesetzbuch (BauBG) in der Fassung vom 3. November 2017 in § 1 (5) fordert, dass Bauleitpläne dazu beitragen, den Klimaschutz und die Klimaanpassung, insbesondere auch in der Stadtentwicklung, zu fördern.

Mit dem Klimawandel können unterschiedlich Extremwetterereignisse verbunden sein, die auf die Gesundheit im Wohnumfeld schwere Auswirkungen haben. Dies zeigen weltweit beispielsweise die Ereignisse des Sommers 2010 eindrücklich:

Im Juli und August herrschte in Lateinamerika eine ungewöhnliche Kältewelle, die nicht nur zu Kälte-Toten und Erfrierungen, sondern auch zu Ernteausfällen führte. In Pakistan fiel Anfang August der Monsunregen ungewöhnlich stark aus und führte zu einer Überschwemmungskatastrophe mit rund 20 Millionen Betroffenen. Meteorologische Ursache war ›La Niña‹: Kräftige Passatwinde trieben warmes Meerwasser nach Westen, sodass sich riesige Gebiete im tropischen Pazifik abkühlten. Dieses Phänomen führte zu extremer Trockenheit in Teilen Amerikas, Regenfällen im Westpazifik und Hurrikanen im Atlantik. So extrem wie 2010 wurde dieses Phänomen vorher noch nie festgestellt. In Pakistan starben mehr als 1 800 Menschen. Millionen wurden vorübergehend oder dauerhaft wohnungslos. Infrastrukturen wurden völlig zerstört. Ernteausfälle und drohende Epidemien, wie der Ausbruch der Cholera, brachten neue Gefahren mit sich. Schlammlawinen in Nordwestchina lösten gleichzeitig Erdrutsche mit einer hohen Anzahl Toter aus. Ebenfalls seit Juli herrschte im europäischen Teil Russlands über Wochen eine für dortige klimatische Verhältnisse ungewöhnliche Hitzewelle. 35 Tage lang wurden in Moskau Temperaturen über 30 Grad gemessen, in der Zeit gab es zudem 11 Tropennächte. Die Hitzewelle überstieg die Erfahrungen des westeuropäischen Hitzesommers 2003 bei weitem. Die Hitze führte zu direkten Hitzetoten aber auch zu Ernteausfällen und zu schweren Waldbränden, die Dörfer und Städte niederbrannten und unter anderem in Moskau extrem giftigen Smog verursachten. Man stelle sich vor, bei extremer Hitze in der Wohnung die Fenster aufgrund des Smogs geschlossen halten zu müssen, nur mit Atemschutz auf die Straße zu können und keine Chance zu haben, die Region verlassen zu können. In Deutschland waren die Ereignisse vergleichsweise harmlos, dennoch gab es durch die Hitzewelle im Juli eine noch nicht bezifferte Zahl zusätzlicher Toter, die ungewöhnlich starken Regenfälle im August führten zu überschwemmten Stadtteilen.

Umweltgerechtigkeit

Wohnraum sowie gesundheitliche Ressourcen und Risiken von Wohnumgebungen sind auch in Deutschland sozialräumlich ungleich verteilt. Das ist die Kernaussage der Diskussion um Umweltgerechtigkeit, die die Frage der Verteilung von Umweltbelastungen auf soziale Gruppen und Regionen aufwirft, denn

- viele Umweltbelastungen sind sehr ungleich verteilt,
- von hohen Umweltbelastungen betroffene Gruppen sind auch ökonomisch, politisch und sozial benachteiligt und
- neue Umweltbelastungen werden so verteilt, dass sie bestehende Umweltungleichheit eher verstärken (Maschewsky 2001, Bolte und Mielck 2004).

So werden beispielsweise Risikoanlagen, wie Sondermülldeponien oder atomare Zwischenlagern in strukturschwachen Gebieten gebaut, in denen mangels Arbeitsplätzen mit höherer Akzeptanz in der Bevölkerung gerechnet wird.

Umweltgerechtigkeit befasst sich mit der sozialräumlichen Verteilung von Umweltbelastungen. Sie untersucht, ob sozial bzw. ethnisch Benachteiligte mehr Umweltbelastungen aufweisen, warum dies der Fall ist, mit welchen sozialen und gesundheitlichen Folgen und wie sich dies vermeiden lässt.

Ein Beispiel für eine unter dem Aspekt der Umweltgerechtigkeit relevante Studie ist der Kinder-Umwelt-Survey, der im Rahmen der KiGGS-Studie durchgeführt wurde. Zwei thematische Beispiele zeigen, wie schwierig es hier sein kann, die soziale Verteilung von Umweltrisiken zu verstehen:

Es ließ sich nicht nachweisen, dass lärmbedingte Hörschäden bei Kindern aus unterschiedlichen sozialen Schichten unterschiedlich verteilt sind. Allerdings zeigte sich bei den 8- bis 10-jährigen Kindern ein signifikanter Zusammenhang zwischen Straßenverkehrslärm und sozioökonomischen Status. Je niedriger der Status, desto größer war die Belästigung durch Straßenverkehrslärm tags und auch nachts. Bei den 11- bis 14-jährigen Kindern bestanden keine statistisch so deutlich abgesicherten Zusammenhänge, aber die gleiche Grundtendenz. Auch von Fluglärm waren Kinder mit niedrigem sozioökonomischem Status häufiger belastet als die Kinder mit mittlerem und hohem Status (Babisch 2009).

Zugleich wurde Hausstaub auf einige Schadstoffe untersucht, darunter Chlorpyrifos, DDT und einige PCB-Kongenere. Der Anteil an Hausstaubproben, in denen diese Schadstoffe nachgewiesen werden konnten, war bei Familien mit höherem sozialem Status größer. Die Ursache dafür ist unklar. Diskutiert werden der Zugang zu Produkten der Schädlingsbekämpfung aufgrund besserer Kaufkraft, Aufenthalte im Ausland, aus dem dort erworbene Produkte in die Wohnung mitgebracht werden, in denen in Deutschland verbotene Substanzen benutzt werden oder die frühere Verwendung von bestimmten Baumaterialen (Müssig-Zufika et al. 2008).

Der Kinder-Umwelt-Survey verdeutlichte auch, dass nach wie vor viele Kinder in Wohnungen aufwachsen, in denen sie den Risiken des Passivrauchens ausgesetzt sind. Soziale Unterschiede ließen sich hier nicht nachweisen.

Wohnbedingungen und Widerstandsressourcen

Fragt man im Sinne von Antonovsky (1997) nach den Wohnbedingungen, die Generalisierte Widerstands-Ressourcen (GRRs) fördern können, dann zeigt sich, dass viele gesundheitsfördernde oder die Gesundheit beeinträchtigenden Aspekte von Wohnen bisher noch zu wenig diskutiert sind. So ist für die Praxis der Gesundheitsförderung im Stadtteil das soziale Zusammenleben ein wichtiges Thema, die Bedeutung des Zusammenhangs zwischen Teilhabe an sozial anerkannten Aktivitäten und gesundheitlicher Bedingungen des Wohnens ist in der gesundheitswissenschaftlichen Theorie aber kaum diskutiert. Fragen der Konsistenz und Verfügung über Ressourcen im Kontext von Wohnen sind ebenfalls nicht systematisch untersucht.

Schon einige ältere Arbeiten aus der Umweltpsychologie könnten hier aber wertvolle Anregungen geben.
So untersuchte z. B. Fried (1963) die Reaktionen von Bewohnern eines Stadtteils mit gewachsenen, intakten Sozialbeziehungen auf ihre Zwangsumsiedlung in ein Neubauviertel. Die Kombination der Zerstörung der Sozialstrukturen mit der Unfreiwilligkeit der Umsiedlung führte zu einer tiefen Traurigkeit bis hin zu depressiven Verstimmungen, einem permanenten Verlangen nach der alten Wohnung und sogar körperlichen Symptomen wie Erbrechen.
Krebs (1990) fand bei Bewohnern einer Siedlung für Wohnungslose Gefühle der Macht- und Schutzlosigkeit, die auch die Bereitschaft reduzierten, die Bedingungen des Lebens aktiv in eigene Hände zu nehmen.
Hallman und Wandersman (1992) untersuchten, weshalb die Menschen aus der Nachbarschaft des Kernkraftwerks von Three Mile Island auch fünf Jahre nach der Bedrohung durch einen Reaktorunfall, der aber vergleichsweise günstig endete, massive Stresssymptome zeigten. Die gefundenen Aspekte lassen sich teilweise der Komponente der Verstehbarkeit zuordnen: Unsicherheit über die Notwendigkeit von Schutz oder eingetroffener Schädigung, widersprüchliche Informationen und Misstrauen in die Informationspolitik. Wichtige Faktoren waren aber auch das Aufbrechen sozialer Stützsysteme bei der Evakuierung und der Verlust der gesellschaftlichen Anerkennung der Wohngegend, verbunden mit Stigmatisierung und rapide fallenden Grundstückspreisen.

3.2.3 Familiäres Zusammenleben

Familiäre Bindung

Die engste Form der Zusammengehörigkeit von Menschen ist die Familie. Der Begriff ›familia‹ stammt ursprünglich aus dem Lateinischen und bedeutet

›Hausgemeinschaft‹. Zwar wird im Alltagssprachgebrauch unter Familie in Deutschland meist eine verwandtschaftliche Beziehung zwischen Ehepartnern und ihren Kindern verstanden, aber dieser enge Familienbegriff wird weder historisch noch aktuell der tatsächlichen Formenvielfalt enger sozialer Bindungen gerecht. Familien bestehen heute aus verheirateten und nicht verheirateten, gemischt- oder gleichgeschlechtlichen Paaren mit und ohne Kinder, die mehr oder weniger enge Bindungen zu anderen Familienangehörigen haben. Kinder haben in ihrem eigenen Erleben bisweilen mehrere Väter oder keinen, ggf. mehr als zwei Großmütter oder enge Bezugspersonen, zu denen kein Verwandtschaftsverhältnis besteht. Männer können in ihren Beziehungen zu Frauen oder Männern als Liebhaber oder Lebensbegleiter gesehen werden und nicht in allen Fällen den Anspruch verwirklichen, beides zugleich zu sein.

Familie wird hier deshalb unabhängig von Verwandtschaft und Eheschließung als eine Gruppe von mindestens zwei Personen verstanden, die sich auf eine enge Bindung miteinander eingelassen haben und Verantwortung füreinander tragen. Dies kann erwachsene Geschwister oder Eltern, mit denen man keine Wohnung teilt, genauso mit einschließen, wie enge Freunde, mit denen man in einer Wohngemeinschaft lebt. Was Familie ist, definieren Familienangehörige miteinander. Diese Definition muss sich nicht zwingend auf die Perspektive eines ganzen Lebens miteinander beziehen. Von posttraditionalen Gemeinschaften (Hitzler et al. 2008) unterscheiden sich Familien dennoch durch auch zeitlich stabilere Bindungen und Verpflichtungen.

Es gibt eine große Anzahl empirischer Untersuchungen, die von Waltz (1981, S. 58ff.) unter der Überschrift »Familienunterstützung und Gesundheit« gesichtet und kommentiert wurden (zu neueren Untersuchungen vgl. Schnabel 2001). Hier wird allerdings in der Regel der traditionelle Familienbegriff, Eltern mit Kindern in einem Haushalt, benutzt. Waltz fasst die Ergebnisse dieser Untersuchungen folgendermaßen zusammen: »Ehe und Familie nehmen eine zentrale Rolle bei der Erhaltung psychischer und physischer Gesundheit ein […]. Der Familienstand (verheiratet oder nicht) beeinflusst das psychologische Wohlbefinden (well-being), die psychische und physische Gesundheit und die Lebenserwartung. Geschiedene, Verwitwete, nie Verheiratete und verheiratete Personen (in dieser Reihenfolge) weisen unterschiedlich hohe Morbiditäts- und Mortalitätsraten bei einer großen Anzahl von Störungen und Erkrankungen auf« (Waltz 1981, S. 58).

Diese seit langem in der Sozialepidemiologie diskutierten Befunde werden von Waltz im Kontext der oben genannten Wirkmerkmale sozialer Unterstützung interpretiert:

- Die Familie schirmt das Individuum vor bedrohlichen Umweltbelastungen ab.
- Sie gibt emotionale und praktische Hilfen bei der Bewältigung von Problemen.
- Sie erbringt gesundheitsfördernde ›Dienstleistungen‹.

- Sie übt gesundheitsrelevante soziale Kontrolle aus.
- Sie gibt den Familienmitgliedern das Gefühl von Zugehörigkeit und Wertschätzung.

Die englische Medizinsoziologin Ann Oakley hat, angesichts der Tatsache, dass heute eine zunehmende Zahl von Haushalten nicht dem Idealbild der Kleinfamilie entspricht, allerdings davor gewarnt, bei der Suche nach wissenschaftlichen Erklärungen für die protektive Wirkung der Familie auf die Gesundheit dem »sentimental model« der Familie zu verfallen (Oakley 1976, S. 101; vgl. auch Klesse et al. 1992, Kolip 1998 sowie Schnabel 2001).

Auch Waltz verweist auf die Tatsache, dass Ehe und Familie ebenfalls eine Quelle chronischer Belastungen sein können. Allerdings lassen sich die vielfältigen Hinweise auf die negativen gesundheitlichen Auswirkungen in der Folge des Zerbrechens von Familien durch Scheidung oder Trennung für die Partner und die Kinder sowie beim Tod eines Ehepartners für die Hinterbliebenen eher als Zeichen für die herausgehobene Unterstützungsfunktion durch die Familie betrachten. Dennoch sind Familien nicht immer heile Welten. So können von Gewalt geprägte Familien ein erhebliches Gesundheitsrisiko darstellen.

Gesundheitsrisiko Häusliche Gewalt

Die Weltgesundheitsorganisation (WHO 2003, S. 6) definiert Gewalt als den absichtlichen Gebrauch »von angedrohtem oder tatsächlichem körperlichem Zwang oder physischer Macht gegen die eigene oder eine andere Person, gegen eine Gruppe oder Gemeinschaft, der entweder konkret oder mit hoher Wahrscheinlichkeit zu Verletzungen, Tod, psychischen Schäden, Fehlentwicklung oder Deprivation führt« und unterteilt sie in auf sich selbst gerichtete, die interpersonelle und die kollektive Gewalt. Interpersonelle Gewalt wiederum wird in häusliche oder öffentliche Gewalt eingeteilt, wobei häusliche Gewalt durch die Beziehung der Beteiligten untereinander, nicht durch den Ort charakterisiert ist. Häusliche Gewalt ist Gewalt in Familien im oben genannten Sinn und richtet sich insbesondere gegen Frauen, Kinder und pflegebedürftige ältere Menschen.

Interpersonelle Gewalt ist kein generell geschlechtsspezifisches Ereignis, Frauen wie Männer können Gewalt ausüben und Gewalt erfahren. Wohl aber unterscheiden sich die Wahrscheinlichkeiten von Männern und Frauen, Opfer spezifischer Gewaltformen zu werden. Ist für erwachsene Männer die Erfahrung öffentlicher, körperlicher Gewalt durch Fremde oder flüchtig Bekannte besonders wahrscheinlich, so erfahren – in Nicht-Kriegsgebieten – erwachsene Frauen überwiegend körperliche und sexualisierte Gewalt durch Partner, Expartner, Verwandte oder Bekannte.

Verschiedene Formen familiärer Gewalt – Kindesmisshandlung und Partnergewalt gegenüber Frauen – werden schon aufgrund ihres unterschiedlichen rechtlichen Kontextes meist getrennt diskutiert, obwohl die Wahrscheinlichkeit der Kombination beider Gewaltformen gegeben ist. Selbst wenn im Umfeld von

Partnergewalt nicht direkt Gewalt gegen Kinder ausgeübt wird, sind Kinder von der Gewalt gegenüber ihren Müttern mit betroffen (vgl. Brzank 2009).

Eine vom BMFSFJ in Auftrag gegebene repräsentative Prävalenzstudie zeigt, dass bundesweit etwa jede vierte Frau als Erwachsene Gewaltübergriffen durch ihren Partner ausgesetzt war. 37 % der befragten Frauen (n = 10 264) geben an, bereits Gewalt erlebt zu haben. 64 % davon waren Opfer körperlicher Gewalt, 13 % sexueller Übergriffe, 42 % äußern Erfahrungen mit psychischer Gewalt (Müller und Schröttle 2004, S.7).

Gewalt erfolgte überwiegend durch den Partner oder Expartner: Etwa jede vierte Frau war als Erwachsene mindestens einmal körperlichen oder sexualisierten Gewaltübergriffen durch ihren Partner ausgesetzt. Von den Frauen, die körperliche Gewalt durch den Partner erlebt hatten (n = 2 064), gaben 36 % ausschließlich leichte bis mäßig schwere Handlungen (z. B. leichtes Ohrfeigen bis wütendes Wegschubsen) an, 37 % schwere Gewalthandlungen und 27 % sehr schwere bis lebensbedrohliche körperliche Gewalt (Schröttle und Khelaifat 2008). Etwa jede siebte Frau in Deutschland war als Erwachsene mindestens einmal schwerer bis lebensbedrohlicher körperlicher Gewalt durch ihren Partner ausgesetzt. Ein Zusammenhang zu Bildung oder Sozialschicht der Opfer war nicht feststellbar (Müller und Schröttle 2004).

Alle Formen von Gewalt können dauerhafte soziale sowie psychosoziale Folgen für die betroffenen Frauen haben. 55 % der von Gewalt betroffenen Frauen haben körperliche Verletzungen davongetragen, wie beispielsweise Prellungen, Verstauchungen, offenen Wunden, Knochenbrüche oder Verletzungen im Kopf- bzw. Gesichtsbereich. Ein Drittel der Betroffenen nahm aufgrund der erlittenen Verletzungen medizinische Hilfe in Anspruch (Müller und Schröttle 2004, S. 13ff.).

Das Ausmaß der körperlichen Schädigungen korreliert nicht immer mit der Potenzialität der Lebensbedrohlichkeit der erlebten Gewaltsituation. Als Folge einer Strangulation finden sich ggf. ›nur‹ streifig-flächige Verfärbungen der Halshaut, eventuell verbunden mit oberflächlichen Kratzspuren.

Ähnlich vermeintlich harmlos können die einzelnen Symptome bei Erleben psychischer Gewalt sein, die insgesamt jedoch zu einer hohen gesundheitlichen Belastung der misshandelten Frauen führen. Von den Frauen werden Niedergeschlagenheit bzw. Depressionen, andauerndes Grübeln, vermindertes Selbstwertgefühl, Konzentrationsschwächen sowie Beeinträchtigung der Leistungsfähigkeit und erhöhte Anfälligkeit für Krankheiten als Folgen der Gewalt genannt. Betroffene weisen einen erhöhten Alkohol-, Medikamenten- und insbesondere Tabakkonsum auf (Müller und Schröttle 2004).

Die folgende Tabelle (▶ Tab. 3.1) zeigt, wie vielfältig sich Gewalt auf Gesundheit auswirken kann (Hellbernd et al. 2004).

Gewalt hat darüber hinaus gravierende ökonomische, gesundheitliche und soziale Folgen. Brzank (2009) nennt in einem Überblicksartikel zu sozioökonomischen und gesellschaftlichen Folgen unter anderem erhebliche familiäre und soziale Belastungen, Probleme im Kontext der Erwerbstätigkeit bzw. Erwerbslosigkeit, sozialer Abstieg verbunden mit einem hohen Armutsrisiko und ungesicherte Wohnsituationen bis hin zu Wohnungslosigkeit.

»Die individuellen sozialen Strukturen, die Lebensentwürfe, Erwerbstätigkeit sowie finanzielle Situation werden beeinträchtigt, was sich wiederum negativ auf die Gesundheit der Betroffenen auswirkt: ein fataler Kreislauf, den es mit entsprechender Unterstützung zu durchbrechen gilt. Gesamtgesellschaftlich entstehen erhebliche Kosten für die Bereiche Gesundheitsversorgung, Beratung und Unterstützung, Zuflucht, Strafverfolgung und Justiz, Verlust von Produktivität und Frühberentung« (Brzank 2009, S. 336).

Tab. 3.1: Gesundheitliche Folgen von Gewalt gegen Frauen und Mädchen

Gesundheitliche Folgen	
Nicht-tödliche Folgen	
Direkte körperliche Folgen	Schwangerschaften
• Verletzungen • Dauerhafte Behinderungen • Infektionen z. B. Harnweg, sexuell übertragbare Erkrankungen	• Ungewollte Schwangerschaften • Schwangerschaftskomplikationen
Indirekte körperliche Folgen	Gesundheitsriskantes Verhalten
• Chronische Schmerzsyndrome • Magen-Darmstörungen, z. B. Reizdarmsymptome	• Alkohol, Nikotin, Drogenkonsum • Risikoreiches Sexualverhalten • Selbstverletzendes Verhalten • Vernachlässigung von Hygiene (z. B. Zahnhygiene) und Gesundheitsvorsorge
Psychische Folgen	
• Posttraumatische Belastungsstörungen • Depressionen • Ängste, Panikattacken • Schlafstörungen • Essstörungen • Verlust von Selbstachtung und Selbstwertgefühl	
Tödliche Folgen	
• Körperverletzungen mit Todesfolge • Totschlag • Mord • Suizid	

Häusliche Gewalt zielt auf eine systematische Demoralisierung. Der Begriff der Demoralisierung stammt von Jerome Frank (1961) und beschreibt Einstellungen und Grundhaltungen, die durch ein geringes Selbstwertgefühl, Hilflosigkeit, Hoffnungslosigkeit, unbestimmte Zukunftsängste und allgemein gedrückter Grundstimmung geprägt sind. Demoralisierte Personen zeichnen sich dadurch aus, dass sie keinen Sinn mehr darin sehen, sich für oder gegen etwas einzusetzen. Diese Personen lassen Ereignisse fatalistisch auf sich zukommen und über sich hereinstürzen, weil sie nicht mehr daran glauben, dass sie wirksam etwas gegen diese unternehmen könnten. Häusliche Gewalt soll bewirken, dass Frauen in ihrer Handlungsmacht beschränkt werden. In der Unterstützung von Gewalt betroffener Frauen sind deshalb Prozesse des Empowerment (Rappaport 1981) notwendig, um einer Demoralisierung wirksam entgegenzutreten und damit auch langfristig die negativen Folgen gering zu halten.

Gewalterfahrungen in der Familie verdeutlichen in der Negation worauf es in Familien ankommen würde: Gewalt ist eben gerade nicht mit Wertschätzung, Anerkennung und Teilhabe verbunden. Gewalt ist willkürlich, nicht vorhersehbar, Stimmungen können ganz plötzlich umschlagen. Der zur Entschuldigung mitgebrachte Blumenstrauß kann zum Anlass für weitere Gewalt werden. Die Erfahrung von Gewalt im familiären Umfeld ist zudem mit dem Teufelskreis verbunden, dass die Opfer sich selbst Schuld geben, auch ggf. daran, sich selbst nicht besser schützen zu können. Die Erfahrung der Verfügung über Ressourcen kommt damit ebenfalls abhanden. Dies zeigt, welche Kraft und Stärke Frauen beweisen, wenn sie es schaffen, sich aus Gewaltbeziehungen zu lösen.

Soziale Unterstützung als familiäre Ressource

Für das Verständnis familiärer Ressourcen für Gesundheit ist das *Konzept der sozialen Unterstützung* von großer Bedeutung, auch wenn soziale Unterstützung häufiger als moderierender Faktor diskutiert wird. Dieses Konzept ist vergleichsweise gut erforscht und gilt als Schlüsselkonzept zum Verständnis gesundheitsfördernder mikrosoziologischer Phänomene, wie in der Familie, aber auch makrosoziologischer Phänomene (▶ Kap. 4.5).

Aus soziologischer Perspektive ist interessant, dass bereits Durkheim (1973, Erstauflage 1897) in seiner Untersuchung über den Selbstmord die Bedeutung sozialer Bindungen als Gesundheitsressource, bzw. ihr Fehlen als Gesundheitsrisiko, ›entdeckt‹ hat. Durkheim hat drei Selbstmord-Typen unterschieden: den anomischen, den egoistischen und den altruistischen Selbstmord. Der anomische Selbstmord ist durch soziale Normenlosigkeit gekennzeichnet. Beim egoistischen Selbstmord spielt die soziale Bindungslosigkeit die wesentlichste Rolle. Allerdings wird – und das ist das Typische beim altruistischen Selbstmord – ein Übermaß an sozialen Bindungen bzw. Identifikationen ebenfalls zu einem Gesundheitsrisiko.

Badura hat ein Stufenmodell der Intensität sozialer Unterstützung aufgestellt:

1. »Confidantbeziehung: Als Confidant bezeichnen wir einen Menschen, mit dem auch die persönlichsten Probleme besprochen werden können, dem man unbedingt vertraut und dessen Hilfe jederzeit in Anspruch genommen

werden kann [...]. Eltern, Freunde bzw. Freundinnen, Ehepartner, Geschwister oder Kinder kommen als die vermutlich häufigsten Confidantkandidaten in Betracht.
2. Enge Beziehungen: Hier konkurrieren zwei unterschiedliche Kriterien miteinander. Die Enge der Beziehung kann einmal von der Häufigkeit der Interaktion und der dadurch bedingten Wahrscheinlichkeit gemeinsamer Werte und Interessen abhängen. Sie kann aber auch abhängen von der Intensität positiver gegenseitiger Gefühle bzw. positiver sozialer Wertschätzung, bedingt etwa durch prägende – möglicherweise schon eine geraume Zeit zurückliegende – gemeinsame Erfahrungen und Erlebnisse [...]. Kandidaten für enge Beziehungen sind Familienmitglieder, Freunde, Arbeitskollegen. Einer der wichtigsten Indikatoren für die Enge der Beziehung ist möglicherweise ihre Dauer.
3. Eher oberflächliche Bekanntschaften: Bei dieser dritten Gruppe sozialer Beziehungen besteht nur ein geringes Maß gegenseitiger Verpflichtungen, die Dauer der Beziehung kann kurz, der Inhalt durch Abwesenheit von Emotionen gekennzeichnet sein. Dennoch: man kennt und anerkennt einander [...]. Gemeinsamer Arbeitsplatz, gemeinsamer Wohnort, gemeinsame Interessen, gemeinsame Mitgliedschaft in Organisationen, Vereinen, Religionsgemeinschaften, politischen Gruppierungen, gemeinsame Probleme bilden den Anlaß oder den äußeren Rahmen solcher Beziehungen. Weniger enge Beziehungen bilden zugleich auch ein Potenzial zur Knüpfung neuer sozialer Netzwerke oder zur Entstehung neuer enger Beziehungen.
4. Keine informellen Beziehungen: Dies ist der möglicherweise gar nicht so seltene Grenzfall sozialer Marginalität oder völliger sozialer Isolation. Er impliziert zugleich auch den Wegfall informeller Unterstützung. Soziale Isolation kann selbstgewählt, kann unfreiwillig oder durch äußere Umstände erzwungen, sie kann kurzfristig oder definitiv sein« (1981, S. 30f.).

In der Literatur finden sich inzwischen viele empirische Belege für die gesundheitsfördernde Bedeutung sozialer Unterstützung (zu neueren Untersuchungen vgl. Faltermaier 2005). Als ›klassisch‹ gilt die »Alameda County Studie« (Berkman und Syme 1979, Berkman und Breslow 1983). Die Autoren untersuchten unter anderem den Einfluss sozialer Unterstützung sowie weiterer sozialer Merkmale auf die Lebenserwartung. Sie befragten dazu eine Stichprobe von ca. 7 000 Personen über einen Zeitraum von neun Jahren und registrierten die in diesem Zeitraum erfolgte Mortalität. Das Vorhandensein sozialer Netzwerke/Bindungen als Indikator für soziale Unterstützung wurde nach folgendem Stufenmodell konzeptualisiert:

- enge soziale Bindungen (Ehepartner, Lebensgefährte),
- weniger enge soziale Bindungen (Freunde und Verwandte),
- schwache soziale Bindungen (Mitgliedschaften in der Kirchengemeinde, in Vereinen, Clubs etc.),
- keine sozialen Bindungen.

Dabei erwiesen sich enge Bindungen als bedeutsamste Prädiktoren für die Lebenserwartung, und zwar unabhängig von Alter, Geschlecht sowie Risikofaktoren.

Insbesondere für die Männer bedeutete eine enge Bindung einen erheblichen Schutzfaktor vor dem Verlust an Lebensjahren. Auch das Vorhandensein von weniger engen sozialen Bindungen war bedeutsam und konnte darüber hinaus das Fehlen enger Bindungen kompensieren. Selbst schwache soziale Bindungen hatten einen nachweisbaren, aber vergleichsweise geringeren lebensverlängernden Effekt. Vergleicht man die Extremgruppen – also besonders integrierte mit besonders isolierten Personen –, so ergibt sich ein relatives Mortalitätsrisiko von (bis zu) 1:4.

Berkman und Syme selbst erklären die Bedeutung sozialer Bindungen im Wesentlichen damit, dass die Bindungen einen disziplinierenden und kontrollierenden Einfluss auf das eigene Verhalten haben und auf diese Weise gesundheitsbezogene Verhaltensweisen fördern (▶ Kap. 5).

Widerstandsressource Familie

Familie ist zunächst der Ort, an dem wahrscheinlich sehr prägende Lebenserfahrungen gemacht werden, die im besten Fall zur Entwicklung eines hohen Empfindens von Kohärenz führen (▶ Kap. 4). Auch wenn solche Lebenserfahrungen auch im hohen Alter noch möglich sind und eine Veränderung des Gesundseins bewirken können, ist es weitgehender Konsens, dass Entwicklungen im Kindesalter einen hohen Einfluss haben. Antonovsky (1997, S. 95ff.) beschreibt die Entwicklung solcher Erfahrungen im Verlauf der Lebensgeschichte.

Familie ist aber eben nicht nur ein Ort der Kindererziehung, sondern ein Ort enger Bindungen für alle Familienangehörigen. Von ganz entscheidender Bedeutung ist dabei die Frage, wie in Familien Menschen einander das Gefühl vermitteln können: »Du bist uns wichtig« (Antonovsky 1997, S. 97). Dies betrifft die Beteiligung an Entscheidungs- und Aushandlungsprozessen, die in wechselseitig wertschätzender Form erfolgen müssen und die familiale Anerkennung der jeweils anderen Person und ihrer Leistungen.

Für die Erfahrung der Konsistenz ist die Stabilität der Beziehungen von entscheidender Bedeutung. Dabei muss nicht unbedingt die Aufrechterhaltung einer schlechten Ehe die bessere Lösung sein. Vielmehr muss es darum gehen, die Erfahrung machen zu können, dass Konsistenz gerade auch in einer sich verändernden Umwelt möglich ist: Beziehungen können auseinander gehen, Eltern sich trennen, Kinder das Haus verlassen. Wie weit ist es dann aber möglich, trotzdem füreinander da zu sein, wenn es darauf ankommt?

»Für einen großen Teil der Säuglinge und Kinder auf der Welt sind die einzig vorhersagbaren Dinge Hunger, Unbehagen und Schmerz, die von niemandem, der sie in den Arm nimmt, gelindert werden können, und ein Teufelskreis aus Apathie, Abkapslung, Entwicklungshemmung, Verfall und Tod. Werden aber jene elementaren Bedürfnisse befriedigt, besteht die Möglichkeit dessen, was

Boyce ›ein wachsendes Bewusstsein der den sozialen Beziehungen inhärenten Kontinuität‹ (1985, S. 162) nennt. Der Säugling wird allmählich lernen können, dass Objekte, insbesondere jene höchst bedeutsamen ›Objekte‹, die Menschen genannt werden, zwar verschwinden können, dass aber Verlaß darauf ist, dass sie wieder auftauchen« (Antonovsky 1997, S. 96).

3.2.4 Kranksein

Die Entscheidung für Kranksein als weiterer exemplarisch zu nennender Lebensbereich soll verdeutlichen, dass für die Gesundheitswissenschaft Krankheit oder Kranksein wie der Tod eben Teil des Lebens ist und nicht vollständig vermeidbar. Anders als bei den bisher genannten Lebensbereichen geht es ausschließlich um die Ressourcen, die in diesem Lebensbereich benötigt werden, und die Risiken, die durch ihr Fehlen entstehen. Während eine Arbeit, eine Wohnung, eine Familie zu haben, für sich gesehen schon Ressourcen sein können, trifft dies für Kranksein nicht zu. Der These des ›sekundären Krankheitsgewinns‹ aus der Psychoanalyse soll hier nicht gefolgt werden. Kranksein ist der unmittelbarste Lebensbereich, der wiederum eng auf das Zusammenleben mit anderen zurückwirkt.

Die Arbeit des Umgangs mit dem Kranksein

Ein interessanter theoretischer Ansatz zum Verständnis von Kranksein als Lebensbereich ist die Theorie der Krankheitsverlaufskurve (Corbin und Strauss 2004). Die Forschergruppe um Anselm Strauss befasste sich in den 1960er bis 1990er Jahren mit der Frage der Gestaltung von Arbeitsprozessen und Zuschreibungen in der Bewältigung von Krankheit. Für die Gesundheitswissenschaft Bedeutung hat Strauss nicht nur aus inhaltlichen Gründen, sondern vor allem auch als Entwickler eines qualitativen Forschungsstils, der ›Grounded Theory‹. Konkret liegen der Theorie der Krankheitsverlaufskurve Tiefeninterviews mit 60 Paaren zugrunde, die in diesem Forschungsstil ausgewertet wurden.

Der für die folgenden Überlegungen relevante Kern der Theorie ist die Erkenntnis, dass die Arbeit der Bewältigung vor allem chronischer Erkrankungen weniger von der Gesundheitsversorgung als vielmehr von den Betroffenen und ihren Angehörigen geleistet wird. Arbeit verstehen Corbin und Strauss als »[...] eine Gruppe von Aufgaben, die von einem Individuum bzw. einem Paar alleine oder gemeinsam mit anderen durchgeführt werden und das Ziel verfolgen einen Handlungsplan zu realisieren, mit dem ein oder mehrere Aspekte der Krankheit und des Lebens der Kranken und ihrer Partner bewältigt werden sollen« (Corbin und Strauss 2004, S. 25).

Arbeit ist damit immer eine systematische Tätigkeit, in der implizit oder auch explizierbar eine Vorstellung vom erwartbaren Verlauf des Krankseins und ein Handlungsplan vorhanden ist, nach dem dann Tätigkeiten verrichtet werden.

Die zu leistende Arbeit lässt sich dabei drei Arbeitslinien zuordnen, der krankheitsbezogenen Arbeit, der Alltagsarbeit und der biografischen Arbeit. Als vierte Linie kommt die Organisationsarbeit hinzu, das Zusammenspiel der drei Arbeitslinien zu bewältigen.

- Krankheitsbezogene Arbeit umfasst Arbeit im Umgang mit der Gesundheitsversorgung und ihrer Finanzierung, die Arbeit durch die Anweisungen der Gesundheitsversorgung und die Bemühungen um Gesundung sowie die Informationsarbeit über die Krankheit und die Möglichkeiten, etwas dagegen zu tun.
- Zur alltagsbezogenen Arbeit gehören beispielsweise Erwerbsarbeit, Haushaltsarbeit, Erziehungsarbeit oder Beziehungsarbeit.
- Die biografische Arbeit bezieht sich auf die Arbeit an der Lebensgeschichte, die sich auf die Vergangenheit und die Zukunft bezieht, sie ist immer auch mit emotionaler Arbeit verbunden. Es geht um den reziproken Einfluss von Kranksein und Lebensgeschichte.

Verlaufskurvenentwürfe Betroffener müssen dabei keineswegs mit denen der ›Health Professionals‹ also Ärztinnen, Krankenpflegern oder Physiotherapeutinnen übereinstimmen. Sie sind bestenfalls Ergebnis eines erfolgreichen Aushandlungsprozesses.

Da chronische Erkrankungen in verschiedenen Phasen verlaufen, stabilen und instabilen Phasen, Normalisierungsphasen und Abwärtsphasen mit ›critical junctures‹ (Knotenpunkten), erfolgt die Korrektur der Verlaufskurvenentwürfe und Handlungspläne sowie der Aushandlungsprozesse in jeder Phase immer wieder neu. In den einzelnen Phasen können die einzelnen Arbeitslinien unterschiedliche Bedeutung haben.

Diese Theorie kann dabei unterstützen zu verstehen, was der Lebensbereich Kranksein bedeutet und welche Ressourcen notwendig wären: Es geht um die Unterstützung in der Bewältigung dieser Arbeit. Die Theorie macht auch deutlich, weshalb nicht die Gesundheitsversorgung, sondern die informellen Netzwerke in den folgenden Ausführungen als erstes genannt werden: Primär liegt die Arbeit des Umgangs mit Kranksein bei den Betroffenen und es wäre überraschend, wenn sie sich darin nicht Unterstützung in informellen Netzwerken suchen würden.

Informelle Netzwerke

Nach Trojan und Hildebrandt (1989, S. 97ff.) lassen sich folgende Netzwerke unterscheiden:

- primäre Netzwerke,
- sekundäre Netzwerke,
- tertiäre Netzwerke.

Während es sich bei den *tertiären Netzwerken* um Einrichtungen berufsmäßiger gesundheitlicher Betreuung handelt (die auch als ›formelle Hilfssysteme‹ bezeichnet werden), handelt es sich bei den primären und sekundären Netzwerken um informelle oder Laiensysteme der Gesundheitsversorgung.

Zu den *primären Netzwerken* werden gerechnet: Familien, Verwandte, Freunde und Bekannte in Nachbarschaft, Schule und Betrieb sowie informelle Kleingruppen wie Selbsthilfegruppen, Nachbarschaftsgruppen, Laienhilfegruppen, Telefonketten, Freizeitgruppen, Betriebsgruppen etc.

Zu den *sekundären Netzwerken* zählen: freie Einrichtungen und Initiativen, wie z. B. Vereine und Organisationen mit sozialpädagogischem Bezug, Vereinigungen der Erwachsenenbildung, Vereinigungen für Kultur und Freizeit und andere lokale Bürgervereinigungen und Einrichtungen. Weiterhin gehören zu den sekundären Netzwerken: selbstorganisierte oder kirchliche Beratungsstellen, Einrichtungen der Wohlfahrtsverbände, der Gewerkschaften, der Umweltschutzverbände etc.

Hinsichtlich der Frage, wie umfangreich das Selbsthilfepotenzial bei der Bewältigung von Gesundheitsproblemen einzuschätzen ist, gibt eine amerikanischen Untersuchung aus dem Jahre 2001, die von Matzat (2005) zitiert wird, Hinweise. Danach hatten von 1 000 Personen 200 Personen keine Beschwerden, 800 berichteten über Symptome. Nur 340 von ihnen erwogen, medizinische Hilfe zu suchen: 217 kamen in eine Arztpraxis, 65 suchten komplementär- oder alternativmedizinische Hilfe auf, 21 kamen als ambulante Patienten in eine Poliklinik, 14 erhielten häusliche Krankenhilfe, 13 wandten sich an eine Notfallaufnahme, 9 wurden stationär aufgenommen, davon einer in einem Universitätskrankenhaus.

Es ist häufig eingewendet worden, dass es sich bei den ohne professionelle medizinische Hilfe bewältigten Beschwerden um unbedeutende Störungen des Wohlbefindens handele und nicht um ernsthafte Symptome behandlungsbedürftiger Erkrankungen. Dieser Einwand ist sicherlich z. T. richtig. Auf der anderen Seite ist bekannt, dass auch bei gravierenden Symptomen nicht zwangsläufig professionelle Hilfe aufgesucht wird (vgl. Waller 2002, S. 98), sodass insgesamt davon ausgegangen werden kann, dass ein Großteil aller Gesundheitsprobleme im Kontext primärer und sekundärer Netzwerke – also in Gesundheitsselbsthilfe – bewältigt wird.

Gesundheitsselbsthilfe lässt sich in individuelle und soziale Selbsthilfe einteilen, wobei individuelle Selbsthilfe für sich ohne Bezug auf andere geschieht und damit thematisch mit dem individuellen Gesundheitsverhalten übereinstimmt. Soziale Selbsthilfe beinhaltet dagegen die im Alltag zur Gesunderhaltung und zur Krankheitsbewältigung erbrachte gegenseitige Hilfestellung in primären und sekundären Netzwerken. Soziale Selbsthilfe lässt sich noch weiter in familien- bzw. haushaltsinterne und haushaltsexterne Selbsthilfe differenzieren.

Haushaltsinterne Selbsthilfe ist weit verbreitet, sie erfolgt in erster Linie durch den Austausch von Ratschlägen und Informationen, die dann in individueller Selbsthilfe umgesetzt werden. Die Durchführung praktischer Hilfen ist in ca. 50 % der Haushalte vorhanden, sie werden in erster Linie von Ehefrauen, Müttern oder Töchtern realisiert. Haushaltsexterne Selbsthilfe ist weniger selbstverständlich. Ca. 39 % der befragten Haushalte gaben eine Unterstützung durch verwandte, befreundete oder bekannte Personen an. Geringere Bedeutung kam mit 10,5 % den Nachbarn zu, noch geringere den Arbeitskollegen bzw. Kolleginnen (7,7 %). Unter den Anlässen für haushaltsexterne Unterstützung standen mit 33,5 % Krankheiten an erster Stelle (zit. nach Faltermaier 1994, S. 149ff.).

Zu den primären Netzwerken gehören auch die *Gesundheitsselbsthilfegruppen*, die sich durch folgende Merkmale definieren lassen (Trojan 1986; vgl. auch Borgetto 2004):

- Betroffenheit durch ein gemeinsames Problem,
- keine oder geringe Mitwirkung professioneller Helfer,
- keine Gewinnorientierung,
- Gemeinsames Ziel: Selbst- und/oder soziale Veränderung,
- Arbeitsweise: Betonung gleichberechtigter Zusammenarbeit und gegenseitiger Hilfe.

Dabei wird der Begriff ›Selbsthilfezusammenschlüsse‹ als Oberbegriff für Selbsthilfegruppen (vor Ort aktive Gruppen wie z. B. die Anonymen Alkoholiker) und Selbsthilfeorganisationen (überregionale Zusammenschlüsse wie z. B. die Rheuma-Liga) vorgeschlagen. Als weiteres Strukturelement kommen noch die Selbsthilfekontaktstellen hinzu (▶ Abb. 3.3).

Das *Spektrum der Selbsthilfezusammenschlüsse* lässt sich folgendermaßen beschreiben (Trojan 1986):

- krankheitsbezogene Selbsthilfegruppen, in denen gemeinsam eine chronische Krankheit oder Behinderung bzw. deren Folgen bewältigt werden sollen (wie z. B. Frauenselbsthilfe nach Krebs, Anonyme Alkoholiker),
- lebensproblembezogene Zusammenschlüsse zur Bewältigung von psychischen und sozialen Lebensproblemen (z. B. Frauengruppen, Männergruppen, Gruppen von Arbeitslosen),
- versorgungsbezogene Zusammenschlüsse zur Veränderung der Gesundheitsversorgung (z. B. Bürgerinitiativen für oder gegen bestimmte Versorgungseinrichtungen, Patientenschutzverbände),
- Umweltschutz-Zusammenschlüsse, die sich für eine gesündere Umwelt einsetzen (z. B. gegen gesundheitsgefährdende Industrieanlagen, Mülldeponien, Kernkraftwerke),
- Gegenkultur-Zusammenschlüsse, die sich ein gesünderes Leben zum Ziel gesetzt haben (z. B. Wohngemeinschaften, Landkommunen).

Hinsichtlich der Zahl von Gesundheitsselbsthilfegruppen kommt eine vom Robert-Koch-Institut in Auftrag gegebene Expertise des zu folgenden Ergebnissen: »Auf der Grundlage von Hochrechnungen geht man heute davon aus, dass es in Deutschland ca. 70.000–100.000 Selbsthilfegruppen gibt, in denen rund

3 Gesundheitsressourcen und -risiken

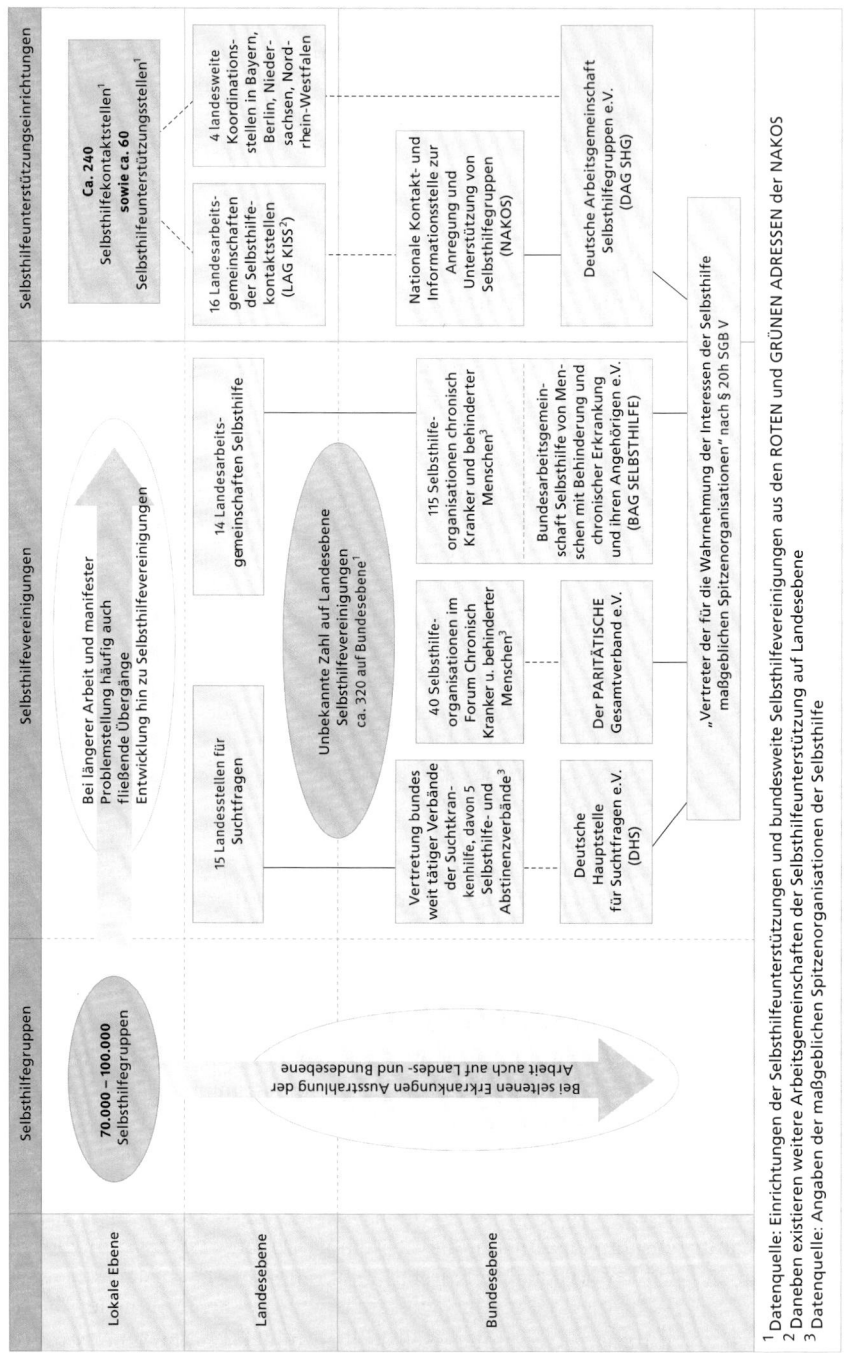

Abb. 3.3: Strukturen der Selbsthilfe in Deutschland (Stand: Juli 2017) (Hundertmark-Mayser 2017, S. 23, Abdruck mit freundlicher Genehmigung der Autorin)

3 Millionen Menschen mitwirken. Demnach sind rund 5 % der 18- bis 80-jährigen Bevölkerung in Selbsthilfegruppen engagiert. Dieser Anteil lag vor 15 Jahren noch bei rund 1 %, so dass er sich damit annähernd verfünffacht hat. Dieser beachtliche Anstieg lässt sich auf verschiedene Faktoren zurückführen, z. B. die Zunahme von chronischen und psychischen Erkrankungen, Veränderungen der familiären Bindungen und Strukturen sowie nicht zuletzt auf die Zunahme der Anzahl von Angehörigengruppen« (Hundertmark-Mayser und Möller 2004, S. 12). Im Telefon-Gesundheitssurvey des Robert-Koch-Instituts aus dem Jahr 2003 gaben insgesamt 9 % der 83 000 Befragten (im Alter von 18 bis 79 Jahren) an, schon einmal wegen ihrer eigenen – oder der Gesundheit von anderen – an einer Selbsthilfegruppe teilgenommen zu haben (RKI 2003, zit. nach Hundertmark-Mayser und Möller 2004, S. 12).

Ähnlich wie bei anderen ›Systemen‹ für Gesundheit, werden insbesondere sozial benachteiligte Bevölkerungsgruppen durch die Gesundheitsselbsthilfe nur schwer erreicht. Wie diese Situation verändert werden kann, war Gegenstand des Forschungs- und Interventionsprojekts »Aktivierung von Selbsthilfepotenzialen«, das von Trojan mit Förderung des Bundesverbands der Betriebskrankenkassen durchgeführt wurde (Kofahl et al. 2010). Ein Dilemma scheint zu sein, dass einem Teil der sozial Benachteiligten genau die Eigenschaften fehlen, die es in gemeinsamer Gruppenarbeit zu entwickeln gilt, wie Selbstvertrauen und Vertrauen in andere.

Worin liegt nun *die Bedeutung des informellen Gesundheitssystems,* und wo liegen die Ursachen und Motive ihrer Entstehung sowie die Schwerpunkte ihrer Aktivitäten? Zu diesen Fragen hat insbesondere eine Arbeitsgruppe um von Ferber ausführliche Analysen geliefert (1989, S. 61–69), die sich folgendermaßen zusammenfassen lassen: Gesundheitsbezogene Zusammenschlüsse entstehen als »soziale Erfindungen« im »Niemandsland« zwischen den überforderten primären Netzen (Ehepartner, Familien, Freundeskreise, Nachbarn) und den »Selbstbeschränkungen« professioneller Dienstleistungsangebote im Rahmen sozialstaatlicher Organisationen. Die Ursachen für die Überforderung der primären Netze in der Erbringung von Gesundheitshilfen sind vielfältig: Eine wesentliche Ursache wird in der Zunahme der Häufigkeit chronischer körperlicher und psychischer Erkrankungen und der Pflegebedürftigkeit gesehen, insbesondere verbunden mit der Erhöhung der Lebenserwartung. Diese Zunahme der Belastungen geht einher mit der Abnahme der Dichte und Belastbarkeit der primären Netze, unter anderem durch die Veränderung der Haushaltsgröße zu mehr Einfamilienhaushalten, den Anstieg von Scheidungen und die Zunahme der Berufstätigkeit von Frauen. Auf der anderen Seite wird die Größe des »Niemandslandes« durch die Beschränkung professioneller Dienstleistungen bestimmt. Diese Beschränkungen können entweder darin bestehen, dass die neuen psychosozialen Probleme außerhalb der Reichweite der professionellen Hilfen (bzw. der professionellen Definition von »Hilfsbedürftigkeit«) liegen, oder aber darin, dass aufgrund von Einsparungen im Sozial- und Gesundheitsbereich quantitative Beschränkungen im professionellen Hilfesystem entstehen.

In dieses »Niemandsland der Hilfsbedürftigkeit« fallen insbesondere die psychosoziale Hilfsbedürftigkeit bei durch Krankheit und Krankheitsfolgen bedingten Lebensproblemen, aber auch die Abwehr von Gesundheitsgefahren: »Überall dort, wo nur der methodisch geschulte Abruf der Experten die drohende Gefahr erkennen kann, ist daher die Domäne für eine professionell organisierte Prävention gegeben. Daneben aber gibt es ein weites Feld bekannter Gesundheitsrisiken, die, weil mit unbewaffnetem Auge erkennbar, den Bürger selbst herausfordern. Diese Gesundheitsrisiken liegen genau in dem hier ausgegrenzten Niemandsland zwischen primär-sozialen und professionellen Gesundheitshilfen« (von Ferber 1989, S. 64).

Unterstützung durch die Gesundheitsversorgung

Eine ganze entscheidende Ressource für den Lebensbereich des Krankseins ist der Zugang zu einer qualitativ hochwertigen, den Bedürfnissen von Patientinnen und Patienten gerecht werdenden Gesundheitsversorgung, der finanziell gesehen keine existenziellen Probleme verursacht. Grundsätzlich ist der Zugang zur Gesundheitsversorgung in Deutschland gewährleistet, weit besser als in den meisten anderen Ländern der Welt. Dennoch gilt dies nicht für alle.

Greß et al. (2005, S. 8f.) stellten fest: »Aus den vom Statistischen Bundesamt veröffentlichten Auswertungen des Mikrozensus geht hervor, dass die Anzahl der Unversicherten seit Mitte der neunziger Jahre bis zum letzten Erhebungsjahr 2003 kontinuierlich wächst. Der Anteil der unversicherten Männer ist inzwischen deutlich höher als der Anteil der unversicherten Frauen. Der Anteil der Erwerbstätigen innerhalb der Gruppe der Unversicherten ist seit Mitte der neunziger Jahre am deutlichsten gestiegen. Innerhalb der Erwerbstätigen ist im gleichen Zeitraum der Anteil der Selbständigen am stärksten gestiegen. Diese Daten stützen die These, dass als Folge der strukturellen Veränderungen in der Erwerbstätigkeit – und der darauf nur unzureichend reagierenden gesetzlichen Regulierung des Zugangs zu Krankenversicherung – das Risiko der Nichtversicherung insbesondere für Erwerbstätige seit Mitte der neunziger Jahre deutlich zugenommen hat. Auf Basis einer uns vom Statistischen Bundesamt zur Verfügung gestellten Unterstichprobe des Mikrozensus 2003 lässt sich die Zusammensetzung der Unversicherten genauer bestimmen. Danach ist der Anteil der Nichtversicherten bei Personen mit niedrigem und sehr hohem Einkommen überdurchschnittlich hoch. Besonders hoch ist der Anteil von Nichtversicherten darüber hinaus bei Personen, die überwiegend Einkünfte aus Vermögen beziehen, bei Geschiedenen, bei Ausländern, bei Personen ohne Schulabschluss und bei Personen mit einer Wochenarbeitszeit von über 40 Stunden. [...] Empirische Studien zum Einfluss von Nichtversicherung auf den Gesundheitszustand liegen für Deutschland noch nicht vor. Vergleichbare Studien aus den USA zeigen jedoch übereinstimmend, dass Krankheiten bei Nichtversicherten später erkannt und weniger häufig vermieden werden als bei Versicherten. Das liegt insbesondere an der verspäteten Inanspruchnahme medizinischer Leistungen durch

Nichtversicherte. Außerdem gehen Nichtversicherte seltener zu Vorsorgeuntersuchungen als Versicherte. Die Krankheitslast und Sterblichkeit bei Nichtversicherten ist höher als bei Personen mit Krankenversicherungsschutz.«

Durch die stufenweise Einführung einer Versicherungspflicht seit 2007 hat sich die Anzahl der Nicht-Versichteten in Deutschland reduziert. Dennoch bleiben auch in Deutschland Personengruppen übrig, denen beispielsweise aufgrund ihres Aufenthaltsstatus ein Zugang zur Krankenversicherung und damit teilweise auch zur Gesundheitsversorgung verwehrt bleibt, wenn die Kosten nicht privat getragen werden können. Ein Beispiel dafür sind in Privathaushalten tätige Reinigungs- und Haushaltskräfte oder Pflegekräfte aus dem Ausland, die sich ohne entsprechende Erlaubnis in Deutschland aufhalten (vgl. Rerrich 2006). Durch rechtliche Veränderungen aber auch durch soziale Unterschiede zwischen europäischen Ländern hat sich dieses Problem in Deutschland weiter reduziert. International ist dies allerdings ein gravierendes Problem.

Wie unterstützend erleben die Betroffenen im Krankheitsfall die Gesundheitsversorgung, wenn Sie Zugang haben? Darüber kann bereits die EUROPEP-Studie (Europäischen Studie zur Bewertung hausärztlicher Versorgung durch Patienten) in den Ergebnissen für Deutschland etwas Aufschluss geben. Wie in vergleichbaren Studien war die allgemeine Zufriedenheit mit der hausärztlichen Versorgung sehr hoch. Als Grund für diese hohen Werte wird die Abhängigkeit von der ärztlichen Versorgung und Dankbarkeit diskutiert. Vergleichsweise kritisch wurde aber bewertet, wie gut sich der Arzt oder die Ärztin an frühere Gespräche und Behandlungen erinnert oder mit ihren Gefühlen umgeht. Patientinnen und Patienten könnten sich durchaus vorstellen, besser in Entscheidungen einbezogen zu werden und sind sich nicht immer sicher, wie wichtig es ist, die ärztlichen Ratschläge auch zu befolgen. In der Diskussion dieser Ergebnisse verweisen Klingenberg et al. (1999) auf Studien, nach denen diese Kommunikationsaspekte Einfluss auf die Therapietreue, den Behandlungserfolg und die Zufriedenheit von Patientinnen und Patienten haben.

Weitgehend besteht Konsens, dass für Patientinnen und Patienten der Behandlungserfolg und die Veränderung ihrer Lebensqualität entscheidende Kriterien zur Bewertung der Unterstützung durch die Gesundheitsversorgung sind. Darüber hinaus schlägt Ruprecht (2000) vor, verstärkt auf weitere Qualitätsmerkmale zu achten:

- *Zugang zum System*: Kranke Menschen möchten unmittelbaren Zugang zum Gesundheitssystem und sind enttäuscht über die Hürden wie Wartezeiten, relativierende Einschätzung der Dringlichkeit oder gar Leistungsverweigerungen.
- *Rücksicht auf individuelle Präferenzen und respektvoller Umgang*: Patientinnen und Patienten äußern das Bedürfnis, in Würde und mit Respekt behandelt zu werden. Sie machen sich Sorgen, wie ihr Kranksein und die Behandlung ihr weiteres Leben beeinflussen wird. Sie möchten darüber in verständlicher Form informiert und in die medizinischen Entscheidungen einbezogen sein.

- *Koordination*: Patientinnen und Patienten erleben, ob die Einzelleistungen und Teilprozesse aufeinander abgestimmt sind und ineinander greifen.
- *Information, Kommunikation und Hilfestellung*: Patientinnen und Patienten äußern häufig die Befürchtung, dass ihnen Informationen vorenthalten, dass sie nicht vollständig und ehrlich über ihre Krankheit und die Prognose aufgeklärt werden. Vor allem möchten sie über ihren augenblicklichen Gesundheitszustand und die zu erwartende Entwicklung informiert werden, dazu über Möglichkeiten, ohne fremde Hilfe zu Recht zu kommen.
- *Emotionale Zuwendung und Unterstützung*: Die Befürchtungen und Ängste, die Kranksein mit sich bringt, können genauso zermürbend sein wie körperliche Folgen. Patientinnen und Patienten fragen sich, was ihre Krankheit mit sich bringt, wie sie sich auf ihren Alltag auswirkt, auf ihre die Fähigkeit, ohne fremde Hilfe zu Recht zu kommen und weiterhin für ihre Angehörigen sorgen zu können.
- *Wohlbefinden und Komfort*: Kranksein ist meist mit körperlichen Missempfindungen, Schmerzen und Behinderungen verbunden. Kranke brauchen Unterstützung dabei, diese zu lindern. Kranke berichten über eine verstärkte Empfindlichkeit gegenüber Kälte und bedrückenden Gebäuden.
- *Einbeziehung von Familie und Freunden*: Kranke möchten meist ihr enges soziales Netz einbeziehen, erhoffen dort emotionale und soziale Unterstützung, Vertretung ihrer Interessen oder Hilfe bei Entscheidungen und Betreuung außerhalb des Gesundheitssystems. Sie sorgen sich um die Auswirkungen ihrer Krankheit auf das Verhältnis zu ihnen nahe stehenden Menschen.
- *Kontinuität der Behandlung*: Patientinnen und Patienten erleben oft einen herben Bruch in der Behandlung, wenn sie zwischen den verschiedenen Versorgungssektoren wechseln müssen. Sie verstehen die institutionellen Barrieren nicht und empfinden es als schwierig, das System zu durchschauen und effektiv für sich zu nutzen.

Antonovsky (1997, S. 118f.) sieht den Einfluss der Gesundheitsversorgung auf die nachhaltige Förderung des Gesundseins durch die Steigerung des Kohärenzempfindens als eher gering. Die Versorgung kann aber zu einer Abmilderung des Schadens am Kohärenzempfinden beitragen, den die akute Erkrankung bewirken könnte (▶ Kap. 4).

Widerstandsressourcen und Risiken

Wie weit kann Kranksein mit Erfahrungen der Teilhabe an sozial anerkannten Aktivitäten, mit Konsistenz und mit Erfahrungen der Verfügung über ausreichend Ressourcen verbunden sein? Eine Antwort auf diese Frage erschließt sich leichter über das, was nicht passieren darf und dies sind primär Prozesse der Stigmatisierung, sekundär der einer paternalistischen Bevormundung. Stigmatisierung steht sozialer Anerkennung diametral gegenüber, ein Stigma schließt aus und wäre deshalb für sich als Risiko zu identifizieren.

Der Begriff des Stigmas ist von Erwin Goffman (1974; ursprünglich 1963) in die soziologische Literatur eingeführt worden. Stigma ist eine negativ bewertete Eigenschaft, durch die der Träger in den Augen anderer den Anspruch auf Gleichbehandlung verliert. Ob und wann eine Zuschreibung in einer Gruppe oder Gesellschaft den Charakter eines Stigmas erhält, hängt davon ab, was in einer Gesellschaft (oder einer Gruppe) als normal und was als abweichend definiert wird (Goffman 1974).

HIV-infiziert zu sein gilt nach Stürmer und Salewski (2009) beispielsweise nach wie vor als Stigma, obwohl HIV-Infizierte und AIDS-Kranke beispielsweise in Deutschland rechtlich gesehen unter dem Schutz des Antidiskriminierungsgesetzes stehen. Stürmer und Salewski vertreten die Auffassung, dass neben einigen Eigenarten, die HIV auszeichnen, nämlich der Übertragbarkeit, der Unheilbarkeit und der in der Zeit nach der Entdeckung des Virus noch zwingend letale Verlauf, es insbesondere soziale Repräsentationen sind (▶ Kap. 2.2), die zu dieser Stigmatisierung beitragen. Mit HIV sind weltweit gesehen unterschiedliche soziale Repräsentation verbunden. Im westeuropäischen und US-amerikanischen Kontext erfolgt die Zuschreibung als todbringende oder zumindest unheilbare (göttliche) Strafe für sexuell unmoralisches Handeln und damit eine soziale Ausgrenzung Betroffener als unverantwortlich Handelnde.

Weniger sozial vernichtend, weil das Symptom als weniger unheilbar und nicht unbedingt tödlich betrachtet wird, ist die Stigmatisierung von Übergewichtigen. Übergewichtigen und Adipösen wird ebenfalls Schuld an der Krankheit zugeschrieben, sie werden als willensschwach, emotional gestört, undiszipliniert und hässlich stigmatisiert (Hilbert 2008). Gerade die stärkere Aufmerksamkeit auf Übergewicht und die Entwicklung präventiver Aktivitäten im letzten Jahrzehnt hat bisher keine Erfolge für sich verbuchen können, aber Stigmatisierungsprozesse wohl eher verschärft.

Der Aspekt der paternalistischen Bevormundung kann mit Stigmatisierungsprozessen verbunden sein, muss dies aber nicht zwingend. Vielmehr geht es darum, dass Menschen aufgrund vorhandener Einschränkungen unter dem Aspekt ihrer Defizite nicht unter dem ihrer Ressourcen betrachtet werden. Dies kann dazu führen, dass die Betroffenen selbst ihre Ressourcen nicht mehr hinreichend wahrnehmen oder dass sie sich bevorzugt in der sozialen Welt derjenigen bewegen, mit denen sie ähnliche Einschränkungen teilen.

Man stelle sich zur Verdeutlichung der sozialen Prozesse folgende Situation vor: Studierende erleben einen fachlich fesselnden Gastvortrag eines Gesundheitswissenschaftlers und diskutieren mit ihm insgesamt über drei Stunden hinweg über ein gesundheitssoziologisches Thema, moderiert durch die einladende Professorin. Bei Abschluss der Veranstaltung greift der Wissenschaftler zum Langstock, um den Raum zu verlassen. In diesem Moment wird das Gehörte neu interpretiert. In Erinnerung bleibt vielleicht weniger das Gehörte als die Erfahrung, dass ein Wissenschaftler in der Lage ist, eine dreistündige Lehrveranstaltung zu gestalten, obwohl er blind ist.

Blindheit muss keineswegs mit der Erfahrung des Krankseins verbunden sein. Körperliche Einschränkungen und Erkrankungen sind sich in der möglichen Stigmatisierung aber ähnlich. Kranksein kann mit der Erfahrung ähnlicher Zuschreibungen verbunden sein.

3.3 Sozial ungleiche Verteilung

Das Spektrum an Handlungsalternativen, das in den einzelnen Lebensbereichen zur Verfügung steht, dürfte für Menschen in unterschiedlichen Lebenslagen verschieden weit oder eng sein. Dies könnte ein möglicher Ansatzpunkt sein, soziale Ungleichheit von Gesundheitschancen zu erklären.

Die größten Unterschiede im Gesundheitszustand der Bevölkerung gehen einher mit dem Grad der sozialen und ökonomischen Benachteiligung. Dieser Befund zeigt sich beim Vergleich zwischen Ländern mit unterschiedlichem Wohlstand (vgl. z. B. den Word Health Report WHO 2005) sowie beim Vergleich zwischen Angehörigen unterschiedlicher Sozialschichten (vgl. z. B. Mielck 1994, 2000 und 2005, Helmert et al. 2000, Helmert 2003). Durch welche Faktoren die Unterschiede im Einzelnen bedingt sind, ist empirisch schwierig zu erfassen, da eine Vielzahl von Merkmalen in die Betrachtung der Unterschiede eingehen: Werden soziale Unterschiede anhand des Schichtindikators gemessen, so werden zumeist die Merkmale Ausbildung, Beruf und Einkommen kombiniert. Kommt – wie häufig – das Merkmal Wohngegend noch hinzu, vergrößert sich das Einflussspektrum unter anderem um ökologische Wirkmechanismen. Mit anderen Worten: Es bleibt häufig unklar, ob die gefundenen Unterschiede im Gesundheitszustand von Bevölkerungsgruppen durch den Bildungsstand, die Art der Arbeit, die Höhe des Einkommens, die ökologischen Bedingungen des Wohnens oder – und dies ist am wahrscheinlichsten – durch Addition aller dieser Merkmale bedingt sind.

Soziale Ungleichheit wird gelegentlich in horizontale und vertikale Ungleichheit unterschieden. *Vertikale Ungleichheit* wird an den Indikatoren Bildung, Einkommen und sozialer Status festgemacht. *Horizontale Ungleichheit* meint die Unterscheidung nach Geschlecht, Alter oder Migrationshintergrund. Die Verkürzung auf ›soziale Schicht‹ ist in den Gesundheitswissenschaften noch üblich, wird in der Soziologie aber kritisiert.

Überblick über einige empirische Befunde

Die umfassendste Arbeit über den Zusammenhang von sozialer Benachteiligung und Gesundheit wurde von einer Arbeitsgruppe vorgelegt, die vom britischen Ministerium für Gesundheit und Soziales eingerichtet und von Douglas Black geleitet worden war. Der 1980 abgeschlossene und 1982 als Buch veröffentlichte Ergebnisbericht über »Inequalities in Health« wird deshalb auch »Black-Report« (Townsend und Davidson 1982) genannt.

Der Bericht enthält eine Fülle von Informationen über den Zusammenhang von Sozialschicht, Alter, Geschlecht, Region etc. und Krankheitsarten, Todesursachen sowie über die Gesundheitsversorgung in Großbritannien und im internationalen Vergleich. Die wichtigsten Ergebnisse des Berichts lassen sich folgendermaßen zusammenfassen:

- Die unteren Sozialschichten sind – in allen Altersklassen – gesundheitlich benachteiligt (das gilt für fast alle wichtigen Erkrankungen).
- Während die Lebenserwartung in den oberen Sozialschichten zugenommen hat, ist sie in den unteren Sozialschichten gleich geblieben oder hat sich sogar verringert (so haben Männer und Frauen der untersten Sozialschicht im Vergleich zur höchsten Sozialschicht ein zweieinhalbmal größeres Risiko, vor dem 65. Lebensjahr zu sterben).
- Angehörige unterer Sozialschichten nutzen die Gesundheitsdienste im Verhältnis zu ihren größeren Gesundheitsproblemen seltener.

Einige Fragestellungen der Studie sind acht Jahre später erneut untersucht worden. Das Hauptergebnis dieser von Whitehead (1987) veröffentlichten Arbeit mit dem bezeichnenden Titel »The Health Divide« ist, dass sich die Schere zwischen armen und reichen Bevölkerungsgruppen hinsichtlich ihrer Gesundheitschancen noch weiter geöffnet hatte. In der Tradition dieser Untersuchungen erschien 1999 das von Marmot und Wilkinson herausgegebene Buch »Social determinants of health«, in dem die oben genannten Zusammenhänge sowie die weiter unten aufgeführten Erklärungen aufgrund neuester Literatur bestätigt und weiter ausgeführt werden.

Das Problem der gesundheitlichen Benachteiligung ist auch in anderen europäischen Ländern thematisiert worden, Mackenbach und Bakker (2002) haben hierzu eine Übersichtsarbeit vorgelegt. Ziglio et al. (2003) haben sich anhand von zwölf Initiativen aus zehn europäischen Ländern mit der Frage befasst, wie Gesundheitssysteme zur Linderung der Armutsproblematik beitragen können.

2005 wurde das Thema Gegenstand der internationalen von Marmot geleiteten »Commission on Social determinants of health«, die in ihrem Abschlussbericht folgende drei Empfehlungen formuliert hat:

1. Die alltäglichen Lebensbedingungen verbessern – die Umstände in denen Menschen geboren werden, wachsen, leben, arbeiten und älter werden.
2. Die ungleiche Verteilung von Macht, Geld und Ressourcen bekämpfen – die strukturellen Treiber solcher Lebensbedingungen, global, national und lokal.
3. Das Problem messen, das Handeln evaluieren, die Wissensbasis erweitern, ein Arbeitskraftpotenzial entwickeln, das zu den sozialen Determinanten von Gesundheit ausgebildet ist, und das öffentliche Bewusstsein über die sozialen Determinanten von Gesundheit stärken (CSDH 2008, S. 2).

3 Gesundheitsressourcen und -risiken

Auch in Deutschland gibt es empirische Untersuchungen zu diesem Thema, vgl. insbesondere die Übersichtsarbeiten von Mielck 1994, 2000 und 2005, Helmert et al. 2000, Helmert 2003 sowie die Expertise des Robert-Koch-Instituts (Lampert et al. 2005). Die Gesundheitsberichterstattung des Robert-Koch-Institutes liefert inzwischen durchweg Daten zu sozialen Unterschieden, die immer wieder zu vergleichbaren Ergebnissen kommen: Menschen mit einem niedrigeren sozialen Status haben durchweg schlechtere Gesundheitschancen als Menschen mit einem höheren sozialen Status. Beispielsweise zeigte die Basisstudie zur Gesundheit Erwachsener in Deutschland (DEGS), dass ein niedriger sozialer Status mit geringeren Werten in der gesundheitsbezogenen Lebensqualität einhergeht (Ellert, Kurt 2013). Anhand der verschiedenen Themen der DEGS lassen sich insgesamt soziale Unterschiede gut verfolgen. Auch der Sachverständigenrat hat sich in seinem Gutachten »Koordination und Qualität im Gesundheitswesen« von 2005 ausführlich diesem Thema gewidmet.

Alle diese Untersuchungen bestätigen die britischen Ergebnisse, dass Personen aus unteren sozialen Schichten früher sterben, häufiger einen schlechten Gesundheitszustand angeben, häufiger über gesundheitsriskante Lebensbedingungen und Verhaltensweisen berichten, häufiger an Krankheiten und Behinderungen leiden und – im Unterschied zur britischen Untersuchung – auch häufiger das Gesundheitswesen in Anspruch nehmen. Frauen und Männer, deren Einkommen unterhalb der Armutsgrenze liegen, haben im Vergleich zur höheren Einkommensgruppen ein 2,4- bzw. 2,7-faches Mortalitätsrisiko (Lampert und Kroll 2010, ▶ Abb. 3.4).

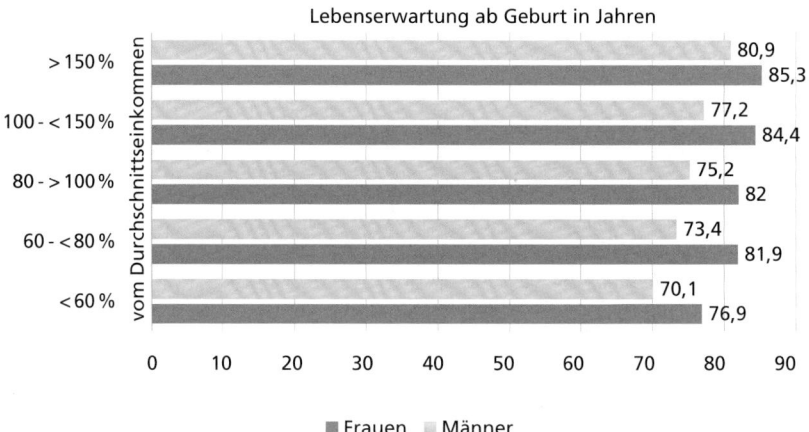

Abb. 3.4: Lebenserwartung ab Geburt, abhängig vom Einkommen gemessen an Prozent des Durchschnittseinkommens, Lampert und Kroll 2010, Daten aus dem sozioökonomischen Panel und Periodensterbetafel 1995–2005

Zugleich verdeutlichen die Analysen auch, dass es neben der vertikalen Ungleichheit (z. B. Einkommenshöhe) auch eine davon unabhängige horizontale

Ungleichheit gibt. So ist die Lebenserwartung von Frauen in allen Einkommensgruppen höher als die von Männern, der Unterschied liegt, je nach Einkommensgruppe zwischen 4,4 und 8,5 Jahren. Männer aus der höchsten Einkommensklasse haben dennoch eine Lebenserwartung, die die von Frauen aus der niedrigsten Einkommensklasse um 4 Jahre übertrifft.

Im Nationalen Gesundheitsbericht von 1998 wurde unter anderem auf den Zusammenhang von *Bildung und Gesundheit* eingegangen (Statistisches Bundesamt 1998, S. 108ff.). Als Datenbasis wurde eine für den Osten und Westen repräsentative Studie zum Thema »Leben und Gesundheit« verwendet. Befragt wurden rund 8 000 Personen im Alter von 25 bis 69 Jahren. Es wurden folgende drei Fragen gestellt:

- Wie würden Sie Ihren Gesundheitszustand beschreiben?
- Behindert Sie Ihr Gesundheitszustand bei der Erfüllung alltäglicher Aufgaben?
- Wie zufrieden sind Sie insgesamt mit Ihrer Gesundheit?

Für alle drei Gesundheitsindikatoren ergab sich bei beiden Geschlechtern ein stark ausgeprägter Zusammenhang mit dem Bildungsstatus: Je höher das Bildungsniveau, desto günstiger war die subjektive Einschätzung des eigenen Gesundheitszustandes. Dieser Befund galt für alle Altersgruppen.

Die Autoren verweisen zu Recht auf die unterschiedlichen Möglichkeiten, diese Ergebnisse zu interpretieren: »Bildung kann sich in verschiedener Weise auf Gesundheit auswirken. Zu nennen sind bspw. nach Bildungsniveau unterschiedliche

- gesundheitliche Belastungen durch Berufstätigkeit,
- Verhaltensmuster bei der Inanspruchnahme gesundheitsbezogener Leistungen,
- Fähigkeiten zur Kommunikation mit Vertretern des Gesundheitswesens,
- Möglichkeiten der gesunden Lebensführung,
- Möglichkeiten im Umgang mit Krankheit« (Statistisches Bundesamt 1998, S. 111).

Manche Daten zeigen teilweise erstaunlich differenzierte Ergebnisse, wenn die Kategorie Geschlecht berücksichtigt wird. So lässt sich für das Jahr 2008/09 z. B. zeigen, dass der Prozentsatz ärztlich diagnostizierter koronarer Herzerkrankungen bei Frauen aller Altersgruppen deutlich vom Bildungsniveau abhängig ist. Bei Männern zeigt sich aber kein Zusammenhang (▶ Abb. 3.5) (www.gbe-bund.de). Einschränkend ist allerdings zu sagen, dass die Daten auf den Selbstangaben der Befragten beruhen (»Wurde bei Ihnen jemals durch einen Arzt eine Durchblutungsstörung am Herzen oder eine Verengung der Herzkranzgefäße festgestellt?« oder »Wurde bei Ihnen jemals von einem Arzt ein Herzinfarkt festgestellt?«).

3 Gesundheitsressourcen und -risiken

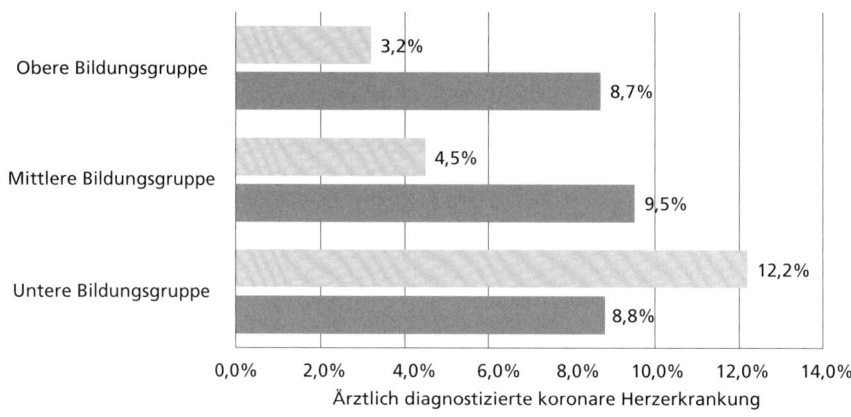

Abb. 3.5: Ärztlich diagnostizierte koronare Herzerkrankung 2008/09, Anteil der Befragten in Prozent angegeben; Daten aus dem Telefonischen Gesundheitssurvey (GEDA)

Erklärungsansätze

Die Autoren des Black-Reports (Townsed und Davidson 1982) haben drei verschiedene Erklärungshypothesen für soziale Differenzen aufgestellt und überprüft:

1. Die Unterschiede entstehen aufgrund von biologischen oder sozialen Selektionsprozessen.
2. Die Unterschiede entstehen durch unterschiedliches gesundheitsbezogenes Verhalten der Individuen.
3. Die Unterschiede entstehen aufgrund sozioökonomischer Verursachungsprozesse.

Die Diskussion um *Selektionsprozesse* zur Erklärung von Unterschieden im Gesundheitszustand hat – insbesondere in der Sozialpsychiatrie – eine lange Tradition. Soziale Schicht wird hier also nicht als unabhängige – verursachende –, sondern als abhängige Variable verstanden: Konstitutionelle Schwächen, Krankheitsanfälligkeiten und insbesondere chronische Krankheiten haben zur Folge, dass die davon betroffenen Menschen auch soziale Benachteiligungen in der Ausbildung, im Beruf und hinsichtlich ihres Einkommens erfahren und somit in die unteren sozialen Schichten der Gesellschaft ›abdriften‹. Diese Vorstellung von sozialen Selektionsprozessen ist deshalb in der sozialpsychiatrischen Forschung auch treffend als ›*Drift-Hypothese*‹ oder ›Non-starter-Hypothese‹ beschrieben worden.

McQueen und die zugehörige Arbeitsgruppe haben sowohl die biologische als auch die soziale Selektionshypothese anhand vieler empirischer Untersuchungen geprüft und kommen zu dem Schluss, dass soziale Selektionsprozesse zwar nachweisbar, aber nicht imstande seien, die großen Gesundheitsunterschiede zwischen den Schichten zu erklären. Hinsichtlich der Bedeutung biologischer Selektionsprozesse machen sie auf die Hypothese des ›cycle of deprivation‹ aufmerksam: Diese geht von der Annahme aus, dass bei Menschen unter ökonomisch, sozial und ökologisch benachteiligten Lebensbedingungen während der Schwangerschaft und bei der Geburt konstitutionelle und genetische Prädispositionen stärker zum ›Ausbruch‹ kommen und somit zu benachteiligten Startbedingungen von Kindern in unteren sozialen Schichten führen können, was dann – zusammen mit sozialen Handicaps – wiederum in benachteiligte Ausbildungs- und Berufspositionen und damit in den »Kreislauf der Benachteiligung« einmündet (Research Unit in Health and Behavioural Change 1989, S. 92).

Zur These, dass die Unterschiede im Gesundheitszustand auf *schichtspezifisch unterschiedliches Gesundheitsverhalten* zurückzuführen seien, fanden die Autoren des Black-Reports (Townsend und Davidson 1982) einen deutlichen direkten Zusammenhang zwischen Rauchen und der Position in der sozialen Schichtung (so rauchten nur 21 % der Frauen und Männer in der obersten gegenüber 41 % der Frauen und 57 % der Männer in der untersten Sozialschicht). Die Zusammenhänge zwischen sozialer Schicht und Ernährungsgewohnheiten oder sportlichen Aktivitäten waren dagegen weniger deutlich. Weitere Zusammenhänge zwischen Sozialschicht und Verhaltensmerkmalen wie Alkoholkonsum, Beteiligung an Impfmaßnahmen oder Früherkennungsuntersuchungen in der Schwangerschaft oder Angeboten der Familienplanung wurden nicht untersucht. Die Auswirkungen sozialer Unterschiede auf Bewältigungsstrategien werden im Kapitel « Vulnerabilität und Schutzfaktoren« (▶ Kap. 4) nochmals angesprochen.

Die Autoren des Black-Reports (Townsend und Davidson 1982) halten die dritte These über die *sozioökonomische Verursachung* für die wichtigste Hypothese zur Erklärung der Unterschiede im Gesundheitszustand zwischen den Sozialschichten. Auch McQueen et al. (Research Unit in Health and Behavioural Change 1989, S. 107) weisen darauf hin, dass es darauf ankomme, die Gesamtheit der Benachteiligungen über alle Lebensbereiche zu erfassen. Sie nennen dabei besonders: schlechte Wohnungen, schlechte Wohnumgebung, Geldsorgen, Sorgen mit der Arbeit, Familie, Gesundheit, Ärger mit Institutionen, ungesunde Kleidung, ungesundes Essen, und dies alles tagtäglich und ohne die Aussicht auf Änderung und ohne die ›Puffer‹, die sonst Ausbildung, Einkommen, soziales Ansehen und sozialer Einfluss bereithalten.

In der folgenden Abbildung (▶ Abb. 3.6) haben Elkeles und Mielck (1997, S. 140) ein Modell zur Erklärung gesundheitlicher Ungleichheit unter Einbeziehung der genannten Merkmale entworfen.

Auf die Konzentration von Gesundheitsrisiken in den Arbeits- und Lebensbedingungen sozial benachteiligter Bevölkerungsgruppen weist auch Beck (1986) hin. In seinem Buch »Risikogesellschaft« geht er ausführlich auf den komplexen Zusammenhang zwischen »Klassengesellschaft und Risikogesellschaft« ein: »Die Geschichte der Risikoverteilung zeigt, dass diese sich wie Reichtümer an das Klassenschema halten – nur umgekehrt: Reichtümer sammeln sich oben,

Risiken unten [...]. Dieses ›Gesetz‹ der klassenspezifischen Verteilung von Risiken und damit der Verschärfung der Klassengegensätze durch die Konzentration der Risiken bei den Armen und Schwachen galt lange Zeit und gilt auch heute noch für einige zentrale Risikodimensionen: Das Risiko, arbeitslos zu werden, ist gegenwärtig für Ungelernte erheblich höher als für Hochqualifizierte. Belastungs-, Bestrahlungs- und Vergiftungsrisiken, die an den Arbeitsvollzug in den entsprechenden Industriebetrieben gebunden sind, sind berufsspezifisch ungleich verteilt. Es sind Bevölkerungsgruppen in der Nähe der industriellen Produktionszentren, die durch verschiedene Schadstoffe in Luft, Wasser und Boden dauerbelastet sind [...]. Auch die Möglichkeiten und Fähigkeiten, mit Risikolagen umzugehen, ihnen auszuweichen, sie zu kompensieren, dürften für verschiedene Einkommens- und Bildungsschichten ungleich verteilt sein« (1986, S. 46).

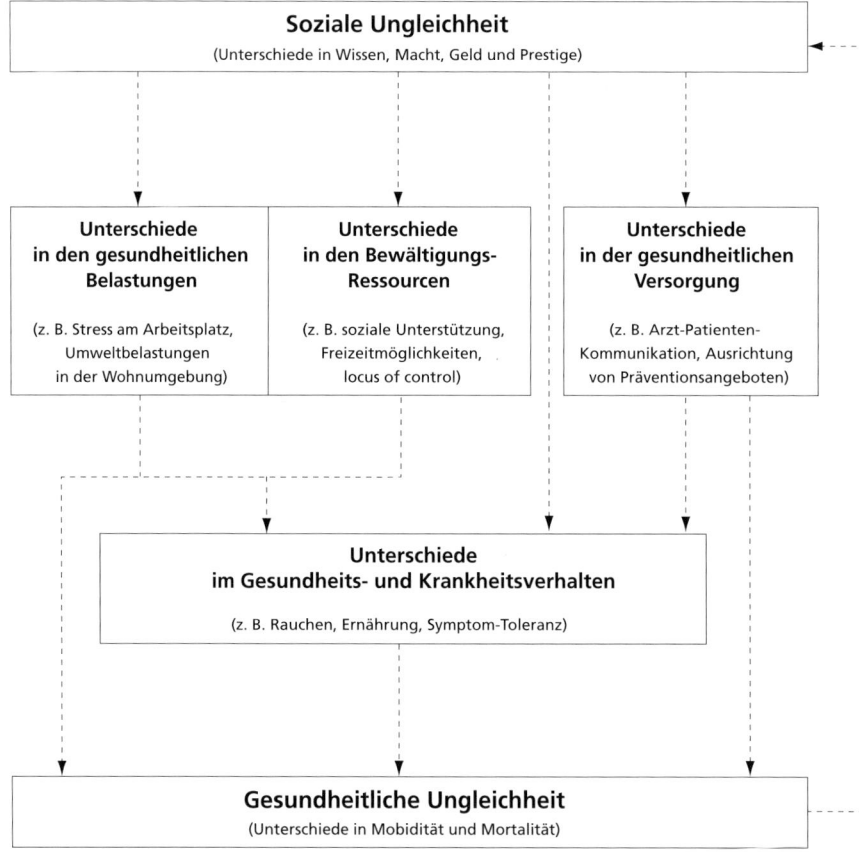

Abb. 3.6: Zur Erklärung gesundheitlicher Ungleichheit (Elkeles T, Mielck A; Entwicklung eines Modells zur Erklärung gesundheitlicher Ungleichheit, Gesundheitswesen 1997; 59:140. Abdruck mit Genehmigung von Georg Thieme Verlag KG, Stuttgart)

Folgt man der Logik des Modells der Salutogenese (Antonovsky 1997; ▶ Kap. 1), dann greifen soziale Unterschiede an verschiedenen Stellen des Modells, denn soziale Unterschiede sind Unterschiede der Lebensbedingungen:

- Der möglicherweise entscheidende Einfluss ist die sozial ungleiche Verteilung des Kontinuums von Generalisierten Widerstandressourcen und Widerstandsdefiziten in allen Lebensbereichen, was an den Beispielen des vorherigen Kapitels (▶ Kap. 3.2) deutlich geworden sein sollte. Gesundheitsrisiken und Gesundheitsressourcen sind in und zwischen Ländern sozial ungleich verteilt.
- Daraus resultieren auch unterschiedliche Wahrscheinlichkeiten der Entwicklung eines Empfindens von Kohärenz, wobei es hier um Wahrscheinlichkeit, nicht um einen bestimmenden Einfluss geht (▶ Kap. 4).
- In der Auswahl der Bewältigungsstrategien hat die sozial ungleiche Verteilung möglicherweise einen doppelten Einfluss: Es kann sein, dass die Möglichkeit der Auswahl unterschiedlich groß ist und es kann sein, dass die Wahl der Bewältigungsstrategien vom Empfinden von Kohärenz abhängig ist (▶ Kap. 5).
- Das was als Gesundsein empfunden wird, unterscheidet sich zudem unter verschiedenen Bevölkerungsgruppen (▶ Kap. 2) und kann ggf. eine Rückwirkung auf die Wahl der Bewältigungsstrategien haben.

Für die Gesundheitswissenschaft ergibt sich daraus die Aufgabe, *Zusammenhänge zwischen sozialer Differenzierung der Bevölkerung und Gesundheitsdeterminanten genauer zu analysieren und Interventionsstrategien zu entwickeln, die nachweislich nicht nur zur Verbesserung des Gesundseins der Bevölkerung beitragen, sondern auch zum Abbau einer sozial ungleichen Verteilung*. Insgesamt muss sie in den einzelnen Lebensbereichen *das Zusammenwirken von Risiken und Ressourcen untersuchen* und Antworten darauf finden, *wie Lebensbereiche so gestaltet werden können, dass höchstmögliche Gesundheitschancen weitmöglichst gleich verteilt werden*.

4 Vulnerabilität und Schutzfaktoren

4.1 Theoretische Einordnung

Vulnerabilitäts- und Schutzfaktoren sind einer Person zugeordnete Eigenschaften, die, unter gleichen Lebensbedingungen, die Wahrscheinlichkeit des Gesundseins oder Krankseins beeinflussen. Dies heißt nicht, dass alle diese Faktoren ausschließlich in der Person liegende Ursachen haben. Sie können sehr wohl lebensgeschichtlich durch äußere Einflüsse entstanden sein, sind aber für eine bestimmte Person zumindest für eine gewisse Spanne des Lebens prägend.

Auch für die Medizin gilt, dass die Entstehung einer Erkrankung in der Regel nicht auf eine einzige Erklärung zurückgeht und von innen kommende wie von außen kommende Einflüsse zusammentreffen. Dies zeigt folgendes Beispiel: Die Mehrheit von Männern und Frauen infiziert sich irgendwann im Laufe ihres Lebens mit HPV (humane Papillomaviren). Einige HPV-Typen können bösartige Veränderungen hervorrufen, insbesondere Gebärmutterhalskrebs (Zervixkarzinom) bei Frauen. Nun sind mehr Frauen irgendwann im Laufe ihres Lebens mit den entsprechenden HPV-Typen infiziert als ein Zervixkarzinom entwickeln. Das Karzinom entwickelt sich dann, wenn die Infektion nicht abheilt, sondern oft mehr oder weniger symptomlos und unbemerkt fortsetzt. Wieso heilt die Infektion bei einigen ab, bei anderen nicht? Früher wurde oft pauschal von einem ›geschwächtem Immunsystem‹ gesprochen. Das ist so nicht richtig. Das Immunsystem kann gegenüber anderen Erregern hervorragend reagieren. Heute diskutiert man, dass vereinfacht gesprochen, eine bestimmte genetische Variante (kein Gendeffekt) dazu führen könnte, dass das Immunsystem HPV nicht von körpereigenen Zellen unterscheiden kann und deswegen auch nicht bekämpft. Diese genetische Variante zu haben, könnte als ein Vulnerabilitätsfaktor verstanden werden, während die Infektion mit HPV ein Gesundheitsrisiko, auch für Männer, darstellt. Beide Faktoren scheinen zusammentreffen zu müssen, damit die Erkrankung entsteht.

Am Beispiel eines körperlichen Merkmals (Alter) kann kurz erläutert werden, dass sich selbst die körperliche Verfassheit eines Menschen nicht einfach auf eine Ursache reduzieren lässt: Wie im Kapitel «Gesundheits- und Krankheitskonzepte» (▶ Kap. 2) bereits erwähnt, führen Hitzebelastungen insbesondere bei hochaltrigen Menschen zu erheblichen gesundheitlichen Risiken. Fragt man nun, was dies mit dem Alter zu tun hat, so lassen sich diskutieren:

1. physiologische Veränderungen, die mit dem Prozess des Älterwerdens verbunden sind,
2. die erhöhte Wahrscheinlichkeit chronischer Erkrankungen, die mit dem hohen Lebensalter verbunden ist, und
3. die Wirkung der aufgrund der Erkrankungen benötigten Medikation, die wiederum auf physiologische und pathophysiologische Prozesse erwünschte und unerwünschte Wirkungen entfalten kann.

Alle drei Möglichkeiten beeinflussen körperlich gesehen die Vulnerabilität gegenüber Hitze und möglicherweise beeinflusst die genetische Disposition sowohl die physiologischen Veränderungen als auch die Wahrscheinlichkeit chronischer Erkrankungen und die Verträglichkeit von Arzneimitteln.

Konzeptionelle Schwierigkeiten bestehen in der Gesundheitswissenschaft zunächst in der Notwendigkeit, Schutz- und Vulnerabilitätsfaktoren von Gesundheitsrisiken und Gesundheitsressourcen (▶ Kap. 3) zu unterscheiden. Zwar werden Gesundheitsdeterminanten manchmal eher als Einflüsse von außen und Vulnerabilitäts- und Schutzfaktoren als in der Person liegende Einflüsse verstanden, aber diese Unterscheidung ist nicht trennscharf und wird auch nicht von allen Forschenden geteilt. Untersucht man empirisch allgemein, ob ein bestimmter Faktor Einfluss auf Gesundheit hat, ist es nicht zwingend immer schon notwendig theoretisch klar zu verorten, ob dieser Einfluss ein Gesundheitsrisiko oder ein Vulnerabilitätsfaktor, eine Gesundheitsressource oder ein Schutzfaktor ist. Das Modell geht davon aus, dass ein bestimmter Schutzfaktor, das Empfinden von Kohärenz, darüber entscheidet, inwieweit ein Mensch vorhandene Gesundheitsressourcen aktiviert. In anderen theoretischen Ansätzen sind Differenzierung und Zusammenwirken beider Komponenten weniger eindeutig.

Die Idee der Schutzfaktoren wird in der Psychologie mit dem Begriff der Resilienz aufgegriffen. Eine zweite Schwierigkeit besteht darin, dass die Begriffe Vulnerabilität und Resilienz von unterschiedlichen Disziplinen etwas unterschiedlich benutzt werden. Allgemein bezeichnet Vulnerabilität eine besondere Empfindlichkeit gegenüber Umweltbedingungen; Resilienz die Fähigkeit, Störungen zu verkraften ohne Schaden zu nehmen. Im Kontext des Klimawandels beispielsweise wird Vulnerabilität als das Ausmaß verstanden, in dem eine Person, Region oder ein System gegenüber nachteiligen Auswirkungen von Klimaänderungen anfällig ist und nicht damit umgehen kann. Dabei wird die Vulnerabilität als Ergebnis von Exposition, Sensitivität und Anpassungsfähigkeit verstanden.

Die dritte Schwierigkeit besteht darin, dass in der gesundheitswissenschaftlichen Diskussion beide Begriffe oft auf psychische Gesundheit fokussiert werden. So definiert beispielsweise der Pschyrembel (2017), Vulnerabilität als die durch »genetische, organisch-biologische, psychische und soziale Faktoren bedingte individuelle Disposition, auf Belastung überdurchschnittlich stark zu reagieren und somit anfälliger für psychische Störungen zu sein.«

Noecker und Petermann (2008, S. 255) definieren beispielsweise Resilienz als Anpassung an widrige Lebensbedingungen unter Entwicklung einer gesunden psychischen Funktion: »Resiliente Kinder, Jugendliche und Erwachsene sind dadurch gekennzeichnet, dass ihnen eine funktionale Adaptation an widrige, oftmals traumatische Umgebungsbedingungen in einer Weise gelingt, so dass langfristig ein kompensiertes, gesundes psychologisches Funktionsniveau und Entwicklungsergebnis erreicht wird. Im Fokus der Resilienzforschung steht die Identifikation der protektiven Faktoren, die als Moderatormerkmale die Wirkung der Risikofaktoren auf den Outcome lindern oder neutralisieren.«

In der Medizin wird dann, wenn es nicht um psychische Erkrankungen geht, eher von Prädisposition gesprochen. Prädispositionen sind krankheitsspezifisch. Die Einflüsse und das Zusammenwirken solcher körperlichen Vorgänge auch nur annähernd korrekt, wissenschaftlich aktuell und gleichzeitig verständlich zu beschreiben, würde den Rahmen dieses Lehrbuches der Gesundheitswissenschaft sprengen. Dieses ist nicht das spezifische Fachwissen der Gesundheitswissenschaft, wenngleich für gesundheitswissenschaftliche Fragen von elementarer Bedeutung. In der Auseinandersetzung mit solchen die Prädisposition beeinflussenden Faktoren muss auf medizinische Lehrbücher verwiesen werden. Es soll aber kurz darauf verwiesen werden, dass Bengel et al. (2009, S. 51ff.) in ihrer Übersichtarbeit zur Resilienz bei Kindern und Jugendlichen auch auf die noch recht junge biologische Resilienzforschung verweisen, die auf neuro- und psychophysiologischer sowie molekulargenetischer Ebene nach biologischen Korrelaten für Schutzfaktoren suchen. Bei vielen der von Bengel et al. (2009) rezipierten biologischen Korrelaten bleibt allerdings die Beziehung zwischen Ursache und Wirkung zu diskutieren.

In ihrer Übersichtarbeit über biologische Korrelate der Resilienz kamen Holtmann et al. (2004, S. 208) zu folgenden Kernaussagen über Resilienz, die aus biologischen Befunden abgeleitet werden kann:

- Biologische Resilienz ist zeit- und kontextabhängig.
- Biologische Resilienz könnte störungsspezifisch sein.
- Biologische Resilienz zeigt sich in der Interaktion mit spezifischen Risiken.
- Biologische Resilienz und Vulnerabilität sind nicht in ein eindimensionales Konzept mit Risikofaktoren am einen Ende und Schutzfaktoren am anderen Ende abbildbar.

Mit anderen Worten sind aus biologischer Sicht Schutzfaktoren nicht einfach das Gegenteil von Risikofaktoren.

In der Gesundheitswissenschaft interessiert der Zusammenhang zum Gesundsein. Eine Verkürzung nur auf psychische Gesundheit greift zu kurz. *Das Konzept der Vulnerabilität gibt eine Antwort auf die Frage, warum manche Menschen mit Kranksein reagieren, wenn sie Gesundheitsrisiken ausgesetzt sind, und andere nicht. Das Konzept der Resilienz gibt eine Antwort auf die Frage, was dazu führt, dass manche Menschen ihre Gesundheitsressourcen aktivieren können, andere nicht.* Konzeptionell ist zunächst unklar, ob Vulnerabilität und Resilienz zwei Enden eines Kontinuums oder voneinander unabhängige Konzepte sind. Dem Gegenstand der Gesundheitswissenschaft entspringt ein stärkeres Interesse an Resilienz.

Bengel und Lyssenko (2011) verweisen darauf, dass das Verständnis von Resilienz drei verschiedene Formen des Umgangs mit Stressoren umfassen kann:

- Resistenz: Trotz erheblicher Stressoren bleibt eine Person (primär psychisch) stabil.
- Regeneration: Nach kurzzeitiger Belastung findet eine Person schnell wieder in den Alltag zurück.
- Rekonfiguration: In der Bewältigung traumatischer Erfahrungen kann die Person notwendige Anpassungen leisten.

Die Autoren weisen auf die Probleme hin die entstehen, wenn Resilienz als festes Persönlichkeitsmerkmal betrachtet wird und plädierend dafür, Resilienz als Zusammenspiel von verschiedenen Einflussfaktoren zu betrachten. Danach ist das Konstrukt dynamisch, variabel, situationsspezifisch und multidimensional.

4.2 Die Idee der Resilienz

Die Resilienzforschung wird insbesondere mit dem Namen Emmy Werner verbunden, einer der beiden Wissenschaftlerinnen, die die Ergebnisse der Kauai-Studie veröffentlicht haben. Emmy E. Werner und Ruth Smith führten auf der hawaiischen Insel Kauai eine Langzeitstudie durch. Das Ziel war, die Langzeitfolgen von Risikobedingungen, die vor und kurz nach der Geburt auftraten, sowie von ungünstigen Lebensbedingungen in der frühen Kindheit zu untersuchen und die Auswirkungen auf die körperliche und geistige Entwicklung festzustellen. Die 698 Kinder, die 1955 auf Kauai geboren wurden, wurden vor der Geburt, mit 1, 2, 10, 18, 32 und 40 Jahren beobachtet. 201 dieser Kinder waren einem hohen Entwicklungsrisiko ausgesetzt. Sie wuchsen in chronischer Armut auf, waren geburtsbedingten Komplikationen ausgesetzt, das Familienleben war durch psychische Erkrankungen der Eltern belastet und es bestand eine dauerhafte familiäre Disharmonie. Wie zu erwarten, zeigten etwa zwei Drittel dieser Hochrisikokinder schon mit 10 Jahren Lern- und Verhaltensprobleme, hatten im Jugendalter psychische Probleme, wurden straffällig und die Mädchen früh schwanger.

32 Jungen und 40 Mädchen der Hochrisikogruppe wuchsen aber trotz der gleichen Ausgangsvoraussetzungen zu leistungsfähigen, zuversichtlichen und fürsorglichen Erwachsenen heran. Als 40-Jährige waren im Vergleich mit Gleichaltrigen dieser Gruppe nur sehr wenige von ihnen verstorben, hatten chronische Erkrankungen oder waren geschieden. Anders als bei den Gleichaltrigen hatten sie Arbeit, keiner von ihnen benötigte Hilfe von sozialen Diensten, niemand hatte Konflikte mit dem Gesetz. Ihre Ehen waren stabil, sie schauten

hoffungsvoll und positiv in ihre Zukunft und hatten Mitgefühl für andere Menschen in Not.

Ähnlich wie Antonovsky (1997, ▶ Kap. 1) stellte sich Emmy Werner die Frage nach den Bedingungen, die dies möglich machten. Anders als bei Antonovsky entstand aber kein wirklich in sich geschlossenes Konzept, sondern eine Aufzählung von beobachteten Faktoren, die allerdings nach Auffassung von Werner niemals alleine und direkt, sondern jeweils über die Zeit in Wechselwirkungen mit anderen Faktoren wirken (Werner 1989, Werner und Smith 2001).

Werner (2005, zit. nach Bengel et al. 2009, S. 28-32; dort sind die Studien tabellarisch aufgelistet) identifizierte 19 Längsschnittstudien, die sich mit der Entwicklung von Resilienz befassen und ihren Kriterien zur Bewertung solcher Studien entsprechen. Damit ist Resilienz letztlich besser erforscht als die Entwicklung des Empfindens von Kohärenz.

Bengel et al. (2009) veröffentlichen zunächst eine deutschsprachige Übersichtarbeit, die den Erkenntnisstand zu Resilienz bei Kindern und Jugendlichen zusammenfassen soll (später wurde von Bengel und Lyssenko (2011) eine Übersicht über die Diskussion bei Erwachsenen veröffentlicht). Dabei wurden zunächst narrative Übersichtsarbeiten aus den Jahren 1995 bis 2006 einbezogen, die die Literatur etwa bis 2004 widerspiegeln. Für die Jahre 2005-2006 wurde, beschränkt auf Kinder und Jugendliche, ergänzend eine systematische Literaturrecherche ausschließlich in den Datenbanken Psyc-Info und Psyndex durchgeführt, d. h. nur in psychologischen Datenbanken zu englischsprachigen und deutschsprachigen Publikationen. Internetrecherchen zu Längsschnittstudien ergänzten die Suche. Die Ergebnisse dieser Übersichtsarbeiten beschreiben einige Schutzfaktoren (Bengel et al. 2009, S. 156ff.):

- Zu kognitiven Fähigkeiten ist die Befundlage nicht einhellig, zumindest durchschnittliche Intelligenz scheint hilfreich zu sein, gute schulische Leistungen haben einen engen Zusammenhang zu schützenden Faktoren. Besondere Begabungen könnten hilfreich sein.
- Positive Lebenseinstellungen scheinen eine größere Resilienz zu besitzen.
- Realistische Selbsteinschätzung, Zielorientierung und eine ausgeprägte Selbstwirksamkeitserwartung sind hilfreich, letztere hängt auch eng mit aktiven Bewältigungsversuchen zusammen.
- Soziale Kompetenz wird durchgängig als wichtiger Schutzfaktor beschrieben.
- Eine positive Einstellung zu mindestens einem Elternteil wird als schützend beschrieben. Auch ein positives Familienklima und positive, unterstützende Geschwisterbeziehungen wirken ähnlich.
- Familiäre Stabilität, die Qualität der Beziehungen der Eltern zueinander, sichere Bindungen und einer kohäsive Familie (eine Familie, die zusammenhält) sind hilfreich.
- Ein konsequenter Erziehungsstil, der aber auch Raum zur Entfaltung lässt, ist ebenfalls hilfreich.

- Soziale Unterstützung ist ein zentraler Faktor, eine gute Beziehung zu einer erwachsenen Person außerhalb der Familie sowie Kontakt zu prosozialen Peers helfen.
- Ein positives Schulklima und eine gute Schulqualität sind ebenfalls förderlich.

Bengel et al. (2009, S. 159) fassen zusammen, »dass für eine resiliente Entwicklung von Kindern und Jugendlichen von entscheidender Bedeutung ist, wie Kinder und Jugendliche in Beziehungen eingebunden sind und diese erleben.«

4.3 Empirische Befunde zur Resilienz bei Kindern

Anhand der vom Mai 2003 bis Mai 2006 erstmals durchgeführten Kinder- und Jugendgesundheitssurveys (KiGGS) und der BELLA-Studie, ein Ergänzungsmodul zur psychischen Gesundheit der Kinder und Jugendlichen, soll im Folgenden dargestellt werden, wie der bisherige theoretische Entwicklungsstand zu Resilienz für empirische Forschung genutzt wird und wie solche Faktoren unter Kindern und Jugendlichen in Deutschland verteilt sind. Die BELLA-Studie ist eine Längsschnittstudie, die 2015 bis 2017 bereits in der 4. Welle durchgeführt wurde, KIGGS in der 3. Welle.

Erhart et al. (2007, S. 800ff.) unterteilen die Schutzfaktoren der Resilienzforschung in personale, familiäre und soziale Ressourcen. 7 557 Kinder wurden im Rahmen von KIGGS zu solchen Ressourcen befragt.

- Als *personale Ressourcen* werden neben einem dispositionellen Optimismus (d. h. der generellen Zuversicht, dass sich Dinge unabhängig von vorausgegangenen Erfahrungen oder eigenen Anstrengungen positiv entwickeln) und der allgemeinen Selbstwirksamkeitserwartung (einem stabilen Persönlichkeitsmerkmal, das die generelle Überzeugung bezeichnet, selbst über die notwendige Kompetenz zu verfügen, mit Anforderungen umgehen zu können) auch das Empfinden von Kohärenz genannt. Leider wird an dieser Stelle nicht weiter erörtert, inwieweit diese Konzepte voneinander unabhängig betrachtet werden können oder welche theoretischen Bezüge sie aufweisen. Vielmehr wird zur Messung der personalen Ressourcen ein eigener Fragebogen mit fünf Items entwickelt, der jeweils Fragen aus der Selbstwirksamkeitsskala, der Optimismusskala und dem Fragenbogen zum SOC herausgreift und neu mischt. Hieraus resultiert eine nicht ganz zufriedenstellende interne Konsistenz des Fragebogens, die sich in den Daten gezeigt hat.
- Als *familiäre Ressourcen* werden der familiäre Zusammenhalt, das Familienklima und das Erziehungsverhalten der Eltern betrachtet. Sie wurden über eine auf neun Items gekürzte Version der Familienskala gemessen.

- Als davon abgegrenzte *soziale Ressource* wird die von Gleichaltrigen und Erwachsenen erfahrene oder verfügbare *soziale Unterstützung* verstanden, die einerseits seelisch entlastend wirkt, andererseits auch zur Förderung der individuellen Kompetenzen beiträgt. Sie wurde mit der Übersetzung einer acht Items umfassenden Skala zu sozialer Unterstützung gemessen, die im Selbstbericht erfasst, wie oft Unterstützung in Form von Zuhören, von Zuneigung, über das Vermitteln von Informationen zur Problemlösung sowie über die Möglichkeit, gemeinsam Dinge zu unternehmen, erfahren wird.

Von den befragten Kindern und Jugendlichen verfügten nach ihren Angaben insgesamt fast 80 % über ausreichende *personale Ressourcen*. Defizitäre personale Ressourcen waren bei Mädchen häufiger als bei Jungen, bei Kindern mit Migrationshintergrund häufiger als bei Kindern ohne Migrationshintergrund und in Familien mit niedrigem sozialem Status häufiger als in Familien mit höherem oder mittlerem sozialem Status (Erhart et al. 2007, S. 802ff.).

Der familiäre Zusammenhalt als Indikator für die *familiären Ressourcen* kann ebenfalls bei fast 80 % der Kinder und Jugendlichen als unauffällig bezeichnet werden. Ältere Kinder und Jugendliche erfahren hier eher Defizite als Jüngere, Mädchen eher als Jungen, Kinder aus Familien mit niedrigem sozialem Status eher als Kinder aus Familien mit höherem oder mittlerem sozialem Status. Zwischen Kindern mit und ohne Migrationshintergrund ergaben sich keine statistisch nachweisbaren Unterschiede (Erhart et al. 2007, S. 803f.).

Etwa 78 % der Kinder und Jugendlichen verfügten über ausreichende *soziale Ressourcen*. Defizitäre soziale Ressourcen waren bei Jungen häufiger als bei Mädchen, bei Jüngeren häufiger als bei Älteren, bei Kindern mit Migrationshintergrund häufiger als bei Kindern ohne Migrationshintergrund und bei Kindern aus Familien mit niedrigem sozialem Status häufiger als aus Familien mit höherem oder mittlerem sozialem Status (Erhart et al. 2007, S. 802ff.).

Betrachtet man alle Ressourcen gemeinsam, so waren *sozialer Status* und etwas eingeschränkter *Migrationshintergrund* offensichtlich insgesamt benachteiligend, während sich bei den *Geschlechtern* an unterschiedlichen Stellen Stärken und Schwächen zeigen. Allerdings wurde nicht geprüft, ob sich Unterschiede nach Migrationshintergrund möglicherweise durch Unterschiede im sozialen Status erklären lassen könnten. Zu den Unterschieden nach sozialem Status führen Erhardt et al. (2007, S. 807) aus: »Als Erklärungsansätze hierfür könnten neben materiellen Entbehrungen, bei den Eltern erlebte Ohnmachtserfahrungen (z. B. keinen Arbeitsplatz zu finden) und dem schlechteren Zugang zu Bildung, auch die vermutlich höhere Belastung mit einhergehenden Konflikten in der Familie herangezogen werden.«

Konzeptionell muss bedacht werden, dass die Differenzierung zwischen familiären und sozialen Ressourcen bei Kindern Sinn ergeben kann, aber nicht bei Erwachsenen.

Ravens-Sieberer et al. (2009) stellen in einer Übersichtsarbeit die Ergebnisse dreier großer Studien zu Einflüssen auf das Wohlbefinden von Kindern und Jugendlichen dar, darunter auch die Ergebnisse der BELLA-Studie, in der 2 863

Kinder bzw. deren Eltern befragt wurden. Die BELLA-Studie ging davon aus, dass (personale, familiäre und soziale) Ressourcen, der sozioökonomische Status und chronische Gesundheitsstörungen einen Einfluss auf das Wohlbefinden von Kindern und Jugendlichen haben. Fast 59 % der Unterschiede im Wohlbefinden der Kinder konnten direkt oder indirekt durch den Einfluss der (personalen, familiären und sozialen) Ressourcen erklärt werden, während soziale Schichtunterschiede für sich gesehen nur 1 % der Unterschiede erklären konnten. Chronische Gesundheitsbeeinträchtigungen zeigten keinen statistisch signifikanten Einfluss auf das Wohlbefinden.

»Die Ergebnisse der Lisrel Analysen über die Auswertungsinhalte der BELLA-Studie weisen auf die Bedeutung personaler, familiärer und sozialer Ressourcen für das Wohlbefinden hin. Auch unter Berücksichtigung von Verhaltens- und emotionalen Problemen erweisen sich diese Ressourcen als bedeutendste Einflussfaktoren für das Wohlbefinden der Kinder und Jugendlichen. Neben einer direkten Beeinflussung ist auch eine indirekte Beeinflussung über emotionale und Verhaltensprobleme zu erkennen« (Ravens-Sieberer et al. 2009, S. 63).

Das KIDSCREEN-Projekt zu Lebensqualität und Wohlbefinden von Kindern und Jugendlichen in Europa (Ravens-Sieberer et al. 2009) untersucht etwas andere Einflussfaktoren als BELLA, nämlich somatische Gesundheitsbeeinträchtigungen, psychosomatische Beschwerden, emotionale und Verhaltensprobleme und soziale Ressourcen. Während die erstgenannten Komponenten 1 %, 7 % und 5 % der Unterschiede im Wohlbefinden erklären konnten, erklärten *soziale Ressourcen* 50 % der Unterschiede im Wohlbefinden.

Angesichts dieser offensichtlich sehr hohen Erklärungskraft erscheint es umso wichtiger, theoretisch besser zu fassen, was hier mit Ressourcen genau gemeint ist. Letztendlich ist es unklar, ob es sich um eine Ansammlung von Konstrukten oder ein Gesamtkonstrukt handelt, ob es sich um Ressourcen handelt, die Risiken gegenüber stehen, oder um Schutzfaktoren, wie Emmy Werner dies vertreten hat. Vieles deutet darauf hin, dass es sich eher um Ressourcen handelt, die zur Entstehung des Empfindens von Kohärenz beitragen könnten. Diese Diskussion ist auch deshalb besonders schwierig, weil für Antonovsky Kindheit und Jugend Lebensphasen sind, in denen das SOC entsteht, messen lassen würde es sich in dieser Zeit seiner Auffassung nach noch nicht.

4.4 Psychische Merkmale

Wissenschaftliche (oder auch weniger wissenschaftliche) Versuche, Persönlichkeitstypen zu charakterisieren und sie mit bestimmten Krankheiten in Verbindung zu bringen, haben eine lange Tradition. Erinnert sei an die Unterscheidung von vier »Temperamentstypen« durch Hippokrates (Sanguiniker, Melancholiker, Choleriker, Phlegmatiker), denen spezielle Krankheiten zugeschrieben wurden, eine Auffassung, die sich bis weit in die aktuelle Zeit gehalten hat.

Wenn man einen Zusammenhang zwischen Persönlichkeit und Krankheit als möglich annimmt, muss zunächst erläutert werden, wie so unterschiedliche Dinge wie Persönlichkeitsmerkmale und körperliche Erkrankungen linear so zusammenhängen, dass nicht körperliche Prozesse für bestimmte Charaktereigenschaften verantwortlich gemacht werden, sondern umgekehrt Persönlichkeitseigenschaften für (patho-)physiologische Prozesse.

Im 20. Jahrhundert entwickelten sich im Rahmen psychoanalytischer Theorien psychosomatische Ansätze zur Erklärung einer Verbindung von Krankheit und psychischer Konstitution, die auf früheste Kindheitserfahrungen zurückgeführt werden. Faltermaier (2005, S. 111) fasst ihre Erklärungslinien wie folgt zusammen:

»Sie unterstellen alle einen zugrundeliegenden psychischen Konflikt, der zu einer starken und andauernden emotionalen Erregung führt; da diese Gefühle nicht bearbeitet werden, vielmehr – weil bedrohlich – verdrängt werden müssen, werden die aufgebauten Spannungen nicht abgeführt. Daher erfolgt eine Konversion dieser psychischen Energie in körperliche Spannungen (in jeweils unterschiedlichen Funktionsbereichen des Organismus), die bei entsprechend langer Dauer zur Entwicklung einer organischen Krankheit führen können. Die Behandlung einer psychosomatischen Krankheit muss daher an den psychischen Ursachen ansetzen, sie muss den unbewussten inneren Konflikt mit psychotherapeutischen Mitteln bearbeiten und möglichst auflösen, um damit auch die Quelle der pathologischen Spannungen zu beseitigen.«

Faltermaier (2005, S. 112) benennt die methodischen Schwierigkeiten der Überprüfung dieser Erklärungsmuster. Zwei weitere Aspekte haben psychosomatische Theorien in Misskredit gebracht: Einerseits gab es neue medizinische Erkenntnisse nach denen unter anderem ein Lieblingsbeispiel populärwissenschaftlicher Psychosomatik, das Magengeschwür (Ulcus ventriculi), in seiner Entstehung neu betrachtet werden konnte, nämlich durch das Bakterium Helicobacter pylori, das etwa zwei Drittel aller Magengeschwüre erklärt. Andererseits hat die Laieninterpretation solcher Zusammenhänge (›Was ist dir denn auf den Magen geschlagen?‹) eher Ablehnung – einer laienhaft stark vereinfachenden Betrachtung – psychosomatischer Erklärungsmuster ausgelöst. Mit solchen Bedenken sind allerdings solche Theorien wiederum noch nicht widerlegt.

Die Geschichte der Typisierungen von Verhaltensmustern und deren Zusammenhang mit bestimmten Krankheiten begann Ende der 1950er Jahre mit den Forschungen zum Typ A (für Anger), der Herzinfarktpersönlichkeit (Friedman und Rosenman 1975; vgl. Schwenkmezger 1994, S. 49, Faltermaier 2005, S. 113ff.). Danach ist ein bestimmtes Verhalten im Umgang mit Gefühlen und Sozialverhalten überzufällig häufig mit der Entstehung von koronaren Herz-Kreislauferkrankungen verbunden: eine stark leistungsorientierte und ehrgeizige, eher aggressiv-aufbrausende Persönlichkeit, die von Rivalität, Erregbarkeit,

Feindseligkeit, Ungeduld und Hast geprägt ist. Zu Beginn der Forschungen entwickelte das Modell eine hohe Erklärungskraft. Spätere Studien ließen allerdings Zweifel aufkommen. Die Ergebnisse sprachen nun dafür, nicht weiter das theoretisch unausgereifte Gesamtkonzept zu analysieren, sondern einzelne Komponenten wie Ärger und Feindseligkeit. Hier zeigten sich bessere Korrelationen, allerdings muss nach Faltermaier (2005, S. 116) auch hier das Ergebnis weiterer Forschungen noch abgewartet werden.

Die Forschungen zu Typ C (für Cancer), der Persönlichkeit mit erhöhtem Risiko für Krebserkrankungen (Morris und Geer 1980; vgl. Schwenkmezger 1994, S. 50f., Faltermaier 2005, S. 116) war von Anfang an glückloser. Die Krebspersönlichkeit war als introvertiert beschrieben, schluckt Ärger herunter und denkt erst an andere, dann an sich. Sie ist kooperativ, wirkt ausgleichend, ist freundlich, hilfsbereit, anspruchslos und geduldig und passt sich an. Empirisch konnten die Zusammenhänge zu Krebs aber nie wirklich belegt werden.

Ebenso kritisch bewertet werden inzwischen die folgenden aus den Arbeiten von Eysenck und Grossarth-Maticek (1991) stammenden Persönlichkeitstypen, die mit der Entstehung spezifischer Krankheiten in Verbindung stehen sollen. Eysenck und Grossarth-Maticek haben in mehreren empirischen Arbeiten, deren Methodik allerdings als intransparent scharf kritisiert wurde, solche Zusammenhänge untersucht (vgl. Schwarzer 1994, S. 121, Faltermaier 2005, S. 116):

- *Typ I* wird als Krebspersönlichkeit bezeichnet: Sie ist durch Verlusterlebnisse, Abhängigkeit von anderen Menschen, Gefühlsunterdrückung, Hilflosigkeit und Depression charakterisiert.
- *Typ II* wird als koronare Risikopersönlichkeit bezeichnet: Sie ist durch Ärger, Feindseligkeit, Aggression und ebenfalls Abhängigkeit von anderen Menschen charakterisiert.
- *Typ III* wird als eher instabile, ängstliche, aber auch abhängige Persönlichkeit beschrieben, sie ist häufig bei Medikamentenabhängigen anzutreffen.
- *Typ IV* stellt die autonome Persönlichkeit dar.

Angesichts der therapeutischen Interventionen, die Eysenck und Grossarth-Maticek (1991) vorschlagen, sei die Warnung des Psychiaters Fritz B. Simon (1995, S. 191) aufgegriffen, dass die positive Beschreibung von gesundem Verhalten der Persönlichkeitsentwicklung nur einen sehr eingeschränktem Spielraum lässt:

»Es wird lebensgefährlich, wenn die Kriterien von Gesundheit positiv definiert werden. Es kann zu totalitären sozialen Maßnahmen führen, die mit Lebendigkeit nicht vereinbar sind [...] Wird Gesundheit zum markierten Raum, Zustand oder Inhalt, so muss man als Individuum eine Menge beobachtbarer positiver Merkmale der Unterscheidung vorweisen, um der Etikettierung als krank und einer allfälligen Therapie zu entgehen. Der individuelle Freiraum für ›erlaubte‹ körperliche und psychische Zustände oder Kommunikationen ist zwangsläufig sehr eng, wenn stets diese Merkmale demonstriert werden müssen.«

Unter dem Titel »Was schützt Gesundheit?« hat Beutel (1989) in einer älteren Arbeit anhand einer umfassenden Literaturrecherche einen Überblick über den Forschungsstand und die Bedeutung von psychischen Ressourcen in der Bewältigung von Alltagsbelastungen und Lebensereignissen gegeben. Beutel fasst die Ergebnisse seiner Recherche folgendermaßen zusammen:

»Die Literaturübersicht [...] ergibt trotz konzeptueller (negativer Gesundheitsbegriff, unterschiedliche theoretische Bezugssysteme und Wertorientierungen) und methodischer Probleme (vorwiegend Selbstbeschreibungsverfahren, statischer Meßansatz) eine Reihe von mäßig ausgeprägten, jedoch konsistenten Effekten personaler Ressourcen. Dabei handelt es sich um generalisierte Einstellungen von Personen zu sich und ihrer Umwelt (z. B. Zuversicht, internale Kontrollüberzeugung, Selbstvertrauen, Zielbindung). In der Gegenüberstellung einflussreicher Konzepte (sense of coherence, hardiness) wird die einseitige Akzentuierung individueller Kontrollbemühungen problematisiert und für eine stärkere Einbeziehung gesundheitsfördernder Einflüsse sozialer Beziehungen plädiert« (Beutel 1989, S. 452; vgl. auch Faltermaier 2005). Im Einzelnen nennt Beutel folgende gesundheitsfördernden personalen Ressourcen:

- Zuversicht,
- internale Kontrollüberzeugung (subjektive Überzeugung, wichtige Ereignisse im Leben selbst beeinflussen zu können),
- Selbstvertrauen,
- positives Selbstwertgefühl,
- stabiles Selbstsystem,
- unbekümmerte Selbsteinschätzung,
- interpersonales Vertrauen,
- commitment,
- Herausforderung (Veränderungen werden positiv gesehen),
- Selbstaufmerksamkeit.

Für Becker ist insbesondere ›seelische Gesundheit als Eigenschaft‹ eine personale Ressource für Gesundheit. Seelische Gesundheit als Eigenschaft bezeichnet die individuelle Fähigkeit zur Bewältigung externer und interner Anforderungen. Neben der Fähigkeit zur Bewältigung von Lebensanforderungen und Schwierigkeiten umfasst das Persönlichkeitskonstrukt ›Seelische Gesundheit‹ habituelles körperlich-seelisches Wohlbefinden (Sinnerfülltheit, Selbstvergessenheit und Beschwerdefreiheit), Selbstaktualisierung (Expansivität und Autonomie) und selbst- und fremdbezogene Wertschätzung (Selbstwertgefühl, Liebesfähigkeit) (vgl. Becker 1992b, S. 68, ausführlich 1982).

Becker nennt noch drei weitere Persönlichkeitskonstrukte mit gesundheitlicher Schutzfunktion, die mit seelischer Gesundheit in enger positiver Beziehung stehen: Hardiness (Widerstandsfähigkeit), Kohärenzsinn und Optimismus.

Das als Hardiness bezeichnete Persönlichkeitsmuster wurde von Kobasa et al. (1982) beschrieben und umfasst die drei Komponenten: commitment (Gegenteil von Entfremdung; Neugier auf das Leben; Sinn im Leben sehen), control (internale Kontrollüberzeugung) und challenge (sich von Lebensveränderungen herausgefordert fühlen). Dieses Konzept wird nochmals aufgegriffen (▶ Kap. 4.6).

›Optimismus‹ als Persönlichkeitskonstrukt bezeichnet eine Erlebniserwartung im Sinne einer optimistischen Grundhaltung, dass die eigene Zukunft positiv verlaufen wird (vgl. hierzu auch Schwarzer 1990, S. 14f.).

Bengel und Lyssenko (2011) fassen in Ihrer Arbeit Schutz- und Resilienzfaktoren zusammen und führen unter dieser gemeinsamen Überschrift neben Religiosität und Spiritualität, Coping und soziale Unterstützung die folgenden psychologischen Konzepte auf: Positive Emotionen, Optimismus, Hoffnung, Selbstwirksamkeitserwartung, Selbstwertgefühl, Kontrollüberzeugungen, Kohärenzgefühl und Hardiness. Sie kritisieren, dass die einzelnen Schutzfaktoren teilweise nicht voneinander abgrenzbar sind und potentielle Schutzfaktoren zum Teil auch als Ergebnis einer gelingenden Bewältigung betrachtet werden. Der Stand der Forschung zu den einzelnen Konzepten kann dort nachgelesen werden.

Weber kritisierte, dass die Suche nach personalen Ressourcen zu sehr in die immer gleiche Richtung eines positiven Selbstkonzeptes geht: »Die Suche nach weiteren personalen Ressourcen hält derzeit ungebrochen an. Die Frage ist jedoch, welch wirklich lohnenden Beitrag Konstrukte zur Aufklärung wirksamer Bewältigung leisten können […]. Eine sinnvollere Strategie wäre es, nach Faktoren Ausschau zu halten, deren Einfluss auf wirksame Bewältigung weniger trivial ist als die Flut von Aspekten eines positiven Selbstkonzepts, von Wohlbefinden oder auch Problemlösefähigkeiten, die letztlich nur in der Aussage münden, dass, wer erfolgreich ist, auch wahrscheinlich weiterhin erfolgreich sein wird. Die Tatsache, dass Laien als bewältigungsfördernde Eigenschaften […] auch Phlegma, ›dickes Fell‹, Gleichmut, Gleichgültigkeit, Leichtlebigkeit und Verzicht auf Perfektion nennen […], sollte eine Mahnung sein, Ressourcen vorschnell nur in einer inhaltlichen Richtung zu suchen« (Weber 1992, S. 23).

In dieser kritischen Stellungnahme klingt auch ein grundsätzliches methodisches Problem an: Insbesondere bei den Gesundheitsressourcen wie seelische Gesundheit oder Optimismus stellt sich die Frage, ob hier nicht Ursache und Wirkung verwechselt werden, d. h. ob es sich hier nicht um unterschiedliche Ausdrucksformen von Gesundheit selber handelt, also um Indikatoren von Gesundheit anstelle von Prädiktoren für Gesundheit. Ein Indikator ist ein Merkmal, das das Vorhandensein von etwas anzeigt, ein Prädikator, ein Merkmal, das die Vorhersage einer Entwicklung ermöglicht. Faltermaier (2005, S. 118ff.) forderte außerdem ein, dass es an der Zeit sei, »die Interaktion dieser Merkmale stärker zu berücksichtigen […] und sie zudem in ein umfassendes Persönlichkeitsmodell zu integrieren […].«

4.5 Soziale Unterstützung

Um es gleich vorweg zu sagen: Soziale Unterstützung ist ein vielfältig untersuchtes Konstrukt mit sehr uneinheitlichen Auffassung über die Art und Weise, wie es auf Gesundsein einwirken kann. Auch deshalb war soziale Unterstützung exemplarisch im Sinne familiärer Unterstützung bereits einmal Gegenstand (▶ Kap. 3.2) und wird nun hier, aufgrund der Diskussion über Resilienz, die soziale Ressourcen als Schutzfaktoren ausweist, erneut und etwas ausführlicher diskutiert. Soziale Unterstützung wird hier zunächst als Zusammenfassung soziale Ressourcen verstanden.

Für Faltermaier (2005, S. 103f.) thematisieren allerdings *soziale Ressourcen* die sozialen Beziehungen einer Person zur Bewältigung von Belastungen mit einer immer positiven Wirkung, während *soziale Unterstützung* die tatsächlich geleistete Hilfe umschreibt und *soziales Netzwerk* die Struktur der sozialen Beziehungen. Demgegenüber wird in der Forschung (unter anderem bei Schwarzer 1992, S. 141) sehr häufig zwischen der *wahrgenommenen* und der *erhaltenen sozialen Unterstützung* unterschieden und Laireiter et al. (2007) gehören zu der geringeren Anzahl an Autorinnen und Autoren, die sich in ihren Forschungsarbeiten auch mit der Kehrseite, den *belastenden Reaktionen* des sozialen Netzwerkes auf Stressereignisse, auseinandersetzen.

Schwarzer (1992, S. 141) definiert soziale Unterstützung als »Interaktion zwischen zwei oder mehr Menschen, bei der es darum geht, einen Problemzustand, der bei einem betroffenen Leid erzeugt, zu verändern oder zumindest das Ertragen dieses Zustandes zu erleichtern, wenn sich objektiv nichts ändern lässt.«

Nach Schmerl und Nestmann (1990, S. 9) hat soziale Unterstützung *belastungsunspezifisch* gesundheitsfördernde und ich-stärkende Wirkung. Soziale Unterstützung puffert *belastungsspezifisch* die gesundheitlichen Auswirkungen von Stress ab. Dies gilt bereits für die *Wahrnehmung* einer Belastung als Stress. Soziale Unterstützung verhindert Belastungen, die durch soziale Isolation entstehen und wirkt so präventiv. Die Wahrnehmung sozialer Unterstützung ist dabei wichtiger als ihr Vorhandensein.

House (1981) hat eine Differenzierung der Formen von Unterstützung vorgenommen, die bei Faltermaier (2005, S. 104) geringfügig modifiziert wird, in:

- *Emotionale Unterstützung*, d. h. Empathie, Zuneigung und Vertrauen,
- *Informationale Unterstützung* zur eigenständigen Bewältigung konkreter Probleme und Belastungen,
- *Instrumentelle Unterstützung* beispielsweise durch Geld, Zur-Verfügung-Stellen eines Autos oder Mithilfe beim Umzug,
- *Evaluative Unterstützung* bei der Bewertung eines Problems durch Rückmeldungen, die eine bessere Einschätzung ermöglichen.

Ähnliche Einteilungen finden sich in der älteren Literatur bei Caplan (1974) und Cobb (1976) e.

Die Wirkung sozialer Unterstützung auf die Gesundheit wird in zweifacher Weise dargestellt: Zum einen wirken soziale Netze krankheitsabschirmend und hilfreich bei der Bewältigung von Belastungen. Zum anderen wirken soziale Netze aber auch direkt auf das Wohlbefinden – also gesundheitsfördernd. So heißt es bei Anderson (198, S. 77) »[...] die positive Wirkung scheint mit einer Reihe von Faktoren bezüglich des Grades, in dem ein Mensch an seiner Umgebung teilnimmt, seiner sozialen Kontakte und seines aktiven Interesses an der Welt in Zusammenhang zu stehen. Diese Faktoren enthalten Elemente wie den Grad der sozialen Partizipation in der Form der Mitgliedschaft bei Organisationen, der Anzahl der Freunde und der Häufigkeit der Kontakte mit Freunden und Verwandten, des Grades an Geselligkeit und Gemeinschaft mit dem Ehepartner und der Erfahrung von Lebenssituationen, die ein gewisses Maß an Veränderlichkeit in die Lebenserfahrungen bringen«.

Spätestens jetzt wird deutlich, dass das Konstrukt ›soziale Unterstützung‹ im Modell der Salutogenese nicht schlicht und einfach als Schutzfaktor betrachtet werden kann. Je nachdem, wovon gerade genau gesprochen wird, ist es entweder eine Ressource im Kontinuum generalisierter Widerstandsressourcen und -defizite oder ein Teil einer Bewältigungsstrategie, wie überhaupt Bewältigungsstrategien in der Bewertung auf die Wahrnehmung vorhandener Ressourcen und in der Umsetzung auf deren Aktivierung setzen müssen. Eine klarere theoretische Zuordnung wäre möglicherweise geeignet, empirische Ergebnisse hier besser einordnen zu können. Dennoch lohnt es sich, einige Ergebnisse älterer und neuerer Forschung zu sozialer Unterstützung genauer anzusehen.

Schmerl und Nestmann (1990) fassen den damaligen Erkenntnisstand zu *Geschlechtsunterschieden* folgendermaßen zusammen: Frauen und Männer unterscheiden sich in allen Phasen ihres Lebens im Bereitstellen und Geben, Empfangen und Nachsuchen, im Ausmaß und der Qualität sozialer Unterstützung. Frauen berichten über mehr, intimere und stabilere Sozialbeziehungen. Männer über viele oberflächliche Bekanntschaften. Frauen suchen soziale Unterstützung überwiegend bei Freundinnen, Männer bei Ehefrauen. Frauen erleben Stress nahestehender Personen als eigenen Stress. Männer geben mehr instrumentelle Unterstützung, Frauen mehrere Unterstützungsformen. Frauen stellen mehr soziale Unterstützung bereit als Männer und mehr als sie bekommen. Daraus entsteht ein Defizit, das dazu führt, dass Frauen mehr professionelle Unterstützung suchen, Armut und zunehmendes Lebensalter verstärken dieses Defizit.

Faltermaier (2005, S. 105) hält es für gut belegt, dass Frauen eher bereit sind als Männer, aktiv nach sozialer Unterstützung zu suchen.

Fydrich et al. (2009) konnten in einer für Deutschland repräsentativen Studie unter anderem zeigen, dass sich Frauen stärker unterstützt fühlen als Männer, sich dieser Geschlechtsunterschied aber bei über 60-Jährigen nivelliert. Ältere fühlen sich insgesamt weniger unterstützt als jüngere Menschen.

Diese Daten müssen nicht unbedingt in Widerspruch zueinander stehen, wenn hinreichend zwischen wahrgenommener und erlebter Unterstützung unterschieden wird. Sie zeigen noch etwas: dass soziale Unterstützung nicht einfach da ist, sondern *in Anspruch genommen* werden muss, mit anderen Worten persönliche Einstellungen voraussetzt.

Schwarzer (1992, S. 140ff.) zeigte auf, dass soziale Unterstützung seitens der Person, die Unterstützung empfängt, und der, die sie gibt, *an Voraussetzungen gebunden* ist.

Wer Unterstützung empfängt muss die Situation als hohe Anforderung erleben, einen mittleren Grad der Belastung von begrenzter Dauer annehmen, die Fähigkeit haben, das Problem angemessen darzustellen, sich aktiv um Unterstützung bemühen, sich aber auch aktiv um Bewältigung bemühen, persönliche Ressourcen wie Selbstwertgefühl, Kompetenz und Optimismus zur Verfügung haben und das Problem nicht selbst verschuldet haben.

Unterstützende Personen müssen die Situation als hohe Anforderung erleben, das Problem als nicht verhinderbar einschätzen, Mitgefühl und Empathie entwickeln, die subjektiven Kosten als nicht zu hoch einschätzen uns selbst schwierige Situationen erlebt haben.

Auch dies verdeutlicht noch einmal, dass soziale Unterstützung letztendlich nicht als Schutzfaktor verstanden werden kann, sondern als Ressource, die unter bestimmten Bedingungen aktiviert werden kann.

Faltermaier (2005, S. 105f.) sieht die soziale Unterstützung als *Bewältigungsressource* und zieht aus dem Forschungsstand drei Schlussfolgerungen:

- »Menschen, die sozial integriert sind, haben generell eine bessere körperliche und psychische Gesundheit;
- Subjektiv wahrgenommene emotionale Unterstützung ist in der Lage, die schädlichen Auswirkungen von belastenden Lebensereignissen und Dauerbelastungen abzufedern, sie stellt somit eine Bewältigungsressource in Bezug sowohl auf körperliche wie psychische Krankheitsfolgen dar;
- Das einfachste und beste Maß von sozialer Unterstützung scheint eine intime und vertrauensvolle Beziehung zu sein, typischerweise die zu einem Ehe- oder Lebenspartner; sie schützt sowohl vor körperlichen als auch vor psychischen Krankheiten.

Das Hauptproblem der Forschung über soziale Unterstützung ist aber nach wie vor, dass wir nur wenig über die Wirkmechanismen dieser offensichtlich mächtigen Bewältigungsressource wissen.«

Klauer et al. (2007, S. 141) schreiben im Editorial eines thematischen Schwerpunktes der Zeitschrift für Gesundheitspsychologie: »Zuwendung, Trost und materielle Hilfe in belastenden Lebenssituationen zu erhalten, gilt seit langem als Schutzfaktor gegenüber der Entwicklung von psychischen Beeinträchtigungen und körperlicher Krankheit. Nach Einführung des Konzepts *soziale Unterstützung* (social support), insbesondere in der angloamerikanischen Gemeindepsychologie in den 1970er Jahren, entstand eine wissenschaftliche Evidenzbasis mit enormen jährlichen Zuwachsraten. Dies dokumentiert das hohe Interesse an dem Thema soziale Unterstützung und den damit verknüpften Konzepten (z. B. soziale Netzwerke; sozialer Rückhalt). In der Forschung stand lange Zeit die Frage nach Wirksamkeit und Wirkmechanismen sozialer Unterstützung im Vordergrund. So hat man sich zum Beispiel mit der Frage beschäftigt, ob es eine allgemein wohltuende Wirkung jeglicher Art von sozialer Unterstützung gibt (Haupteffekt), oder ob diese Wirkung sich erst dann entfaltet, wenn sich jemand in einer Krise befindet (›Puffereffekt‹). Später wurde *social support* auch in Modelle der Stressbewältigung (*coping*) integriert und im Sinne einer ›sozialen Ressource‹ verstanden, die die personalen Ressourcen ergänzt. In Feldstudien wurden zumeist psychometrische Skalen zur Erfassung *wahrgenommener Unterstützung* mitgeführt. Damit ist die Hilfe gemeint, die in einer hypothetischen Belastungssituation im sozialen Netzwerk als subjektiv verfügbar erscheint. Dieses Konzept der erwarteten oder wahrgenommenen Unterstützung hat in vielen Studien ein beträchtliches Maß an Varianz in der Befindlichkeit bzw. Gesundheit erklärt. Erst in jüngerer Zeit wird zunehmend problematisiert, dass Erhaltung und Verbesserung von Wohlbefinden und Gesundheit nur mäßig mit dem tatsächlichen Gewinn an Unterstützung (*erhaltene Unterstützung*) in *realen* Belastungssituationen zusammenhängen.«

Laireiter et al. (2007) befassten sich damit, dass soziale Unterstützung nicht nur ausbleiben kann, sondern auch *Negativunterstützung* möglich ist, die im Kontext unterstützungsrelevanter Situationen auftritt. Sie ist nicht einfach negatives Interaktionsverhalten, sondern eine Komponente belastender zwischenmenschlicher Erfahrungen im Kontext sozialer Unterstützung mit negativen Konsequenzen wie der Herabminderung des Selbstwertes und des Vertrauens in die eigene Person und ihrer Umwelt. In der Sprache Antonovskys (1997) wäre von einer Lebenserfahrung zu sprechen, die nicht nur das Ausbleiben von Ressourcen umfasst, sondern auch eine fehlende soziale Anerkennung und damit eine Erfahrung, die zur Schwächung des SOCs führen müsste. Laireiter et al. (2007, S. 44f.) sehen, dass Negativunterstützung aus einer negativen, einer neutralen oder einer positiven Intention heraus entstehen kann. Dabei kann wie bei (positiver) sozialer Unterstützung zwischen wahrgenommener und erhaltener, emotionaler und instrumenteller Negativunterstützung unterschieden werden.

Aus der Literatur zählten Laireiter et al. (2007, S. 46) eine beeindruckende Liste von Formen der Negativunterstützung auf, die sie in drei Gruppen als feindselig-aggressives und abwertendes Verhalten, enttäuschend-frustrierendes Verhalten sowie inadäquates und übertrieben unterstützendes, einmischendes Verhalten unterteilen:

- Enttäuschung von Hilfs- und Unterstützungserwartungen, Vorenthaltung versprochener Hilfe,
- Ablehnung von Unterstützungsbedürfnissen und die Forderung nach baldiger Wiederanpassung verbunden mit der Aufforderung, sich zusammenzureißen und sich nicht so gehen zu lassen,
- der Verweis auf andere Menschen, die auch leiden und es schwer haben und sich nicht ›so anstellen‹,
- vermeintlich gute Ratschläge, Bagatellisierungen und erzwungene Fröhlichkeit,

- Vermeidung, Gefühle offen anzusprechen und über die Belastung zu reden,
- Unehrlichkeit im Geben von Unterstützung durch klischeehaftes und unechtes Verhalten,
- Unerwünschte oder inadäquate Unterstützung,
- Behinderung bei der Realisation von Bewältigungszielen und -handlungen,
- Kritik an und Abwertung von Hilfs- und Unterstützungsbedürfnissen,
- Vorschreiben, wie sich die betroffene Person zu verhalten habe und was ein adäquater Umgang mit der Belastung sei,
- Übermäßige oder exzessive Unterstützung, Aufdrängen von Unterstützungsangeboten,
- Einmischung in die Bewältigungsbemühungen des Betroffenen,
- Hervorheben der negativen und bedrohlichen Aspekte des Ereignisses und intensives Klagen über das Problem.

In ihrer eigenen empirischen Arbeit, einer retrospektiven Lebensbelastungsstudie, konnten Laireiter et al. (2007) zeigen, dass Negativunterstützung insgesamt seltener auftritt als positive soziale Unterstützung und dass vor allem aggressive, feindselige und abwertende Interventionen kaum vorkommen, während übertrieben besorgte und einmischend-aufdringliche Verhaltensweisen häufiger erlebt werden. Kommen die feindseligen Formen aber vor, so haben sie einen stark negativen Effekt.

»Die Ergebnisse lassen den Schluss zu, dass vor allem solche Personen besonders gefährdet sind, negative Unterstützung zu erleben, die auf ein belastendes Ereignis intensiv reagieren. Gerade intensive emotionale und psychische Reaktionen – verbunden mit Gefühlen von Hilf- und Hoffnungslosigkeit, dem Aufgeben von Bewältigungsbemühungen und sozialem Rückzug – werden von der sozialen Umwelt offensichtlich vermehrt mit negativen Reaktionen kommentiert, die bei den Betroffenen zu vermehrter Wahrnehmung negativer Unterstützung führen, was in der Folge mit negativerer Bewältigung, negativerer aktueller Befindlichkeit und einem geringeren Selbstwertgefühl assoziiert ist« (Laireiter et al. 2007, S. 54).

Dies bestätigt indirekt Schwarzers (1992) Ergebnisse, dass Menschen auf eine bestimmte Art und Weise auf Belastungen reagieren müssen, um positive soziale Unterstützung zu erhalten.

Insgesamt spricht auch der aktuelle Stand der Literatur eher dafür, dass soziale Unterstützung nicht als soziale Ressource neben personellen Ressourcen wie das Empfinden von Kohärenz als Schutzfaktor gestellt werden kann. Es scheint sich dabei weit eher um solche Lebenserfahrungen zu handeln, die SOC stärkend oder SOC schwächend wirken. *Menschen, die aufgrund ihrer Lebenserfahrungen Vertrauen darin entwickeln konnten, in belastenden Situationen soziale Unterstützung zu erfahren, werden sie wahrscheinlich auch eher suchen, als diejenigen, die diese Erfahrungen nicht gemacht haben. Paradoxerweise werden sie wahrscheinlich auch eher auf eine Art und Weise ihren Unterstützungsbedarf kommunizieren, die es wahrscheinlich macht, dass sie die benötigte Unterstützung auch erhalten.*

4.6 Das Empfinden von Kohärenz

Betrachtet man die Zusammenfassungen zum Stand der Forschung zu Schutzfaktoren, so drängt sich die Frage auf, worin sich diese Aspekte von den von Antonovsky (1997) beschriebenen Entstehungsbedingungen für ein Empfinden von Kohärenz unterscheiden. Bereits die positive Einbindung in Beziehungen weist Ähnlichkeiten mit der Komponente der Teilhabe an sozial anerkannten Aktivitäten auf, ›Empfinden von Kohärenz‹ und ›Empfinden positiver Einbindung‹ beschreiben mindestens sehr Ähnliches.

Die folgende Abbildung (▶ Abb. 4.1) versucht, die Resilienzfaktoren in das Modell der Entstehung von Kohärenz einzuordnen. Es geht darum darzustellen, wie solche Resilienzfaktoren zur Entstehung von Erfahrung der Teilhabe an sozial anerkannten Aktivitäten, Erfahrung der Konsistenz und Erfahrungen der Verfügung über ausreichend Ressourcen beitragen. Lediglich die positive Lebenseinstellung kann weniger als Voraussetzung denn als Ergebnis beschrieben werden und muss sich nicht zwingend von der grundlegenden Lebensorientierung unterscheiden, die Antonovsky als Empfinden von Kohärenz bezeichnet.

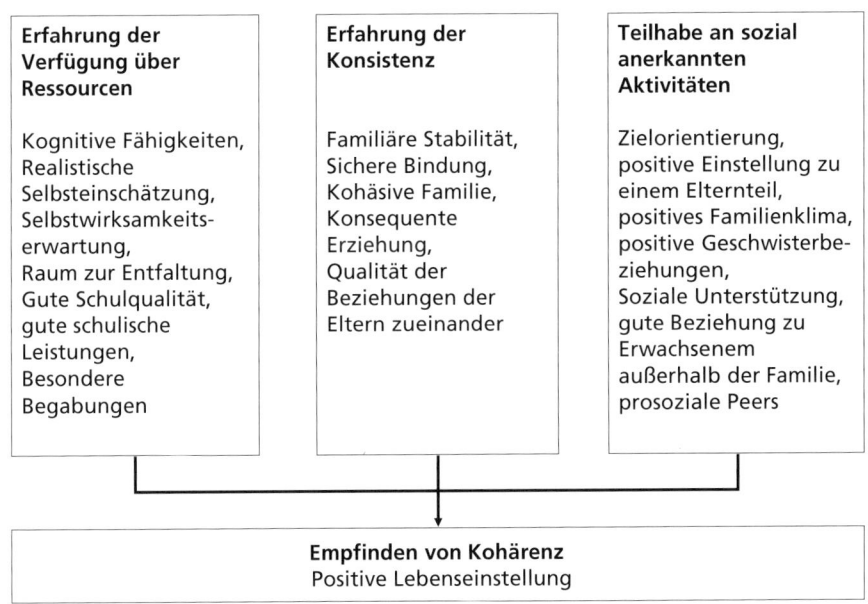

Abb. 4.1: Mögliche Zuordnung von Resilienzfaktoren zur Entstehung des Kohärenzempfindens

Antonovsky selbst formuliert (1997, S. 55): »Als ich Emmy Werner während ihres Israelbesuchs vor einigen Jahren erstmals begegnete, hatte sie den dritten Band ihrer Langzeitstudie aller Kinder, die 1995 auf der Insel Kauai geboren worden waren, noch nicht veröffentlicht [...] Obwohl ich mich in der Kindesentwicklung, ihrem Spezialgebiet, nur sehr wenig auskannte, gab es zwischen uns ein Gefühl grundsätzlicher Verständigung. Ich merkte, dass wir dieselbe Frage stellten und uns bei ihrer Beantwortung in die gleiche Richtung bewegten. Als später ihr Buch erschien, das den Höhepunkt eines der aufregendsten Forschungsprojekte markiert, die ich kenne, war ich überzeugt, dass ich recht gehabt hatte.«

Antonovsky (1997, S. 59) ordnet drei für Emmy Werner bedeutende Komponenten ihres Verständnisses von Resilienz seinem Modell zu:

»die ›internale Kontrolle‹ der Handhabbarkeit,

›Struktur und Regeln‹ der Verstehbarkeit,

das ›Netzwerk mit gleichen Werten und Grundannahmen‹ der Bedeutsamkeit.«

»[...] merkwürdigerweise scheinen wir alle, welche Worte wir auch verwenden, über exakt dasselbe zu sprechen« (Antonovsky 1997, S. 59).

Bevor die Idee der Übereinstimmungen oder doch zumindest Überschneidungen der Konzepte nochmal aufgegriffen wird, soll zunächst das Konzept des SOC genauer betrachtet werden.

Das Empfinden von Kohärenz (sense of coherence = SOC) ist im Verständnis von Aaron Antonovsky (1997) kein Persönlichkeitsmerkmal, sondern eine grundlegende, kurzfristige Schwankungen überdauernde Lebensorientierung, die im Laufe der Lebensgeschichte eines Menschen entsteht und prinzipiell veränderbar ist. Seine Modifikation erfolgt nicht aufgrund kurzfristiger Interventionen, sondern aufgrund einer stabilen Veränderung von Lebenserfahrungen. Hier sei daran erinnert, dass Bengel und Lyssenko (2011) ebenfalls dafür plädieren, Resilienz nicht als festes Persönlichkeitsmerkmal zu betrachten und das Konstrukt als dynamisch, variabel, situationsspezifisch und multidimensional zu verstehen.

Es wurden bereits grundlegende Ausführungen zu dem Konzept des SOC, seinen Teilkomponenten und ihren Entstehungsbedingungen gemacht (▶ Kap. 1). Hier werden Fragen des Konzeptes, der Wirkung des SOC, seiner Dynamik und der Unterscheidung von ähnlichen Konzepten vertiefend diskutiert.

Das Konstrukt SOC

Zu Beginn der theoretischen Überlegung war Antonovsky (1997, S. 34; 1979) von einem rein kognitiven Konstrukt ausgegangen. Erst in der Weiterentwicklung seiner Theorien konnte er die drei Komponenten herausarbeiten, die das Empfinden von Kohärenz in eine kognitive (comprehensibility = Verstehbarkeit, Nachvollziehbarkeit, Durchschaubarkeit), eine affektiv-emotionale (meaningfulness = Bedeutsamkeit, Sinnhaftigkeit, Wichtigkeit) und eine instrumentelle Komponente (manageability = Handhabbarkeit) dimensionalisieren. Um besser zu vermitteln, was damit gemeint ist, sollen die Fragen aus dem Messinstrument den Komponenten zugeordnet werden:

Verstehbarkeit

- »Wenn Sie mit anderen Leuten sprechen, haben Sie das Gefühl, dass diese Sie nicht verstehen?« (habe nie dieses Gefühl – habe immer dieses Gefühl)
- »Abgesehen von denjenigen, denen Sie sich am nächsten fühlen – wie gut kennen Sie die meisten Menschen, mit denen Sie täglich zu tun haben?« (Sie kennen sie sehr gut – sie sind Ihnen völlig fremd)
- »Waren Sie schon überrascht vom Verhalten von Menschen, die Sie gut zu kennen glaubten?« (das ist nie passiert – das kommt immer wieder vor)
- »In den letzten zehn Jahren war Ihr Leben …« (ganz beständig und klar – voller Veränderungen, ohne dass Sie wussten, was als nächstes passiert)
- »Ihr Leben wird in Zukunft wahrscheinlich …« (ganz klar und beständig sein – voller Veränderungen sein, ohne dass Sie wissen, was als nächstes passiert)
- »Haben Sie das Gefühl, in einer ungewohnten Situation zu sein und nicht zu wissen, was Sie tun sollen?« (sehr selten oder nie – sehr oft)
- »Wenn Sie vor einem schwierigen Problem stehen, ist die Wahl einer Lösung …« (immer völlig klar – immer verwirrend und schwierig)
- »Kommt es vor, dass Sie das Gefühl haben, nicht genau zu wissen, was gerade passiert?« (sehr selten oder nie – sehr oft)
- »Wenn etwas passierte, fanden Sie im allgemeinen, dass Sie dessen Bedeutung …« (richtig einschätzten – über- oder unterschätzten)
- »Wie oft sind Ihre Gefühle und Ideen ganz durcheinander?« (sehr selten oder nie – sehr oft)
- »Kommt es vor, dass Sie Gefühle haben, die Sie lieber nicht hätten?« (sehr selten oder nie – sehr oft)

Handhabbarkeit

- »Wenn Sie in der Vergangenheit etwas machen mussten, das von der Zusammenarbeit mit anderen abhing, hatten Sie das Gefühl, dass die Sache …« (sicher erledigt werden würde – keinesfalls erledigt werden würde)
- »Haben Menschen, auf die Sie gezählt haben, Sie enttäuscht?« (das ist nie passiert – das kommt immer wieder vor)
- »Glauben Sie, dass es in Zukunft immer Personen geben wird, auf die Sie zählen können?« (Sie sind sich dessen ganz sicher – Sie zweifeln daran)
- »Haben Sie das Gefühl, ungerecht behandelt zu werden?« (sehr selten oder nie – sehr oft)
- »Wie oft haben Sie Gefühle, bei denen Sie nicht sicher sind, ob Sie sie kontrollieren können?« (sehr selten oder nie – sehr oft)
- »Wenn in der Vergangenheit etwas Unangenehmes geschah, neigten Sie dazu …« (zu sagen: »Nun seis drum, ich muss damit leben« und weiterzumachen – sich daran zu verzehren)
- »Viele Menschen – auch solche mit einem starken Charakter – fühlen sich in bestimmten Situationen wie ein Pechvogel oder Unglücksrabe. Wie oft haben Sie sich in der Vergangenheit so gefühlt?« (Nie – sehr oft)

- »Was beschreibt am besten, wie Sie das Leben sehen?« (man kann für schmerzliche Dinge im Leben immer eine Lösung finden – es gibt keine Lösung für schmerzliche Dinge im Leben)
- »Wenn Sie etwas machen, das Ihnen ein gutes Gefühl gibt, ...« (werden Sie sich sicher auch weiterhin gut fühlen – wird sicher etwas geschehen, das das Gefühl verdirbt)
- »Wenn Sie an Schwierigkeiten denken, mit denen Sie in wichtigen Lebensbereichen wahrscheinlich konfrontiert werden, haben Sie das Gefühl ...« (dass es Ihnen immer gelingen wird, die Schwierigkeiten zu meistern – Sie die Schwierigkeiten nicht werden meistern können)

Bedeutsamkeit

- »Haben Sie das Gefühl, dass es Ihnen ziemlich gleichgültig ist, was um Sie herum passiert?« (Äußerst selten oder nie – sehr oft)
- »Das Leben ist ...« (ausgesprochen interessant – reine Routine)
- »Das was Sie täglich tun, ist für Sie ...« (eine Quelle tiefer Freude und Zufriedenheit – von Schmerz und Langeweile)
- »Das meiste, was Sie in Zukunft tun werden, wird wahrscheinlich ...« (völlig faszinierend sein – todlangweilig sein)
- »Bis jetzt hatte Ihr Leben ...« (sehr klare Ziele und einen Zweck – überhaupt keine klaren Ziele oder einen Zweck)
- »Wenn Sie über Ihr Leben nachdenken, passiert es sehr häufig, dass Sie ...« (fühlen, wie schön es ist zu leben – sich fragen, warum sie überhaupt da sind)
- »Wie oft haben Sie das Gefühl, dass die Dinge, die Sie täglich tun, wenig Sinn haben?« (Sehr selten oder nie – sehr oft)
- »Sie nehmen an, dass Ihr zukünftiges Leben ...« (voller Sinn und Zweck sein wird – ohne jeden Sinn und Zweck sein wird)
(vgl. Antonovsky 1997, S. 192–197)

Nun ist zunächst zu erläutern, dass Antonovsky (1997, S. 40ff.) nicht davon ausgeht, dass der SOC dann besonders stark ausgeprägt ist, wenn eine Person in der Skala von 1 bis 7 jede Frage so beantwortet, wie der mögliche Maximalwert lautet. Er unterscheidet vielmehr zwischen einem starken und einem rigiden SOC. Angesichts der Omnipotenz von Stressoren muss eine Person, die alle Probleme für lösbar hält, eine Person sein, die Zweifel nicht toleriert. Es kann sich um eine Person mit einem sehr schwachen SOC handeln, die das rigide Festhalten an ihren Überzeugungen benötigt, um mit ihren realen Ängsten fertig zu werden.

Antonovsky sprach von 4 % oder 5 %, die in seinen Studien auf fast jede Frage mit einer hohen SOC-Antwort reagieren. Er schlägt vor, solche Antworten aus dem Datensatz herauszurechnen, weil sie wahrscheinlich nicht das messen, was mit einem starken SOC gemeint ist.

Bedauerlicherweise ist in den Publikationen von Studien zum SOC in der Regel nicht zu erkennen, ob diese Bereinigung der Daten vorgenommen wurde. In der Regel ist nur erkennbar, dass die Antworten in drei etwa gleich große Gruppen mit starkem, schwachen und mittleren SOC unterteilt werden. Dies ist eine weitere Einschränkung des Forschungsstandes. Ggf. ist es möglich, dass Widersprüche in den Daten oder zwischen Studien auf die fehlende Bereinigung des Datensatzes zurückzuführen sind.

Die Beschreibung der drei Komponenten des SOCs wirft auch die Frage auf, ob es sich um *ein Konstrukt* handelt *oder um drei getrennt zu betrachtende Komponenten*. Auch hier erschwert Antonovsky (1997, S. 36f.) die Forschung damit, dass er nicht mit einem klaren Ja oder Nein antwortet. Er sieht sehr enge Korrelationen, aber keinen perfekten Zusammenhang. Unterteilt man die Antworten in hohe und niedrige Werte der jeweiligen Komponente, sind prinzipiell acht verschiedene Kombinationen von Werten des SOCs möglich.

Aus seiner Sicht setzt ein hohes Maß an Handhabbarkeit aber ein Mindestmaß an Verstehbarkeit voraus, während die umgekehrte Verbindung nicht zwingend ist. Deswegen bezeichnet er die beiden möglichen Kombinationen niedrige Verstehbarkeit, hohe Handhabbarkeit und hohe oder niedrige Bedeutsamkeit als vermutlich sehr seltene Kombinationen.

Sind alle drei Komponenten in ihren Werten hoch (aber nicht rigide) oder auch alle drei niedrig, bleibt der SOC relativ stabil. Ist die Handhabbarkeit niedrig, die Verstehbarkeit aber hoch, entsteht daraus Dynamik. Dynamik ist auch dann zu erwarten, wenn die Bedeutsamkeit von übereinstimmenden Werten in Verstehbarkeit und Handhabbarkeit abweicht. Es ist die Bedeutsamkeit, die in beiden Richtungen über die mögliche Dynamik entscheidet. Hohe Werte in der Komponente Bedeutsamkeit werden die Werte für niedrige Verstehbarkeit und Handhabbarkeit nach und nach ansteigen lassen.

Die folgende Abbildung (▶ Abb. 4.2) stellt schematisch dar, wie die drei Komponenten in Zusammenhang stehen. Nach dem aktuellen Forschungsstand scheint es jedenfalls so zu sein, dass es sich nicht um drei getrennte Konstrukte handelt, sondern um Komponenten eines Konstrukts. Die theoretischen Überlegungen zur Dynamik des SOCs sind empirisch aber nicht hinreichend untersucht.

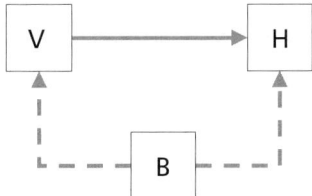

Abb. 4.2: Wahrscheinliche Verbindung der Komponenten des SOCs; vereinfachtes Schema

Folgt man den Überlegungen Antonovskys, so lässt sich daraus ableiten, dass für eine Veränderung des SOCs die Entstehung der Bedeutsamkeit die höchste Priorität hat, die der Verstehbarkeit die zweithöchste Priorität.

Entstehung und Veränderung des SOCs

In den vorherigen Kapiteln (insbesondere ▶ Kap. 3) ist es gelegentlich angesprochen: Der SOC entsteht durch spezifische Lebenserfahrungen, Erfahrungen der Konsistenz, der Teilhabe an der Gestaltung von Ergebnissen und der Erfahrung, zur Bewältigung von Anforderungen auch über hinreichend Ressourcen zu verfügen. Es ist nicht unwahrscheinlich, aber auch nicht zwingend, dass solche Lebenserfahrungen in Abhängigkeit voneinander stehen. Jemand der niemals an Entscheidungsprozessen oder Gestaltungsprozessen beteiligt wird, jemand der die Botschaft erhält, dass es auf seine Meinung und seine Fähigkeiten nicht ankommt, wird es schwer haben, Erfahrungen zu sammeln, dass er oder sie über ausreichend Ressourcen verfügt, Herausforderungen meistern zu können. Inkonsistente Lebensbedingungen, Erfahrungen völliger Willkür, werden es wahrscheinlich schwer machen, von der Chance der Teilhabe wirklich überzeugt zu sein. Dennoch ist es möglich, dass einzelne Erfahrungen unterschiedlich stark ausgeprägt sind. Die einzelnen Lebenserfahrungen können weiter präzisiert und einzelnen Komponenten zugeordnet werden.

Verstehbarkeit setzt Erfahrungen voraus, dass das menschliche Zusammenleben auf der Mikro- (z. B. Familie), der Meso- (z. B. Institutionen wie Betrieb oder Schule) und der Makroebene (gesellschaftliche Strukturen), soweit diese Ebenen als für die eigene Person relevant eingeschätzt werden, nach *erkennbaren, abschätzbaren Regeln* funktioniert und das Verhalten von Menschen in diesen Strukturen irgendwie einschätzbar ist. Hilfreich sind dafür einerseits ein gewisses Maß an Kontinuität, andererseits eine hohe Transparenz darüber, wie Entscheidungsprozesse zustande kommen. Familiäre Zerwürfnisse und gesellschaftliche Transformationsprozesse können hier prinzipiell irritierend wirken. Allerdings wird sich die Erfahrung der Konsistenz voraussichtlich stabilisieren, wenn z. B. auch nach einer Scheidung das familiäre Leben von nachvollziehbaren Regeln geprägt ist und sich die emotionale Zuwendung beider Elternteile zum Kind nicht grundsätzlich verändert. Die Erfahrung, dass nahestehende Menschen selbst auf schwere Schicksalsschläge nachvollziehbar reagieren, müsste eher stabilisierend wirken. Erfahrungen der Willkür, im Extremfall der Folter, oder Erfahrungen schweren Unrechts, das sozial nicht als Unrecht anerkannt ist, dürften dagegen dauerhaft irritierend wirken.

Handhabbarkeit setzt ein gewisses Maß an *Herausforderung* voraus. Wer ein sorgenfreies Leben führt, macht nicht unbedingt die Erfahrung, in schwierigen Lagen darauf zählen zu können, dass es Lösungen gibt und andere Menschen unterstützend wirken können. Menschen, die die Erfahrung gemacht haben, dass sie sich ›am eigenen Schopf aus dem Sumpf ziehen‹ können, entwickeln hier möglicherweise größere Stärken als Menschen, deren Leben immer glatt verlief. Allerdings bedeutet dies nicht, dass solche Konfrontationen mit dem Unglück für eine positive Entwicklung notwendig sind. Herausforderungen entstehen immer dann, wenn jemandem Fähigkeiten zugetraut werden und er oder sie aufgefordert wird, diese auch für ein bestimmtes Ziel einzusetzen.

Bedeutsamkeit, einen erfüllenden Sinn im Leben zu sehen, setzt *soziale Anerkennung und Teilhabe* voraus. Als Soziologe geht Antonovsky davon aus, dass unser Handeln immer auch soziales Handeln ist, dessen Sinn an anderen ausgerichtet ist. Antonovsky (1997, S. 105f.) wählt das Beispiel einer Hausfrau, deren Alltag von zeitlicher Überforderung und zugleich möglicher Unterforderung gemessen an den eigenen Fähigkeiten geprägt sein kann. Seiner Einschätzung nach hängt es vom kulturellen Setting, der gesellschaftlichen Anerkennung, Macht und Autorität ab, inwieweit diese Rolle die Komponente der Bedeutsamkeit stärkt oder schwächt. Dabei sieht er durchaus, dass in den meisten real existierenden Gesellschaften, diese Anerkennung nicht in dem Ausmaß gegeben ist, wie sie für die Entwicklung eines starken SOCs förderlich wäre. Der vom Alltagsleben abgewandte Computer-Freak der Gegenwart muss nicht unbedingt mit seiner Familie im harmonischen Austausch stehen, aber er benötigt zumindest seine Internet-Community, um dauerhaft Bedeutsamkeit in seinem Tun finden zu können. Antonovsky (1997, S. 107) erwähnt auch, dass es von immenser Bedeutung für die Überwindung traumatischer Erfahrungen als Soldat im Krieg ist, ob dieser Krieg gesellschaftlich als notwendiger und gerechter Krieg betrachtet wird oder die ihm zugrunde liegenden politischen Entscheidungen gesellschaftlich kritisiert werden.

Verbindet man nun die oben genannte Korrelation der Komponenten mit den Erfahrungen, die diese Komponenten bilden, so lassen sich Erfahrungen in der Ausbildung des SOCs priorisieren:

- Erfahrungen der *Teilhabe an sozial anerkannten Aktivitäten* haben die höchste Priorität für die Ausbildung des SOCs, da sie die Komponenten Bedeutsamkeit ausbilden und weil sie die Wahrscheinlichkeit für Erfahrungen der Verfügung über Ressourcen sowie der Einschätzbarkeit der Strukturen des Zusammenlebens erhöhen.
- In zweiter Linie ist es von hoher Bedeutung, dass solche Erfahrungen auch *beständig* sind und es einschätzbar ist, dass ähnliche Aktivitäten auch perspektivisch sozial anerkannt sind.
- Drittens wird die Erfahrung relevant sein, im Zweifelsfall *über Ressourcen* wie eigene Fähigkeiten und soziale Unterstützung *verfügen* zu können.

In der Praxis der Gesundheitsförderung hat dies beispielsweise dazu geführt, dass im betrieblichen Gesundheitsmanagement bereits relativ früh schon die Teilhabe an allen gesundheitsbezogenen Entscheidungsprozessen und die institutionelle Anerkennung dieses Engagements (Bedeutsamkeit), die Transparenz über alle Projektschritte und die nachhaltige Verankerung der Gesundheitsförderungsidee im Management des Unternehmens (Konsistenz) sowie die Ermöglichung schneller erster Erfolgserlebnisse (Verfügung über Ressourcen) als Qualitätskriterien galten (vgl. die Materialien der zur Qualität betrieblicher Gesundheitsförderung, BKK 1999).

Allerdings wird es nicht nachhaltig wirksam sein, wenn solche Erfahrungen zwar auf das Gesundheitsmanagement im Unternehmen, aber nicht auf die Arbeit selbst bezogen sind, denn »Kontinuierliche Erfahrungen der Teilnahme an sozial geschätzten Entscheidungsprozessen sind die Quelle dafür, seine eigene Arbeit als bedeutsam zu empfinden« (Antonovsky 1997, S. 108). Dazu gehört,

Stolz auf die eigene Arbeit entwickeln zu können und Ermessensspielraum konstruktiv nutzen zu können.

Hier schließt sich die Frage der *Veränderbarkeit* des SOCs nach der dritten Lebensdekade an, die bereits angesprochen wurde (▶ Kap. 1). »In der dritten Lebensdekade dann, nachdem wir uns mehr oder minder einer Identität verpflichtet haben (oder ihr verpflichtet wurden), einer Reihe von sozialen Rollen und – im weitesten Sinne – einer Karriere, nachdem wir unsere Wahlen getroffen haben (oder sie für uns getroffen worden sind), sind wir dann jahrelang einem Muster von Lebenserfahrungen ausgesetzt und haben uns eine Vorstellung von unserer Welt entwickelt: Sie ist mehr oder minder verstehbar, handhabbar und bedeutsam« (Antonovsky 1997, S. 114).

Dieser Satz impliziert die relative Stabilität des SOCs im späteren Erwachsenenalter, allerdings unter der Voraussetzung, dass sich das Muster an Lebenserfahrungen nicht grundlegend verändert. Angesichts der Omnipräsenz von Stressoren konkretisiert Antonovsky an späterer Stelle: »Ich gehe davon aus, dass das Erwachsenenalter zwischen denen, die diese Lebensphase mit einem starken und denen, die sie mit einem mäßigen SOC beginnen, eine zunehmende Ungleichheit bezüglich der Stärke des SOC zeigen wird; zwischen denen mit einem starken und denen mit einem schwachen SOC wird sie noch größer sein« (Antonovsky 1997, S. 117). Mit anderen Worten besteht bei weitgehend unveränderten Lebensmustern die Tendenz, dass der SOC, angegriffen von der Vielzahl der Stressoren, bei Menschen mit einem hohen SOC eher zu Lebenserfahrungen führt, die diesen stabil halten, während bei Menschen mit einem weniger hohen SOC die Tendenz nach unten geht.

Allerdings sprechen die bisherigen empirischen Befunde nicht für einen tendenziell schwächeren SOC bei älteren Menschen und dies wäre das logische Ergebnis dieser Annahmen. Bengel et al. (2001) und Franke (1997) entnehmen aus ihrem Review Hinweise, dass das SOC mit dem Alter an Stärke zunimmt, verweisen aber auf das Fehlen von Längsschnittstudien. In einer etwas älteren Querschnittstudie von Larsson und Kallenberg (1996) stiegen die SOC-Werte mit dem Alter, damit waren aber unterschiedliche Kohorten gemeint. Eine der wenigen Längsschnittstudien (Nilsson et al. 2003) scheint die zurückhaltenden Aussagen zur Veränderung des SOCs mit dem Älterwerden zu bestätigen. In den Jahren 1994 und 1999 zeigte sich dort eine Abnahme des SOCs der nordschwedischen Bevölkerung aufgrund persönlicher Bedingungen und sozialer Veränderungen. Nur Personen mit einem hohen SOC konnten diesen stabil halten, Personen mit niedrigem SOC zeigten die stärksten Veränderungen. Dies würde Antonovskys Überlegungen stützen. Auch dieser Aspekt ist aber noch nicht hinreichend untersucht.

Antonovsky schließt aber keineswegs aus, dass positive Veränderungen des SOCs ab der vierten Lebensdekade möglich sind. »Solche Veränderungen im SOC sind jedoch selten. Wenn sie stattfinden, sind sie niemals das Ergebnis der zufälligen Begegnung, der Veränderung selbst oder der einzelnen Entscheidung; sie treten nur auf, weil diese ein neues Muster von Lebenserfahrungen ermöglichen. Falls das Muster über mehrere Jahre beibehalten wird, kann allmählich Veränderung erfolgen.« (Antonovsky 1997, S. 117).

Einer *intentionalen Modifikation* des SOCs steht Antonovsky (1995, S. 118) zunächst skeptisch gegenüber: »Wann immer ich das salutogenetische Modell mündlich vorgestellt habe, war eine der vor allem von Menschen aus helfenden Berufen am häufigsten gestellten Fragen, inwieweit das SOC geplant und absichtlich verändert werden kann. Besonders die, die sich zu dem Modell hingezogen fühlen, die einen systematischen Zugang zum Verstehen von Stärken und nicht nur von Risikofaktoren suchen, fanden es sehr verwirrend zu hören, dass jemand mit einem starken SOC solche Helfer nicht wirklich braucht und dass jemandem mit einem schwachen SOC von einem temporären Begleiter nicht wirklich geholfen werden kann.« Nach dieser anfänglichen Warnung zeigt er dann aber drei Ansatzpunkte auf:

1. Professionelle Helfer agieren häufig in Krisensituationen, die eine vorübergehende Irritation des SOCs bedingen. In diesen Phasen der Fluktuation um einen Mittelwert können sie Begegnungen so gestalten, dass kein temporärer Schaden entsteht und der SOC möglichst stabil gehalten werden kann. Antonovsky hält es weitergehend für möglich, dass sogar ein bescheidener und temporärer Gewinn erzielt werden kann.
2. Antonovsky hält ein therapeutisches Vorgehen nicht für ausgeschlossen, das eine lang anhaltende, konsistente Veränderung in den realen Lebenserfahrungen, die Menschen machen, erleichtert. Diese Veränderung erfolgt nicht alleine durch die Neuinterpretation von Erfahrungen, sondern vor allem dadurch, dass Menschen das Rüstzeug in die Hand gegeben wird, innerhalb ihres Lebensbereiches etwas ausfindig zu machen, das ihnen andere Lebenserfahrungen ermöglicht.
3. Immer dort, wo über eine lange Zeitspanne ein beträchtliches Ausmaß an Kontrolle über die Lebenssituation der Klientinnen und Klienten besteht, können nach Antonovsky tiefer greifende Veränderungen erfolgen. Eine solche Kontrolle besteht zunächst einmal in totalen Institutionen (Goffman 1974) wie Altenpflegeheimen, psychiatrischen Einrichtungen, partiell auch anderen stationären Einrichtungen der Gesundheitsversorgung, Kasernen oder Gefängnissen. Von ihrer Struktur her neigen solche Institutionen dazu, Lebenserfahrungen der Teilhabe an sozial anerkannten Aktivitäten möglichst auszuschließen. Sie wären zunächst so umzustrukturieren, dass sie dem SOC nicht schaden, weder bei den Internierten noch bei den Schließern, Wärterinnen oder Pflegekräften. Aber auch Betriebe und Bildungsinstitutionen kontrollieren die Lebenssituation ihrer Beschäftigten ganz erheblich und können zur Stärkung des SOCs beitragen, indem sie Teilhabe an Entscheidungsprozessen ermöglichen (vgl. Setting-Ansatz, ▶ Kap. 6.4).

Die Wirkung des SOCs

Nach Auffassung Antonovskys (1997, S. 33) ist das SOC eine *Hauptdeterminante für die Position auf dem Gesundsein/Kranksein-Kontinuum* und für die

Veränderung in Richtung des Pols Gesundsein. Zwei Menschen, die sich, theoretisch gedacht, auf dem gleichen Punkt des Kontinuums befinden, deren SOC sich aber unterscheidet, sollten sich demnach in unterschiedliche Richtungen entwickeln.

Dies spricht dafür, zunächst eine mögliche *direkte Wirkung des SOCs auf das Kontinuum* anzunehmen (Antonovskys 1997, S. 140ff.). Eine solche direkte Wirkung wäre wiederum auf zwei Ebenen diskutierbar: (1) als psycho-physiologische Wirkungen auf immunologische, neurologische oder hormonelle Prozesse, die beispielsweise die Herzfrequenz und den Blutdruck oder den Stoffwechsel und das Immunsystem steuern oder (2) als psychische Wirkung auf das Empfinden des Gesundseins.

Ersteres ist nach dem derzeitigen Erkenntnisstand theoretisch wie empirisch weder auszuschließen noch zu belegen. Zweiteres wirft erneut die Frage auf, ob es sich beim SOC einfach nur um eine Beschreibung psychischer Gesundheit handelt oder tatsächlich um eine Ursache psychischer Gesundheit. Es ist einigermaßen naheliegend, dass ein Mensch, der dem Leben mit Zuversicht gegenübertritt, diese Grundhaltung auch seinem Gesundsein gegenüber hat.

Die Haupterklärung Antonovskys (1997, S. 124ff.) betrifft aber die Wirkung des SOCs auf den Abbau von Spannung, d. h. auf die *Coping-Strategien*. Hier bezieht er sich sehr stark auf das Coping-Konzept von Lazarus et al. (1984; ▶ Kap. 1.2.3): Eine Person mit einem hohen SOC wird die Tendenz haben,

- Stimuli eher als Nicht-Stressoren zu definieren (primäre Bewertung I),
- als Stressoren wahrgenommene Stimuli als günstig oder irrelevant zu bewerten und sich sicher zu fühlen, dass sich die Spannung schnell auflöst (primäre Bewertung II), da sie das Vertrauen hat, dass »wie in der Vergangenheit im großen und ganzen alles gut ausgehen wird« (Antonovsky 1997, S. 127),
- mit dem Stressor verbundene Schwierigkeiten eher als Herausforderung zu betrachten (primäre Bewertung III),
- zur Bewältigung aus dem breiteren Repertoire von möglichen Bewältigungsstrategien diejenige auszuwählen, die sie für geeignet hält, mit dem Stressor umzugehen (sekundäre Bewertung).

Der letzte Aspekt des Einflusses auf Coping ist zugleich der dritte Wirkmechanismus, nämlich die Aktivierung der Generalisierten Widerstandsressourcen durch einen hohen SOC. Die folgende Abbildung (▶ Abb. 4.3) fasst die Ansatzpunkte des SOCs im Bewertungsprozess zusammen. Vereinfacht lässt sich sagen, dass ein Mensch, der die Grundeinstellung zum Leben hat, dass Probleme gut gelöst werden können, weil Ressourcen aktiviert werden können, der meint sie zu verstehen und der einen Sinn darin sieht, eine Lösung zu finden, wahrscheinlich Vorteile in der konkreten Problemlösung anderen gegenüber hat. Dies klingt so einleuchtend, dass es nahezu banal wirkt, hat aber eine hohe Erklärungskraft.

4.6 Das Empfinden von Kohärenz

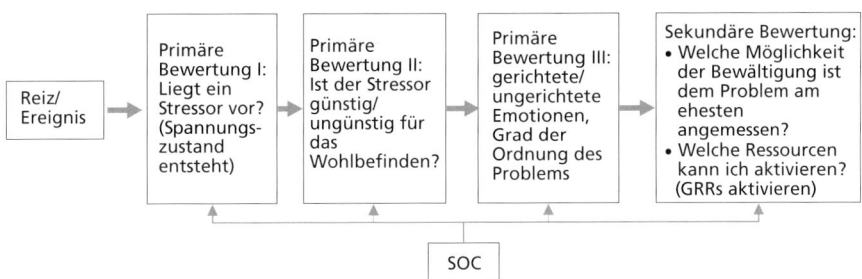

Abb. 4.3: Ansatzpunkte des SOCs in den Bewertungsprozessen von Stressereignissen

Insgesamt spricht sehr vieles dafür, den SOC in seiner *moderierenden Wirkung auf den Zusammenhang zwischen dem GRR/GRD-Kontinuum und dem Gesundsein/Kranksein-Kontinuum* zu betrachten. Die Frage nach dem Gesundsein trotz widriger Lebensumstände intendiert genau diese Betrachtungsrichtung. Fragt man aber nach dem Zusammenhang zwischen SOC und dem Gesundsein/Kranksein-Kontinuum, so ist die Wirkung als *Hauptfaktor* nicht ausgeschlossen. Primär ist der SOC aber der *Mediator des Zusammenhangs zwischen Coping-Strategien und Gesundsein/Kranksein-Kontinuum, in dem er auf die Wahl der Strategien Einfluss nimmt*. Die folgende Abbildung (▶ Abb. 4.4) versucht die möglichen Wirkungsarten des SOCs auf das Gesundsein/Kranksein-Kontinuum bildlich zu verdeutlichen. Diese theoretische Präzisierung erklärt die im Kapitel «Forschungsstand international» (▶ Kap. 1.3.2) erläuterten empirischen Unsicherheiten über Wirkungsformen.

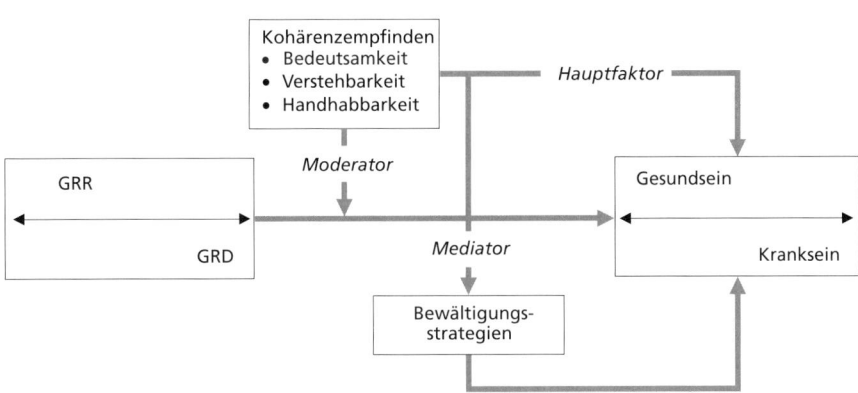

Abb. 4.4: Mögliche Wirkungsrichtungen des SOCs

Diese Überlegungen ermöglichen nun, präzisierte Hypothesen zu den wahrscheinlichsten Zusammenhängen der Komponenten aufzustellen:

1. Das Kontinuum von Widerstandsressourcen und -defiziten wirkt (abgesehen von direkt destruktiven Effekten und angesichts der Omnipräsenz von Stressoren) auf zwei Arten auf das Gesundsein/Kranksein-Kontinuum:
a) Es löst Spannungszustände aus, deren Effekt durch die Wahl der Bewältigungsstrategien moderiert wird.
b) Es führt zu Lebenserfahrungen, die für die Stärke des SOCs entscheidend sind.
2. Der SOC wirkt überwiegend als Mediator der Beziehung zwischen Widerstandsressourcen und -defiziten einerseits und Gesundsein/Kranksein-Kontinuum andererseits indem er die Wahl der Bewältigungsstrategien beeinflusst.
3. Alle Komponenten sind beeinflusst von den Lebensbedingungen. Studien, die Lebensbedingungen nicht berücksichtigen, bzw. nicht auf sozioökonomische und soziodemografische Faktoren kontrollieren, haben damit letztlich keine Aussagekraft für das Modell.
4. Gleichzeitig ist zu berücksichtigen, dass die Erfahrungen des Gesundseins bzw. Krankseins selbst Teil der Lebenserfahrungen sind oder sein können, die Spannungszustände auslösen oder das SOC beeinflussen.
5. Der Ort solcher Erfahrungen sind die unterschiedlichen Lebensbereiche, in denen Menschen agieren.

Die Überprüfung dieser Hypothesen wirft gleichwohl einige Schwierigkeiten auf.

Verbindung zu anderen Konzepten

Bevor über Coping-Strategien zu sprechen sein wird (▶ Kap. 5), soll hier noch kurz die Idee der Ähnlichkeit aufgegriffen werden und neben dem übergeordneten Konzept der Resilienz auf zwei weitere, ähnliche Konstrukte eingegangen werden, die Antonovsky (1997, S. 47ff.) selbst erwähnt.

Widerstandfähigkeit (Hardiness): In eine prospektive Studie wurden 670 im mittleren und höheren Management tätige Männer zwischen 32 und 65 Jahren einbezogen. Im Abstand von je einem Jahr fanden insgesamt drei Befragungen zu stressvollen Lebensereignissen und Krankheitssymptomen in den vergangenen Jahren statt. 259 Personen wurden in allen drei Befragungen einbezogen. Zusätzlich wurden Fragen zu einem hypothetischen Persönlichkeitsmerkmal, der Widerstandsfähigkeit, gestellt. Widerstandsfähigkeit verringerte signifikant die Wahrscheinlichkeit von Krankheitssymptomen trotz stressvoller Lebensereignisse. Das Konzept der Widerstandsfähigkeit war bereits 1979 von einer Arbeitsgruppe um Suzanne Kobasa entwickelt worden und setzt sich aus den Komponenten Engagement (commitment), Kontrolle (control) und Herausforderung (challenge) zusammen (Kobasa et al. 1982; vgl. Plaumann et al. 2006, S. 11f., Antonovsky 1997, S. 48ff.).

Antonovsky (1997, S. 59) ordnet Engagement seiner Komponente Bedeutsamkeit, Herausforderung der Verstehbarkeit und Kontrolle der Handhabbarkeit zu. Kontrolle umfasst das in der psychologischen Literatur gut entwickelte

Konzept der internalen Kontrollüberzeugung und geringen Machtlosigkeit. Die Komponente der Herausforderung hat gegenüber der Komponente der Verstehbarkeit einen deutlich dynamischeren, Veränderungen als normal betrachtenden Charakter. Die Komponente des Engagements hat bei genauerer Betrachtung tatsächlich weit mehr Ähnlichkeiten mit der Komponente Bedeutsamkeit, als es zunächst den Anschein haben mag. Gemeint ist der Einsatz, der man bereit ist zu erbringen, wenn man einen tieferen Sinn darin sieht. Insofern umschreibt er die pragmatische Konsequenz der Komponente Bedeutsamkeit.

Ganz entscheidend ist, dass Kobasa tatsächlich die gleiche Frage beantworten will, wie Antonovsky, nämlich die nach den Menschen, die trotz widriger Lebensumstände keine Stresssymptome zeigen und daran nicht krank geworden sind. Der Hauptunterschied zum Kohärenzempfinden ist die Charakterisierung als Persönlichkeitsmerkmal und eben nicht als grundlegende Lebensorientierung.

Das Konzept des *Permanenzempfindens* (sense of permanence) von Thomas Boyce et al. (1977, zit. nach Antonovsky 1997, S. 52f.) beschreibt das Empfinden, dass zentrale und bedeutende Elemente der Lebenserfahrung stabil und überdauernd sind, und umfasst die drei Komponenten »repetitive Verhaltensweisen [Verstehbarkeit], für wertvoll erachtete Lebenserfahrungen [Bedeutsamkeit] und das Bewusstsein von sich selbst als kompetent und zuverlässig [Handhabbarkeit]«. Von Boyce et al. (1985) werden die Wirkungen von Stressoren und schützenden Faktoren, z. B. soziale Unterstützung, über die Fähigkeit erklärt, das Gefühl von Permanenz und Beständigkeit in den Lebenserfahrungen zu unterminieren oder zu stärken. Dieses Konzept scheint im deutschsprachigen Raum bislang nur über die Zitation bei Antonovsky zur Kenntnis genommen zu sein, weist aber viele Ähnlichkeiten mit dem Modell der Salutogenese auf. In aktuelleren Arbeiten scheint sich Boyce stärker mit der Wechselwirkung von neurobiologischen und psychosozialen Prozesse zu befassen, die zu sozialer Ungleichheit in der Gesundheit und der Entwicklung von Kindern führen.

Ähnlichkeiten zu seinem Modell sieht Antonovsky auch noch in den Arbeiten von Rudolf Moos (1984) und David Reis (1981).

Zusammenfassend kann gesagt werden, dass sich Gesundheitswissenschaft zur Beantwortung ihrer Kernfrage nach der Entstehung des Gesundseins auch *mit in der Person liegenden Eigenschaften, ihrer Entstehung und Veränderung befassen muss*. Dabei anerkennt sie die Existenz physiologischer und pathophysiologischer Faktoren der Vulnerabilität, deren Erforschung das Gebiet der Medizin ist. Die unter dem Begriff der Resilienz zusammengefassten Konzepte fragen danach, ob es – lebensgeschichtlich entstandene – grundlegende Lebensorientierungen gibt, die erklären können, warum es manchen Menschen angesichts von Stressoren gelingt, ihre Gesundheitsressourcen zu aktivieren, andere nicht. Theoretisch sollten diese Konzepte getrennt von der Frage nach den Gesundheitsressourcen und -defiziten sein.

In der Frage nach die Persönlichkeit prägenden Schutzfaktoren hat das Empfinden von Kohärenz noch immer eine hohe erklärende Kraft. Die Ähnlichkeit von anderen personellen Ressourcen, die unter dem Konzept der Resilienz zusammengefasst werden, spricht dafür, dass verstärkt versucht werden sollte, konzeptionelle Übereinstimmungen herauszuarbeiten und zu versuchen, ein gemeinsames Konzept zu erarbeiten. Der Stand der Ausarbeitung des Konstruktes des SOC von Antonovsky spricht dafür, unter Kenntnisnahme anderer Konzepte vorläufig mit diesem Konstrukt weiterzuarbeiten und es ggf. zu verfeinern.

Der Haupteinfluss des SOCs (oder anders konzipierter Schutzfaktoren) scheint der *auf die Bewertung von Stressfaktoren und die damit verbundene Aktivierung von Widerstandsressourcen* zu sein, mithin die Wirkung als Mediator der Wirkung des GRR/GRD-Kontinuums auf das Gesundsein/Kranksein-Kontinuum. Für die Anwendung der Gesundheitswissenschaft in der Praxis der Gesundheitsförderung würde dies bedeuten, dass es primär um die Frage geht, *wie in den verschiedenen Lebensbereichen SOC stärkende Lebenserfahrungen wahrscheinlicher werden*. Dies bedarf struktureller Einflussnahme.

5 Gesundheitshandeln als Bewältigungsstrategie

5.1 Gesundheitsverhalten

5.1.1 Begriffsklärung

Das Handeln von Menschen mit Einfluss auf ihre Gesundheit war bisher in allen Kapiteln indirekt Thema. Im Kapitel «Gesundheits- und Krankheitskonzepte» (▶ Kap. 2) wurde angesprochen, dass *subjektive Gesundheitstheorien* mit Vorstellungen verbunden sind, wie auf die Gesundheit Einfluss genommen werden kann. Im darauffolgenden Kapitel (▶ Kap. 3) wurde erwähnt, dass in den Lebensbereichen, die Widerstandsressourcen und -defizite prägen, für individuelles Handeln ein *Spektrum an Handlungsalternativen* zur Verfügung steht, und ferner die (vorläufige) Festlegung getroffen, Strategien des Gesundheitsverhaltens als (erfolgreiche oder nicht erfolgreiche) Bewältigungsstrategien für die Anforderungen des Lebens zu betrachten. Im Kapitel «Vulnerabilität und Schutzfaktoren» (▶ Kap. 4) schließlich wurde deutlich, dass die Wirkung von schützenden (oder verletzlich machenden) Lebenseinstellungen auf das Gesundsein wahrscheinlich wesentlich über die damit verbundene *Bewertung von Stressoren* und die *Wahl der Bewältigungsstrategien* wirkt. Bereits zu Beginn (▶ Kap. 1) war angesprochen, dass die Möglichkeit der Wahl solcher Strategien wesentlich *von den Lebensbedingungen abhängt*.

Damit sind einige theoretische Vorüberlegungen getroffen. Dieses Kapitel wird sich nun genauer damit befassen müssen, wie Verhaltensweisen oder Strategien des Handelns, mit gesundheitlichen Auswirkungen, konzeptionell gefasst werden können. Dazu müssen zunächst auch theoretische Vorstellungen diskutiert werden, deren Auffassungen sich von den soeben referierten Vorstellungen unterscheiden. Die wichtigste davon ist die Idee, beobachtbare Verhaltensweisen und ihre zugrundeliegenden kognitiven Entscheidungsprozesse, die gesundheitliche Wirkungen haben, weitgehend unabhängig vom Kontext, in dem die Entscheidung getroffen wird, betrachten zu können. Es ist die Idee, die Entstehung von Gesundheitsverhalten zu beschreiben.

Der Begriff *Gesundheitsverhalten* (health behavior) geht auf den amerikanischen Medizinsoziologen Koos (1954) zurück. Trotz dieser eher soziologischen Wurzeln sind es weit überwiegend Psychologinnen und Psychologen, die sich mit der Erklärung des Gesundheitsverhaltens befasst haben. Der Begriff ›Verhalten‹ steht in der Tradition des Behaviorismus, der sich um eine rein wissenschaftliche Betrachtung psychischer Vorgänge aufgrund beobachtbarer Reaktionen von Tieren und Menschen auf Reize bemühte und die von der Psychoanalyse entwickelte Methode der Introspektion (Innenschau) als wissenschaftliche Methode ablehnte. Anders als im radikalen Behaviorismus wurde aber seit den 1950er Jahren eine indirekte Betrachtung innerpsychischer Vorgänge im Sinne von erfragbaren Wahrnehmungs- und Entscheidungsprozessen nicht mehr völlig ausgeschlossen.

In den 1960er und 1970er Jahren wurden behavioristische Sichtweisen zunehmend von kognitivistischen Sichtweisen in der Psychologie abgelöst bzw. in den Behaviorismus integriert. Der Kognitivismus betrachtet Lernen als innerpsychischen Informationsverarbeitungsprozess, mit dem sich Planung, Einsicht und Entscheidungen erklären lassen. Verhalten wird als zielgerichtet betrachtet und durch aktive Informationsverarbeitungsprozesse gesteuert, denen ein Plan zugrunde liegt, der auf gespeicherten und verarbeiteten Informationen beruht. Die im Kapitel «Theoretische Modelle» (▶ Kap. 5.1.3) betrachteten Modelle des Gesundheitsverhaltens fußen alle auf diesen kognitivistischen Ideen.

Bei Koos (1954) umfasst der Begriff ›Gesundheitsverhalten‹ alle Verhaltensaspekte, die einen Zusammenhang mit Gesundheit und Krankheit aufweisen. Dagegen haben Kasl und Cobb (1966) zwischen *Gesundheitsverhalten, Krankheitsverhalten* und *Patientenverhalten* unterschieden. Gesundheitsverhalten wurde von ihnen definiert als »jegliche Aktivität, die von einer sich gesund fühlenden Person unternommen wird, um Krankheiten zu verhüten oder sie in einem beschwerdefreien Stadium zu entdecken« (Kals und Cobb 1966, S. 246). Krankheitsverhalten bezieht sich dagegen auf das Verhalten von Personen, die sich selbst als krank definiert haben, mit dem Ziel, ihre Beschwerden zu bewältigen. Dazu gehört beispielsweise die Frage der Inanspruchnahme der Gesundheitsversorgung oder eigeninitiatives, medizinisch gesehen sinnvolles oder weniger sinnvolles, Verhalten wie die Anwendung von Wadenwickeln, das Inhalieren von ätherischen Ölen oder das Trinken von Grog gegen eine Erkältung. Patientenverhalten (oder auch Krankenrollenverhalten) geht von einer offiziellen Zuschreibung der Patientenrolle aus und bezieht sich auf das im Rahmen dieser Rolle ausgeführte Verhalten zur Bewältigung von Beschwerden bzw. der Krankheit (vgl. auch von Troschke 1998). Dazu gehört beispielsweise die Frage der Compliance bzw. der Adherence, d. h. der Mitarbeit von Patientinnen und Patienten an der ärztlich verordneten Therapie. Krankheitsverhalten und Patientenverhalten bleiben in den weiteren Betrachtungen weitgehend ausgeklammert, ihnen wäre ein eigenes Kapitel zu widmen, das für die Gesundheitswissenschaft aber nur in der Frage der Bewältigungsstrategien von Kranksein im Zentrum steht.

In seinem Beitrag »Gesundheitsverhalten und gesundheitliches Risikoverhalten« hatte Bengel eine weitere Unterteilung in Gesundheitsverhalten, gesundheitliches Risikoverhalten und gesundheitliches Vorsorgeverhalten vorgeschlagen (1992, S. 72f.). Er plädierte dafür, in der Präventionsforschung den Begriff »*gesundheitsbezogenes Vorsorgeverhalten*« zu wählen: Dieser Begriff umfasse sowohl unspezifische gesundheitsbezogene Verhaltensweisen, die der Erhaltung und Förderung der Gesundheit dienen, als auch Verhaltensweisen, die spezifisch für die Verhütung einer bestimmten Krankheit seien.

McQueen hat eine ähnliche Unterteilung in »health-enhancing-behaviour« (bewusstes gesundheitsförderliches Verhalten), »health-maintaining-behaviour« (präventives Verhalten, Vorsorgeverhalten) und »health-damaging-behaviour« (gesundheitsriskantes Verhalten) vorgenommen (Research Unit in Health and Behavioural Change 1989, S. 1).

Becker spricht vom »*habituellen Gesundheitsverhalten*« und meint damit »das Ausmaß, in dem eine Person mehr oder weniger regelmäßig bestimmte Maßnahmen ergreift, die zur Erhaltung oder Förderung der Gesundheit geeignet erscheinen. Hierunter fallen unter anderem ein vorsichtiges, normangepaßtes, präventives Verhalten, gesunde Ernährung und Bewegung sowie Entspannung und Erholung« (Becker 1992a, S. 104).

Anderson macht darüber hinaus auf den Begriff des »*positiven Gesundheitsverhaltens*« aufmerksam: »Bei dem gesundheitsschützenden Verhalten und der üblichen Definition des Gesundheitsverhaltens nach Kasl und Cobb geht es primär um die Krankheitsverhütung. Für die Einordnung von Verhaltensweisen, die der positiven Gesundheit, dem persönlichen Wachstum und der Entwicklung förderlich sind, können die Kriterien völlig anderer Art sein. Sie betonen z. B. Freude, Abwechslung und Interesse, Herausforderung, Konsequenzen für die Ich-Vorstellung und soziale Beziehungen, Anteilnahme am Mitmenschen, positive Beiträge zur unmittelbaren Umwelt oder Gemeinschaft« (Anderson 1984, S. 41).

Verhaltensweisen werden dann als *Risikoverhalten* eingestuft, wenn sie an der Entstehung wichtiger und häufiger Erkrankungen beteiligt sind. Dies trifft nachweislich insbesondere zu für *Rauchen, Alkoholmissbrauch, Fehl- und Überernährung* und *Bewegungsmangel*. Als weitere wichtige gesundheitsriskante Verhaltensweisen werden noch *Drogenmissbrauch* und, unter dem Eindruck von AIDS, *riskantes Sexualverhalten* genannt (vgl. z. B. Schwarzer 1992, S. 186ff.).

Unter ihren »Einzelzielen für Gesundheit 2000« nannte die WHO in ihrem 17. Ziel »Gesundheitsschädigendes Verhalten verringern« darüber hinaus noch *gefährdendes Fahrverhalten* und *gewalttätiges Sozialverhalten*. Die WHO verweist auf die vielen durch das Fahren unter dem Einfluss von Alkohol und anderen Drogen verursachten Verkehrsunfälle mit einer hohen Todes- und Invaliditätsrate, aber auch auf solche Verkehrsunfälle, die durch achtloses Fahrverhalten, Fahren mit überhöhter Geschwindigkeit oder die Nichtverwendung von Sicherheitsgurten verursacht werden. Als gewalttätiges Sozialverhalten werden bezeichnet: Kindesmisshandlung, Gewalt gegenüber der Partnerin, Vergewaltigung, sexueller Missbrauch von Kindern und in neueren Publikationen Gewalt gegenüber Älteren und Pflegebedürftigen. Bei beiden Themen geht es auch um die gesundheitlichen Risiken, die aus dem Verhalten für andere Personen entstehen. Diese Frage nach der Gesundheitsgefährdung anderer durch riskantes Verhalten ließe sich allerdings auch für weitere Verhaltensweisen wie Rauchen (Gefährdung anderer durch Passivrauchen) oder Alkohol-

und Drogenmissbrauch (Gefährdung anderer durch die Beeinträchtigung der eigenen Wahrnehmungsfähigkeit) aufwerfen.

Eine als ›klassisch‹ zu bezeichnende Studie zu krankheitsvermeidendem Verhalten ist die *Alameda County Studie* (Berkman und Breslow 1983) über das Gesundheitsverhalten und seine Auswirkungen auf den Gesundheitszustand und die Lebenserwartung einer definierten Bevölkerung. Untersucht wurde unter anderem, in welchem Ausmaß folgende sieben Gesundheitsregeln praktiziert wurden:

- Einnahme von drei Mahlzeiten am Tag, und zwar zu regelmäßigen Zeiten
- tägliches Frühstück
- regelmäßige Gymnastik
- sieben bis acht Stunden Schlaf pro Nacht
- kein Rauchen
- angemessenes Körpergewicht
- kein bzw. mäßiger Alkoholkonsum.

Die Ergebnisse der Studie zeigten einen positiven Zusammenhang zwischen diesen Gesundheitspraktiken und der körperlichen Gesundheit, und zwar unabhängig von Alter, Geschlecht und Einkommen. Hinsichtlich der Lebenserwartung ergab eine Nachuntersuchung, dass die altersstandardisierte Mortalitätsrate derjenigen Personen, die alle sieben Regeln befolgten, weniger als die Hälfte der Gesamtmortalität betrug. Der Zusammenhang bezog sich nicht nur auf eine einzige Todesursache oder auf eine Krankheitsgruppe, sondern auf alle Erkrankungen (vgl. auch die Studie von Blaxter 1990, aus Großbritannien).

Aus heutiger Perspektive ist Körpergewicht allerdings nicht als Verhalten, sondern allenfalls als Ergebnis von Verhaltensmustern zu verstehen. Gesundheitsverhalten, im Sinne eines präventiven Verhaltens, wird heute in der Regel als persönlicher Lebensstil diskutiert und zu folgenden Komponenten zusammengefasst:

- regelmäßige und ausreichende körperliche Aktivität im Alltag,
- ausgewogene und an dem tatsächlichen Energieverbrauch ausgerichtete Ernährung mit hinreichend Gemüse und Obst,
- Verzicht auf Rauchen sowie Drogen und kontrollierter Umgang mit Alkohol sowie
- hinreichend Entspannung und Schlaf, ausgeglichene Work-Life-Balance.

Es sind Maßnahmen, die der Entstehung nicht übertragbarer Erkrankungen dienen sollen.

5.1.2 Gesundheitsverhalten in Deutschland

Beispielhaft sollen hier einige Ergebnisse aus Daten der Gesundheitsberichterstattung in Deutschland veranschaulichen, wie das Gesundheitsverhalten der Bevölkerung in Deutschland sozial verteilt ist. Aktuelle Daten sind auf den Seiten des Robert Kochs Institut zu finden (www.geda-studie.de, www.degs-studie.de).

Rund 17 % der Erwachsenen in Deutschland haben in der Basiserhebung der Studie zur Gesundheit Erwachsener in Deutschland angegeben, dass sie in den letzten 12 Monaten vor der Befragung an mindestens einer verhaltenspräventiven Maßnahme teilgenommen haben, unter den Frauen waren dies doppelt so viele wie unter den Männern. Themen der Bewegung (rund 20 % der Frauen und 10 % der Männer) überwogen deutlich gegenüber den Themen Entspannung und Ernährung, wobei sich Frauen noch eher mit Entspannung, Männer noch eher mit Ernährung befassten. Mit den Altersgruppen stieg die Teilnahme an solchen Maßnahmen. Männer und Frauen mit einem hohen sozialen Status haben eher an solchen Maßnahmen teilgenommen als die mit einem niedrigen sozialen Status (Jordan/von der Lippe 2013).

Ein gutes Drittel der erwachsenen Bevölkerung gibt an, stark auf ausreichende Bewegung zu achten, Männer etwas mehr als Frauen. Männer und Frauen aus höheren sozialen Schichten achten stärker auf ausreichend Bewegung als die aus niedrigeren sozialen Schichten. Ein Fünftel gibt an, mindestens 2,5 Stunden pro Woche körperlich aktiv zu sein, auch hier Männer eher als Frauen; die sozialen Unterschiede sind bei Frauen deutlich, bei Männern sind es die mit dem mittleren sozialen Status, für die dies am ehesten zutrifft. Jüngere Erwachsene sind eher körperlich aktiv als ältere. Mindestens zwei Stunden Sport zu betreiben, gibt rund ein Viertel der Erwachsenen an, Männer eher als Frauen, jüngere Erwachsene eher als ältere, die aus höheren sozialen Schichten eher als die aus niedrigeren. Gegenüber einer früheren Studie ist der Anteil sportlich Inaktiver aber zurückgegangen (Krug et al. 2013).

Nach Ergebnissen der GEDA-Studie 2014 geben rund 43 % der Frauen und 48 % der Männer an, mindestens 2,5 Stunden pro Woche Ausdaueraktivitäten zu betreiben, rund 28 % der Frauen und 31 % der Männer mindestens zweimal die Woche Muskelkräftigungsaktivitäten nachzugehen, rund 21 % der Frauen und 25 % der Männer folgen den Empfehlungen zu Ausdauer und Kräftigung insgesamt (gbe-bund 2018).

Durchschnittlich konsumieren Frauen rund drei Portionen Obst und Gemüse täglich, Männer knapp zweieinhalb. Die Gruppe der 60- bis 69-jährigen am meisten. Auf die empfohlenen fünf Portionen kommen 15 % der Frauen und 7 % der Männer, höhere soziale Schichten eher als niedrige soziale Schichten. Der Obstverzehr ist gegenüber früheren Studien angestiegen (Mensink et al. 2013).

50 % der Frauen und 34 % der Männer haben nie geraucht, 23 % der Frauen und 34 % der Männer haben mit dem Rauchen aufgehört. Männer rauchen immer noch mehr als Frauen, der Anteil rauchender Männer ist aber stärker gesunken als der der rauchenden Frauen. Jüngere Erwachsene rauchen eher als ältere Erwachsene. Der Anteil derjenigen, die das Rauchen aufgeheben ist in den höheren sozialen Sichten stärker verbreitet als in den niedrigeren sozialen Schichten (Lampert et al. 2013).

Ein riskantes Alkoholverhalten, gemessen am Alcohol Use Disorder Identification Test, geben 11 % der Frauen und 31 % der Männer an, Erwachsene mit einem höheren sozialen Status eher als die mit einem niedrigen sozialen Status; Rauschtrinken ist in der Gruppe mit hohem sozialen Status seltener als in der mit einem mittleren sozialen Status (Hapke et al. 2013).

Die dargestellten soziodemografischen Unterschiede im Gesundheitsverhalten überraschen nicht, ihre Interpretation ist aber nicht möglich, ohne Verhaltensweisen in ihrem sozialen Kontext zu betrachten und damit eine kontextlose Betrachtung zu verlassen.

5.1.3 Theoretische Modelle

Wie kommen Menschen dazu, ein bestimmtes Risikoverhalten zu entwickeln, obwohl sie weitgehend über die damit verbundenen Risiken aufgeklärt sind? Die dafür grundlegenden Modelle der Gesundheitspsychologie wurden im deutschsprachigen Raum vor allem von Schwarzer (1992; 2004) und Faltermaier (2005) zusammengestellt und aufgearbeitet. In den Kernaussagen bauen die meisten Modelle aufeinander auf und werden zunehmend komplexer, weil sie weitere Facetten mit hinzunehmen und weil sie zunehmend berücksichtigten, dass Verhalten immer auch im Kontext der Lebensbedingungen betrachtet werden muss.

Die Modelle lassen sich einerseits nutzen, um die Wahrscheinlichkeit bestimmter Verhaltensweisen vorherzusagen und andererseits um Interventionen zur Verhaltensveränderung theoretisch fundieren zu können. Im Kern besagen die Modelle des Gesundheitsverhaltens, dass einzelne Verhaltensweisen, die als gesund gelten, dann gezeigt werden, wenn sie zu den Einstellungen der jeweiligen Personen passen. Es geht um den Abwägungsprozess, wie hoch das persönliche Gesundheitsrisiko erscheint und als wie wirksam und persönlich gut auszuüben die Verhaltensweisen eingeschätzt werden, die dem entgegenwirken können. Schwarzer (2004) unterscheidet statische Modelle, die das Ziel haben, die relevanten Faktoren zu identifizieren, mit denen vorhergesagt werden kann, ob jemand die Absicht entwickelt, sein Verhalten zu ändern, von dynamischen Modellen, die die Entwicklungsperspektive menschlichen Verhaltens betonen. Hier wird Gesundheitsverhalten als ein Prozess angesehen, in dem auf jeder Stufe ein anderes Vorhersagemodell gültig sein kann.

Das *Health-Belief-Modell* (Modell der Gesundheitsüberzeugungen) von Irwin M. Rosenstock (1966, 1974) ist eines der ältesten und bekanntesten Modelle zur Prognose gesundheitsgerechten Verhaltens. Es ist in den 1950er Jahren entwickelt worden. Dem Modell liegt die Annahme zugrunde, dass Menschen rational denken und negative Konsequenzen ihres Verhaltens vermeiden wollen. Gesundheitsgerechtes Verhalten kann sich danach auf besondere Gesundheitspraktiken (wie gesundes Essen, ausreichenden Schlaf etc.) sowie auf das Vorsorgeverhalten beziehen. Das Modell beschäftigte sich ursprünglich mit der Frage der Gründe für die hohe Nicht-Beteiligung der Bevölkerung (gerade auch der besonders gefährdeten Bevölkerungsgruppen) an den Angeboten der Früherkennung. Im Zentrum dieses Modells stehen folgende *vier Gesundheitsüberzeugungen* (health beliefs):

- wahrgenommene (eigene) Gefährdung durch eine Krankheit,
- wahrgenommene Gefährlichkeit einer Krankheit,
- wahrgenommener Nutzen einer Maßnahme,
- wahrgenommene Kosten einer Maßnahme.

Die wahrgenommene eigene Gefährdung und die wahrgenommene Gefährlichkeit bilden zusammen die subjektive Bedrohung, die die Motivation zu Handeln darstellt.

Als weitere Merkmale werden demografische und soziopsychologische Faktoren – allerdings in untergeordneter Bedeutung – in das Modell einbezogen. In der Weiterentwicklung des Konzeptes wurde auch der durch interne oder externe Auslöser bewirkte Handlungsanstoß und das Konzept der Selbstwirksamkeitsüberzeugung in das Modell einbezogen (Seibt 2016a).

Gesundheitsverhalten bzw. Vorsorgeverhalten wird – nach der Modellvorstellung von Rosenstock (Rosenstock 1966) – dann gezeigt, wenn eine persönliche Gefährdung durch eine als bedrohlich wahrgenommene Krankheit angenommen und der Nutzen von protektiven Maßnahmen höher als die ›Kosten‹ (wahrgenommene Barrieren) dieser Maßnahmen eingeschätzt wird. Gesundheitsverhalten stellt sich also als Ergebnis einer subjektiven Kosten-Nutzen-Abwägung dar, die über Aufklärung und Motivation beeinflussbar ist. Soziodemografische Variablen, aber auch soziopsychologische Variablen (Persönlichkeit, soziales Umfeld etc.) beeinflussen die Wahrnehmungen (▶ Abb. 5.1).

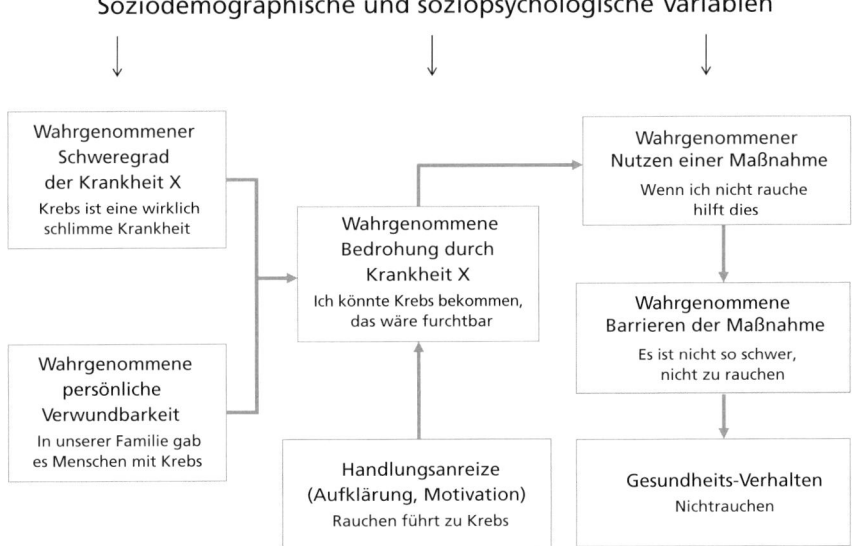

Abb. 5.1: Das Health-Belief-Modell

Die Konsequenz dieses Modells für die Praxis ist die Auffassung, dass Gesundheitsverhalten in der Bevölkerung dann verbreitet werden kann, wenn über

Aufklärungskampagnen die wahrgenommene Bedrohung intensiviert und die Kosten-Nutzen-Relation beeinflusst werden kann. Einige Aufklärungskampagnen arbeiten bis heute nach diesem Modell oder zumindest Ansätzen davon.

Bengel hat eine Reihe von Untersuchungen, in denen das Health-Belief-Modell empirisch überprüft wurde, gesichtet (1992, S. 76ff.). Für das präventive Gesundheitsverhalten erwiesen sich danach sowohl eine besonders hohe als auch eine besonders niedrige wahrgenommene Gefährdung als bedeutsam. Als beste Prädiktoren für präventives Verhalten zeigten sich die Variablen ›wahrgenommene Barrieren‹ und ›wahrgenommener Nutzen‹. Unter den demografischen und soziopsychologischen Faktoren waren – bezogen auf die Entwicklung besonderer Gesundheitspraktiken – die Faktoren Alter, Einkommen und Bildungsstand bedeutsam. Das Merkmal Geschlecht korrelierte positiv mit der Teilnahme an Vorsorgeuntersuchungen.

Zusammenfassend formuliert Bengel eine eher kritische Einschätzung des Health-Belief-Modells sowie anderer, vergleichbarer Modelle: »Alle bisher vorliegenden Modelle sind statischer Natur. Sie können die verschiedenen Stadien des Bedrohungsverarbeitungsprozesses, in denen unterschiedliche Kognitionen, situative Bezüge und konkurrierende Lebensereignisse berücksichtigt werden müssen, nicht adäquat abbilden. Viele gesundheitsbezogenen Verhaltensweisen sind als tägliche Routinen bzw. habituelle Verhaltensweisen in Lebensgewohnheiten und soziale Bezüge eingebettet [...]. Außer gesundheitlichen Gründen gibt es andere Ursachen für gesundheitsbezogenes Verhalten, wie z. B. finanzielle oder familiäre Bedingungen, ein Wechsel des sozialen Umfelds, soziale Unsicherheit unter anderem. Gesundheitsrelevante Verhaltensweisen stellen soziale Akte dar, die im jeweilig gegebenen kulturellen Kontext betrachtet werden müssen. Die Annahme, dass Gesundheit für jeden einen hohen Wert darstellt und verhaltensmotivierend wirkt, wird zwar meist vorausgesetzt, aber selten empirisch überprüft« (Bengel 1992, S. 78f.).

Diese Kritik trifft allerdings nicht in jedem Punkt unbedingt den Kern aller weiteren Modelle.

Die *Theorie der Schutzmotivation* (Protection Motivation Theory) wurde Mitte der 1970er Jahre von R.W. Rogers entwickelt. Mit diesem Modell sollte die Bedeutung von Furchtappellen für Verhaltensänderungen gezeigt werden. Furchtappelle sind Informationen, die bei Menschen negative emotionale Reaktionen auslösen, auf die sie mit einem bestimmten Verhalten reagieren können – z. B. aufhören zu rauchen, weil sie sich vor Lungenkrebs schützen möchten. Das Modell integriert die wahrgenommene (eigene) Gefährdung durch eine Krankheit und die wahrgenommene Gefährlichkeit einer Krankheit (Vulnerabilität und Schwergrad) aus dem Health Belief Model (Bedrohungseinschätzung) und das Konzept der Handlungswirksamkeitserwartung aus der Sozial-kognitiven Theorie (Bewältigungseinschätzung). Später wurde das Konstrukt der Intention aus der Theorie des Geplanten Verhaltens hinzugefügt. Nach dem Modell wird durch die Wahrnehmung von Furchtappellen Einfluss auf die Bedrohungseinschätzung und die Bewältigungseinschätzung genommen (Seibt 2016a).

Heute ist allerdings bekannt, dass Furcht meist nur kurzfristig Einfluss zeigt und Strategien greifen können, die Furchtappelle durch Verharmlosung, Ironie oder Abwehr anders zu interpretieren. Ein Beispiel dafür sind Furchtappelle auf Zigarettenpackungen, die nicht zu einer Veränderung des Rauchverhaltens führen.

Die *Theorie des geplanten Verhaltens* (Theory of Planned Behavior) von Icek Ajzen (1985) ist eine Weiterentwicklung der Theorie der Handlungsveranlassung (Ajzen und Fishbein 1980; vgl. Faltermaier 2005 S. 180f.; Fishbein und Ajzen 2010: »The reasoned action approach«) und versucht allgemein zu erklären, wie eine Absicht entsteht, ein bestimmtes Verhalten auszuüben. Dies resultiert aus der persönlichen Einstellung zu dem Verhalten, der subjektiven Norm und der wahrgenommenen Verhaltenskontrolle (▶ Abb. 5.2) (Ajzen 1985; vgl. auch aktuellere Publikationen von Icek Ajzen und seine Homepage: www.people.umass.edu/aizen). Über die subjektive Norm, d. h. die Vorstellung wie andere Personen, die einem wichtig sind, dieses Verhalten bewerten, werden in dieses Modell soziale Faktoren auf einer allerdings noch sehr persönlichen Ebene einbezogen.

Faltermaier (2005, S. 182) referiert, dass dieses Modell empirisch eine hohe Vorhersagekraft gezeigt hat, wenn die Prädiktoren (Einstellung, Norm, Verhaltenskontrolle) sehr spezifisch sind.

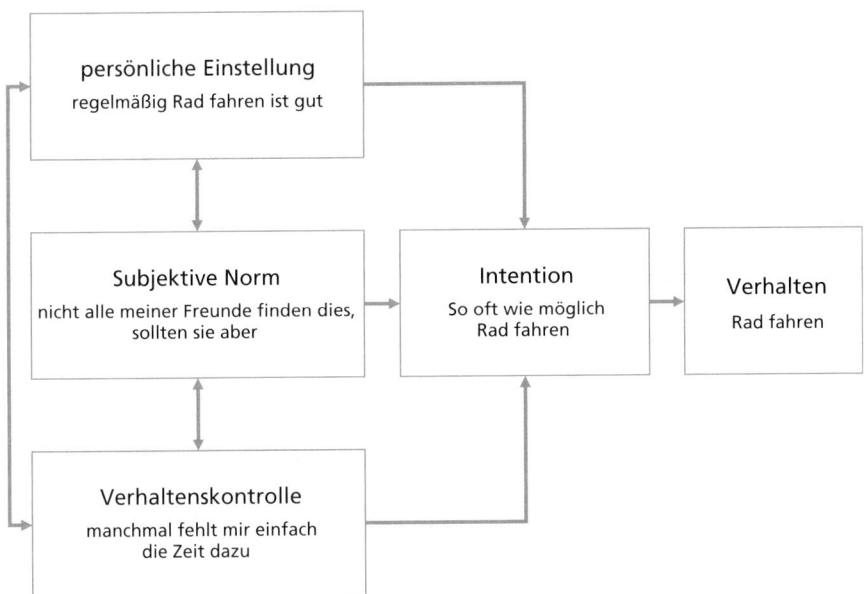

Abb. 5.2: Theorie des geplanten Verhaltens

Dieses Modell ist auch deshalb von Bedeutung, weil es darin unterstützt, darauf aufbauende Modelle besser zu verstehen. Seine klare Struktur wirkt zudem nach wie vor überzeugend.

Das *sozial-kognitive Prozessmodell des Gesundheitsverhaltens* (Health Action Process Approach) von Ralf Schwarzer (1992) versucht, die bisherigen Modelle miteinander zu kombinieren und sie mit der Theorie der Selbstwirksamkeit von Albert Bandura (1977) zu verbinden. Das Modell unterscheidet zwischen der der Entstehung der Absicht (Intention) und dem willentlichen Handeln (Volitionaler Prozess). Mit Volition ist der Prozess der Bildung, Aufrechterhaltung und Realisierung von Motiven gemeint, die dann auch zu entsprechendem Verhalten führen, beispielsweise nicht mehr zu rauchen, während die Intentionsbildung den davor liegenden Schritt der Absichtsbildung meint, beispielsweise mit dem Rauchen aufhören zu wollen, der nicht unbedingt auch zum entsprechenden Verhalten führt.

Die Intentionsbildung geht nach Schwarzer (1992) aus von der wahrgenommenen Bedrohung, die vom wahrgenommene Schweregrad (»Ein Herzinfarkt würde mein Leben in Gefahr bringen und meine Karriere beenden.«) und der wahrgenommenen Verwundbarkeit (»Herzinfarkt ist in unserer Familie häufig, also bin ich gefährdet.«) abhängt. Die Bedrohung führt aber nur in Verbindung mit der Ergebniserwartung (»Wenn ich mich besser entspanne, ist das wirksame Prävention.«) und der Kompetenzerwartung (»Jeden Tag ein gemütlicher Spaziergang, das ist doch machbar.«) zur Bildung einer Intention. Mit der Ergänzung einer sozialen Erwartung (»Meinen engsten Freunden wäre das wichtig.«) greift Schwarzer die Idee der subjektiven Norm von Ajzen und Fishbein (1980) auf.

Der volitionale Prozess umfasst Handlungsplanung und Handlungskontrolle, berücksichtigt aber auch subjektive und objektive situative Barrieren und Ressourcen. Die folgende Abbildung (▶ Abb. 5.3) versucht, dieses Modell auf protektive Strategien zu beziehen und etwas zu vereinfachen (Schwarzer 1992).

Die Stärke dieses Modells besteht zunächst darin, dass es Entscheidungsprozesse weit differenzierter nachzeichnet und mehr Ansatzpunkte zu Veränderung liefert: Es reicht nicht, nur die Wichtigkeit einer Maßnahme zu vermitteln, sie muss auch mit einer im Alltag realistisch umsetzbaren Konsequenz verbunden sein. Damit ist angesprochen, dass präventive Botschaften

- einfach und klar sein müssen,
- im sozialen Umfeld wirklich getragen werden müssen und
- mit realistisch umsetzbaren Vorschlägen verbunden sein müssen.

Als Beispiel sei die ›Safer Sex‹-Kampagne zur Prävention einer HIV-Infektion genannt. Die Botschaft ist einfach und klar: Kondome schützen. Die Handlung, ein Kondom zu benutzen, ist prinzipiell auch einfach und realistisch umsetzbar. Damit sie eingesetzt wird, ist aber die Voraussetzung, dass die Sexualpartner diese Auffassung auch teilen. Mehr noch könnte sich als situative Barriere erweisen, dass Sexualität, zumindest in einem bestimmten Umfang, mit Spontaneität und mit Vertrauen verbunden ist. Die Benutzung eines Kondoms enthält implizit die Botschaft, dass zumindest in der Vergangenheit andere Sexualkontakte vorhanden waren und die Möglichkeit eines Sexualkontaktes vorbereitend als möglich in Betracht gezogen wurde. Damit könnte sich unter Umständen die Frage des Vertrauens je nach persönlichen Einstellungen neu stellen und damit die Situation unlösbar gestalten. Also wird im schlechtesten Fall auf ein Kondom verzichtet, um das Besondere der Situation nicht zu gefährden. Im besten Fall gelingt beiden Partnern, beide Perspektiven spielerisch miteinander zu verbinden.

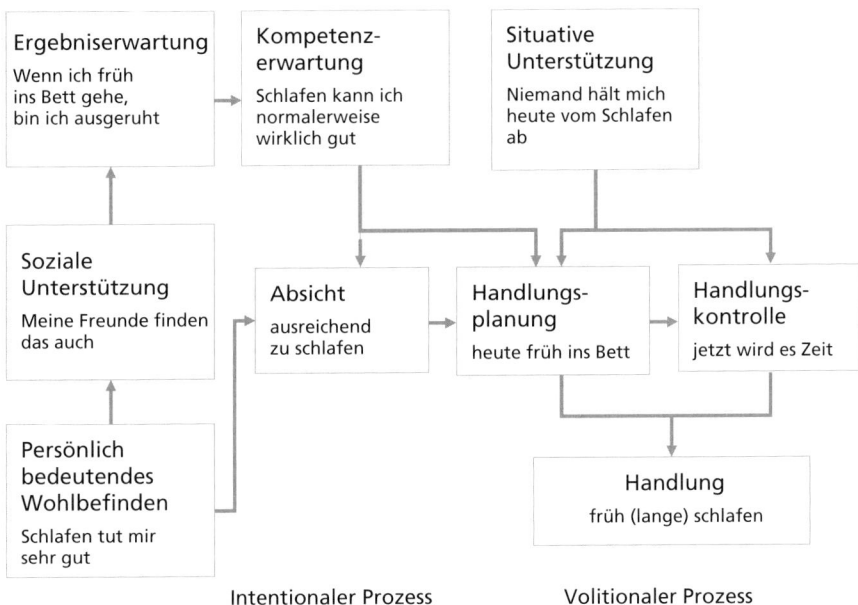

Abb. 5.3: Sozialkognitives Prozessmodell des Gesundheitsverhaltens

Das von Prochaska und DiClemente (1984) entwickelte *Modell der Entwicklungsstufen des Verhaltens oder Transtheoretisches Modell der Phasen der Verhaltensänderung* versucht eher zu beschreiben, wie Verhaltensänderungen entstehen und gehört zu den dynamischen Modellen. Hurrelmann (2000, S. 116ff.) hat das Modell folgendermaßen zusammengefasst: »Es geht von der These aus, dass Verhaltensänderungen sich in einer Folge von einzelnen Stufen entwickeln, die konsequent aufeinander aufbauen. Das Modell integriert die Prinzipien mehrerer theoretischer Konzepte, darunter der Lerntheorie und der interaktionistischen Theorie, und wird deswegen auch als transtheoretisches Modell‹ bezeichnet [...] Es sieht Veränderungen im Verhalten, besonders auch im Gesundheitsverhalten, als einen Prozess an, der fünf aufeinander folgende Stufen durchläuft:

- Prä-Kontemplation,
- Kontemplation,
- Vorbereitung,

- Handlung,
- Aufrechterhalten.

Das Vorrücken von einer Stufe zur nächsten ist von verschiedenen Parametern der Veränderung des Verhaltens abhängig:

- Bewusstwerdung,
- Erleichterung,
- Selbstevaluation,
- Evaluation der Umwelt,
- Selbstmanagement,
- Helfende Beziehungen,
- Gegenkonditionieren,
- Kontingenzmanagement,
- Stimuluskontrolle.«

Bezogen auf Maßnahmen zur Raucherentwöhnung heißt das beispielsweise: »Zunächst sollten Strategien der Wissensvermittlung und Einstellungsänderung eingesetzt werden (Herstellung einer ›Tabak-Distanz‹), dann Strategien der Verstärkung des eigenen und des Verhaltens der gesamten Umwelt. Ziel ist die Entwicklung ›maßgeschneiderter‹, an individuelle Entwicklungsstufen angepasster Interventionsprogramme« (Hurrelmann 2000, S. 118).

Weitere Modelle sind unter anderem in den Leitbegriffen der Gesundheitsförderung der Bundeszentrale für gesundheitliche Aufklärung (BZgA) beschrieben (Seibt 2016a, 2016b). Dort finden sich auch vertiefende Literaturhinweise.

Abel formulierte einige Kritikpunkte an solchen Gesundheitsverhaltenskonzepten (1992, S. 123):

- Eine Konzentration auf einzelne Verhaltensweisen unterschätzt die Komplexität der Verhaltenseinflüsse auf die Gesundheit.
- Eine stark individuenbezogene Sichtweise begrenzt die Einbeziehung von soziostrukturellen und gruppenspezifischen Einflüssen auf das Gesundheitsverhalten.
- In den meisten bisherigen Forschungsarbeiten bleibt die Art der zu analysierenden Zusammenhänge unzureichend diskutiert.

Diese Kritik trifft auf die neueren Modelle nicht mehr ganz genau zu. Faltermaier (2005, S. 186ff.) benennt einige, zum Teil abweichenden Punkte, die Gesundheitsverhaltensmodelle aus seiner Sicht nur begrenzt als theoretische Basis für Gesundheitsförderung geeignet machen:

- Die Modelle sind meist nur auf ein einzelnes spezifisches Gesundheitsverhalten gerichtet, meist als Vermeidung eines Risikoverhaltens. Sie berücksichtigen nicht, dass solches Verhalten in den Kontext des Alltagshandelns integriert werden muss.

- Die Modelle haben fast ausschließlich eine kognitivistische Ausrichtung und unterstellen Zweckrationalität im Handeln.
- Zwar sind die Modelle zunehmend an Prozessen orientiert, doch die Prozesse sind zu wenig langfristig gedacht.
- Die Modelle beziehen sich fast ausschließlich auf individuelles Verhalten, die kollektive Organisation des Alltags wird zu wenig berücksichtigt.

Außerdem kritisiert Faltermaier den zugrunde liegenden methodischen Ansatz der Forschung zu den Modellen.

5.1.4 Das Lebensweisenkonzept als Gegenmodell

Franzkowiak und Wenzel haben sich bereits sehr früh aus gesundheitssoziologischer Sicht ausführlich mit dem Thema Risikoverhalten beschäftigt (Franzkowiak und Wenzel 1985). Unter dem Titel »Kleine Freuden, kleine Fluchten – alltägliches Risikoverhalten und medizinische Gefährdungsideologie« (1986, S. 121ff.) erörtert Franzkowiak umfassend das Konzept des Risikoverhaltens, und zwar unter anderem in seinen unterschiedlichen wissenschaftstheoretischen Bezügen:

Im *biomedizinisch-epidemiologischen Konzept* der Risikofaktoren werden als Risikoverhalten »Handlungsweisen von Individuen und/oder Gruppen bezeichnet, die je nach Intensität, Dauer und wechselseitiger Interaktion zur Ausprägung sogenannter Risikofaktoren beitragen (wie etwa Alkoholkonsum und Bewegungsmangel) oder selbst als solche angesehen werden (wie das Rauchen). Risikofaktoren gelten ihrerseits als Vorläufer und Wegbereiter der chronisch-degenerativen Erkrankungen« (Franzkowiak 1986, S. 124).

Handlungstheoretisch werden Risikoverhaltensweisen »als spezifische Bewältigungsformen innerhalb einer belastenden Konstellation von Lebenszusammenhängen interpretiert. Damit sind sie aber nicht mehr die Verhaltenssache des Individuums allein, sondern Störungsindikator und Bearbeitungsversuch zugleich: von Brüchen in der normativen Struktur seiner soziokulturellen Umgebung, von erlebten, die eigenen Leistungs- oder Verarbeitungsgrenzen überschreitenden Belastungen, von unzureichenden sozialen Beziehungsgeflechten- oder von allen diesen Lebensumständen zusammen« (Franzkowiak 1986, S. 161).

In *sozialwissenschaftlich-psychoanalytischer* Sicht wird Risikoverhalten »als subjektiv sinnhaftes Element zwischen Krankheit und (idealisierter) Gesundheit gedeutet, das im biografisch ausgeprägten Sinnzusammenhang sozialen Handelns eines Individuums zu interpretieren ist [...]. Riskantes Handeln wird als eine Art selbstschädigender Anpassung betrachtet; es ist konventionelles und normativ integriertes Handeln. Risikoverhalten, so lautet die Hypothese, stellt ein sozial legitimiertes und akzeptiertes, mit individuellem Sinn ausgestattetes Konfliktlösungsmuster dar« (Franzkowiak 1986, S. 162f.).

Für Franzkowiak sind die vorhandenen theoretischen Ansätze zur Erklärung von Risikoverhalten unbefriedigend, da sie zu sehr der biomedizinischen bzw. soziologisch-funktionalistischen Denkweise verhaftet sind. Er schlägt deshalb vor, Risikoverhalten im Lebensweisenkonzept zu thematisieren, denn »erst mit dem Lebensweisenkonzept kann Risikoverhalten sowohl in seiner subjektiv-biografischen Sinnlogik, der handlungsorientierenden und belastungskompensierenden Funktionalität als auch in seiner kollektiven wie soziokulturellen Verankerung umfassend bestimmt werden« (Franzkowiak 1986, S. 165).

Das Lebensweisenkonzept wurde unter anderem vom Gesundheitssoziologen Wenzel für gesundheitswissenschaftliche Fragen fruchtbar gemacht. Mit dem Lebensweisenkonzept wurden erstmalig (zumindest im Rahmen des gesundheitspolitischen Programms »Gesundheitserziehung und Lebensweisen« der WHO in den 80er-Jahren) die bislang vorherrschenden biomedizinischen und psychologischen Konzepte der Gesundheitserziehung überwunden, indem konsequent auf den gesellschaftlichen Zusammenhang und die soziale Dimension von gesundheitsbezogenen Verhaltensweisen verwiesen wurde: »Die Lebensweise einer sozialen Gruppe kennzeichnet die Gesamtheit von Bedeutungsmustern und Ausdrucksformen, die von ihr im Verlauf der kollektiven Anstrengungen herausgebildet werden, um die Anforderungen und Widersprüche der allen Mitgliedern gemeinsamen sozialen Strukturen und Situationen zu bewältigen. In der Lebensweise vereinigen sich anforderungsspezifische, d. h. auf die (sozialen, politischen, ökonomischen und kulturellen) Umweltbedingungen bezogene Bewältigungsleistungen mit zustandsspezifischen, auf das subjektive Befinden ausgerichteten Verarbeitungsleistungen. In der Lebensweise kommt zum Ausdruck, unter welchen Lebensbedingungen eine soziale Gruppe zu welchen (Re-)Aktionsformen gelangt, d. h. die Lebensweisen geben Aufschluss darüber, welche handlungsleitenden Orientierungen eine Gruppe in der kontinuierlichen Auseinandersetzung mit ihren Lebensbedingungen zu entwickeln vermag. Diese Orientierungen in Form von geteilten sozialen Werten, Normen, Sprachformen, Interaktionsritualen usw. stellen ein Reservoir für Individuen bzw. Untergruppen dar, aus dem sie persönliche und soziale Identität schöpfen; es ermöglicht ihnen, ihrer spezifischen Lebenssituation Sinn und Bedeutung zu verleihen« (Wenzel 1986, S. 86).

Abel und Ruckstuhl (2016) verweisen darauf, dass mit der Betonung der Bedeutung des gesellschaftlichen Umfeldes für die Entstehung von Gesundheit und Krankheit im Lebensweisenkonzept deutlich wird, »dass nicht nur das Gesundheitswesen für Gesundheit zuständig sein kann, sondern auch andere Sektoren wichtig sind für die Herstellung und den Erhalt von Gesundheit. Aus diesem Verständnis heraus wurden entsprechende Strategien abgeleitet. Eine davon ist die intersektorale Zusammenarbeit, die Gesundheit zu einer gesamtgesellschaftlichen Aufgabe macht. Eine andere Strategie ist die Beeinflussung von Lebenswelten: Wenn Lebensweisen in der Interaktion zwischen Individuum und Umwelt entstehen, dann werden sie dort entwickelt, wo Menschen wohnen, arbeiten, aufwachsen und ihre Freizeit verbringen. Um diese unterschiedlichen Lebenswelten zusammen mit den Menschen gesundheitsförderlich zu gestalten, wurde der Setting-Ansatz entwickelt.«

Das Konzept der Lebenswelt wird mit dem Setting-Ansatz im Kapitel »Der Setting-Ansatz in der Gesundheitsförderung« aufgegriffen (▶ Kap. 6.4).

Im Zusammenhang mit Lebensweisen wird oft auch von *Lebensstilen* gesprochen, so bei Abel (1992) – unter Bezug auf Max Weber. Seine Konzeption von Lebensstilen ist eng verbunden mit den – ebenfalls auf Weber zurückgehenden – Schlüsselbegriffen Lebensführung und Lebenschancen:

1. »Lebensstile sind das Produkt des komplexen Zusammenwirkens von Verhaltensweisen, Einstellungen und sozialstrukturellen Bedingungen. Nicht die Ausprägung einzelner Lebensstilelemente steht im Vordergrund des Lebensstilkonzepts, sondern spezifische Muster, die sich aus den komplexen Interaktionen der Elemente ergeben.
2. Als soziologische Kategorie umfaßt Lebensstil mehr als die Lebensführung einzelner Individuen. Die Herausbildung von gruppentypischen Mustern der Lebensführung ist Voraussetzung der Entwicklung von spezifischen Lebensstilen. Lebensstile sind somit kollektive Phänomene.
3. Die Bildung von Lebensstilen wird von individuellen Präferenzen und sozialstrukturellen Bedingungen beeinflusst. Im Konzept des Lebensstils sind somit individuelle als auch soziale Faktoren sowie die Interaktion dieser beiden zu berücksichtigen« (Abel 1992, S. 124; vgl. auch Hurrelmann 2000).

Dieses Verständnis von Lebensstil unterscheidet sich von dem aus den USA kommenden Konzepten des ›Lifestyle‹ dadurch, dass es eine individualisierende Sicht zu vermeiden versucht (vgl. ausführlich Abel, Ruckstuhl 2016).

5.2 Gesundheitshandeln

5.2.1 Gesundheitsbewusstsein als Voraussetzung für Gesundheitshandeln

Eine Weiterentwicklung der bisherigen Konzepte besteht darin, Gesundheitsverhalten als *Gesundheitshandeln* zu konzipieren und unter der Frage der vorhandenen oder nicht vorhandenen Handlungskapazitäten zu analysieren.

Faltermaier (1994) unterbreitet dafür zunächst den Vorschlag, zwei neue Komponenten in das Gesundheitsmodell von Antonovsky einzuführen, Gesundheitsbewusstsein und Gesundheitshandeln. »Ich verstehe unter Gesundheitsbewusstsein«, so führt Faltermaier (1994, S. 163) aus, »zunächst ein komplexes Aggregat von subjektiven Vorstellungen von der eigenen Gesundheit, die kognitive, emotionale und motivationale Momente beinhalten, die sich auf das eigene Selbst (als Person, als Körper) und das Verhältnis zur sozialen und materiellen Umwelt beziehen, die sich in ständiger biografischer Entwicklung befinden und sozial abgestimmt werden.«

Faltermaier nennt damit folgende Komponenten des *Gesundheitsbewusstseins* (1994, S. 164):

- die subjektive Bedeutung und der Stellenwert von Gesundheit im Leben eines Menschen,
- das subjektive Konzept oder der Begriff von Gesundheit und von den Bedingungen, die sie beeinflussen,
- die Wahrnehmung des Körpers und seiner Beschwerden, die Art, wie der Körper im Verhältnis zur gesamten Person gesehen wird,
- die Wahrnehmung von Risiken, Gefährdungen und Belastungen für die Gesundheit in der Umwelt und im eigenen Verhalten,
- die Wahrnehmung von Ressourcen für die Gesundheit in der Umwelt und in der eigenen Person,
- das subjektive Konzept von Krankheit, ihrer Ursachen und ihrer Beziehung zur Gesundheit,
- die Art, wie Gesundheit im sozialen Kontext definiert und abgestimmt wird.

Gesundheitsbewusstsein beinhaltet demnach die subjektiven Vorstellungen über Gesundheit und über Gesundheitsursachen nicht nur als persönliche Einstellungen, sondern als Ergebnis eines Aushandlungsprozesses im sozialen Umfeld. Gesundheitsbewusstsein ist zugleich ein Konstrukt von hoher praktischer Relevanz: Gilt es doch im Rahmen der Gesundheitsförderung oft als notwendig, das Bewusstsein über Gesundheit herauszubilden und zu stärken – mit dem Ziel, das Gesundheitshandeln positiv zu beeinflussen. Ob Gesundheitshandeln und Gesundheitsbewusstsein tatsächlich in einer Ursache-Wirkungs-Beziehung zu einander stehen, wird im Kapitel »Reziprozität von Gesundheitshandeln und Gesundheitsbewusstsein« diskutiert (▶ Kap. 5.2.4).

Die enge Verbindung von Gesundheitsbewusstsein und Gesundheitshandeln bei Faltermaier wird aus dem folgenden Zitat deutlich: »Wenn das Gesundheitsbewusstsein, wie es [...] konzipiert wurde, eine wesentliche Voraussetzung für die gesundheitsbezogenen Aktivitäten sein soll, dann muss das in der Begrifflichkeit zum Ausdruck kommen [...] Die Verhaltensweisen, die zur Erhaltung und Förderung der Gesundheit ausgeführt werden, müssen als Teil der Lebensaktivitäten eines Menschen verstanden werden; sie sind Alltagshandeln und soziales Handeln. Sie sind so in die Alltäglichkeit verwoben, dass sie meist nicht auffallen, sondern erst durch gezielte Reflexion voll bewusst werden« (Faltermaier 1994, S. 171f.).

Faltermaier entscheidet sich also ausdrücklich für den Begriff und das Konzept des *Gesundheitshandelns* anstelle des Gesundheitsverhaltens. Er betont zugleich, dass es eine eigenständige und abgrenzbare Verhaltens- oder Handlungsweise, die ausschließlich auf Gesundheit bezogen ist, nicht gibt, sondern dass das Gesundheitshandeln vielmehr als Teil des *Alltagshandelns* zu verstehen ist. Als Komponenten des Gesundheitshandeln nennt er (Faltermaier 1994, S. 174):

- das bewusste Handeln für die eigene Gesundheit,
- den Umgang mit dem eigenen Körper und seinen Beschwerden,
- den Umgang mit Krankheiten,

- den Umgang mit Risiken und Belastungen, die in der Lebensumwelt entstehen,
- die Herstellung und Aktivierung von gesundheitlichen Ressourcen,
- das soziale Handeln für die Gesundheit oder die soziale Gesundheitsselbsthilfe,
- die Veränderung in der gesundheitlichen Lebensweise.

Aufgrund einer empirischen Studie hat Faltermaier mit Kolleginnen (Faltermaier et al. 1998, S. 118ff.) eine Typologie des Gesundheitshandelns entwickelt. Er unterscheidet drei umfassende Formen des Gesundheitshandelns, die jeweils in mehrere Unterformen gegliedert sind (▶ Tab. 5.1).

Der Untertyp C3 (mehrdimensionales Gesundheitshandeln) kann als die optimale Form des Gesundheitshandelns als Gesundheitsressource verstanden werden. Diese wird von Faltermaier et al. (1998, S. 133) wie folgt beschrieben:

»Diese Form des Gesundheitshandelns ist dadurch gekennzeichnet, dass sie sehr breit, auf mehreren Dimensionen (Beruf, Familie, Freizeit) in die Lebensweise einer Person integriert ist. Neben der psychischen und sozialen Ebene (vgl. C2) spielen noch andere Handlungsschwerpunkte eine Rolle, etwa die Bereiche der Ernährung und Bewegung oder der Umgang mit Beschwerden. Oft ist mit diesem Handlungstypus auch eine grundlegende Änderung in der Lebenseinstellung und Lebensweise verbunden. Die subjektiven Gesundheitsvorstellungen dieser Personen sind entsprechend komplex und mehrdimensional; sie betonen die gesundheitlichen Einflüsse von verschiedenen Lebensbereichen und ihre Wechselwirkungen, etwa in subjektiven Theorien des Ausgleichs oder des Gleichgewichts zwischen körperlichen, psychischen und sozialen Kräften«.

Tab. 5.1: Formen des Gesundheitshandelns als Lebensweise

A Lebensweise ohne ausgeprägtes Gesundheitshandeln	B Gesundheitshandeln mit spezifischem Handlungsschwerpunkt	C Gesundheitshandeln integriert in Lebensweise
A1 Kein bewusstes Gesundheitshandeln	B1 Primär ernährungsbezogenes Gesundheitshandeln	C1 Sozial motiviertes Gesundheitshandeln
A2 Beschwerdenbezogenes Gesundheitshandeln	B2 Primär bewegungsbezogenes Gesundheitshandeln	C2 Psychisches und soziales Gesundheitshandeln
A3 Riskanter Lebensstil	B3 Primär naturbezogenes Gesundheitshandeln	C3 Mehrdimensionales Gesundheitshandeln
A4 Ansätze eines bewussten Gesundheitshandelns	B4 Primär noxenbezogenes Gesundheitshandeln	C4 Gesundheitshandeln dominiert Lebensweise
	B5 Gesundheitshandeln als Abbau eines Risikoverhaltens	

5 Gesundheitshandeln als Bewältigungsstrategie

Insgesamt unterscheidet Faltermaier (2005, S. 201f.) zwischen:

- einer Lebensweise ohne ausgeprägtes bzw. vorsorgendes Gesundheitshandeln
- einer Lebensweise mit Gesundheitshandeln in einem spezifischen Handlungsschwerpunkt
- einem Gesundheitshandeln, das mehrdimensional und in die gesamte Lebensweise integriert ist.

Faltermaier (1998; vgl. auch 2005, S. 200ff.) knüpft mit dem Begriff des Gesundheitshandelns implizit an die Begrifflichkeit des Handelns bei Max Weber (1984) an. In einer sozialwissenschaftlichen Tradition stehend verweist der Begriff *Handeln* auf einen subjektiven Sinn in ihrer Lebenswelt agierender Personen, der auf Interaktion gerichtet ist. Auf diese Überlegungen kann im Folgenden aufgebaut werden.

Im Gegensatz zu Faltermaiers Verständnis kann, wie im Kapitel «Gesundheitshandeln als Alltagshandeln» (▶ Kap. 5.2.3) begründet wird, Gesundheitshandeln aber nicht zwingend als auf Gesundheit zielend konstruiert werden. Es ist nicht zwingend im persönlichen Gesundheitsbewusstsein begründet. Vielmehr handeln Menschen in ihrem Alltag retrospektiv oder antizipierend auf Interaktionen gerichtet, mit gesundheitlichen Folgen. Gesundheitsvorstellungen sind wie Gesundheitshandeln ein Resultat von Lebenserfahrungen, die im jeweiligen Lebenskontext erfolgt sind.

Vor einer Erläuterung dazu soll noch der Auffassung von Faltermaier widersprochen werden, dass Gesundheitsbewusstsein und Gesundheitshandeln notwendige Ergänzungen des Modells der Salutogenese sein müssten: Gesundheitshandeln wäre für Antonovsky (1997) Teil der Coping-Strategien und würde sich im Prinzip nicht von anderen Bewältigungsstrategien unterscheiden, es sei denn darin, dass Stressoren gezielt unter dem Aspekt ihrer möglichen gesundheitsschädigenden Wirkung betrachtet werden. Dass dies notwendig ist, um Bewältigungsstrategien angemessen zu wählen, würde Antonovsky wahrscheinlich bezweifeln. Aber ganz genau um dieses intentionale Handeln geht es Faltermaier. Der Unterschied beider Ansätze ist möglicherweise nicht so sehr die Frage einer notwendigen Ergänzung der Konzeption, sondern vielmehr des Blickwinkels, der unter einer spezifischen Fragestellung aufgeworfen wird: Faltermaier interessiert sich als Psychologe für die Intention und das Verhalten von Menschen und will Gesundheitshandeln erklären. Das ist für Antonovsky nur insofern ein Thema, als es um die Frage geht, was die Wahl an Bewältigungsstrategien beeinflusst.

Bevor diese Diskussion weiter verfolgt wird, muss zunächst ein weiterer Begriff eingeführt werden, der in der Gesundheitswissenschaft an Bedeutung gewinnt, und der von Gesundheitsbewusstsein klar abgegrenzt werden muss, der Begriff der Gesundheitskompetenz.

5.2.2 Gesundheitskompetenz als Voraussetzung für Entscheidungen

Unter »Health Literacy« wurde ursprünglich nur die Fähigkeit verstanden, Schreib-, Lese- und Rechenfähigkeiten einsetzen zu können, um schriftliche Informationen zu medizinischen Therapie oder zu Arzneimitteln zu verstehen und entsprechend aufgeklärt zu handeln. Hier ging es also um die Voraussetzungen zu einem angemessenen Handeln als Patientin oder Patient, eine Voraussetzung für hinreichende Therapietreue und die korrekte Anwendung von Therapiemitteln (wie die Einnahme von Medikamenten).

Aus der Perspektive der Gesundheitswissenschaft reicht ein solches Verständnis nicht aus. Don Nutbeam und Ilona Kickbusch (2000) haben bspw. angesprochen, dass Health Literacy drei Aspekte umfasst:

a) die generelle Anhebung des Bildungsstandes der Bevölkerung weltweit,
b) die Befähigung informierte Entscheidungen über Gesundheit zu treffen und
c) die Befähigung eine aktive Rolle in Entscheidungen über Veränderungen der (sozialen und physischen) Umwelt einzunehmen, die ihre Gesundheit beeinflusst.

Es geht also auch um die Mitwirkung bei der Gestaltung einer gesundheitsfördernden Lebenswelt; mit anderen Worten geht es um – politisch gemeinte – Partizipation und Empowerment-Prozesse. ›Health Literacy‹ bedeutet also nicht nur, Informationen zu verbreiten, dass Rauchen der Gesundheit schadet, wie Menschen gesünder essen können und dass es Sinn macht, Vorsorgeleistungen in Anspruch zu nehmen. Es geht vielmehr darum, Menschen darin zu unterstützen, Fähigkeiten zu entwickeln, sich für den Schutz ihrer Gesundheit am Arbeitsplatz, in ihrem Wohnumfeld und im gesellschaftlichen und politischen Leben einzusetzen.

Von Nutbeam (2000) werden drei Formen von Health Literacy unterschieden:

- Grundfertigkeiten im Lesen und Schreiben beschreiben die *funktionelle Form*. Sie sind die Voraussetzung dafür, gesundheitsrelevante Informationen zu verstehen und sich im Alltag orientieren zu können.
- Fortgeschrittene kognitive und soziale Fertigkeiten, die zur aktiven Teilnahme am Leben notwendig sind, bilden die *interaktive Form*. Damit ist z. B. die Kompetenz gemeint, sich im Internet, in der Bibliothek oder auf anderen Wegen zuverlässige Informationen zu Themen der Gesundheit zu beschaffen. Auch die Kompetenz, diese Informationen im Alltag umzusetzen, gehört dazu.
- Fortgeschrittene kognitive und soziale Fertigkeiten, die es ermöglichen, Informationen kritisch zu analysieren und diese im Sinne einer verbesserten Lebensbewältigung optimal zu nutzen, bilden die *kritische Form*.

Health Literacy wird in Deutschland in der Regel mit »Gesundheitskompetenz« übersetzt. Gesundheitskompetenz beschreibt sprachlich gesehen allerdings eher das Ergebnis von Health Literacy, nicht den Ansatz der Veränderung, der mit dem englischen Begriff ursprünglich gemeint war.

Abel et al. (2015) betonen die soziale und kulturelle Abhängigkeit von Gesundheitskompetenz und damit die über das Individuum hinausgehende Dimension einer solchen Kompetenz und formulieren: »Zur Gesundheitskompetenz gehört neben dem alltagspraktischen auch spezialisiertes Wissen – z. B. über individuelle und kollektive Gesundheitsrisiken oder über Maßnahmen zur Verbesserung der gesundheitsrelevanten Lebensbedingungen. Sie prägen die Möglichkeit und Motivation von Individuen, Gesundheitswissen aus ihren jeweiligen Lebenswelten zu erschließen und in unterschiedlichen Handlungsfeldern (z. B. Familie, Arbeitsleben, Gesundheitssystem) für ihre Gesundheitserhaltung und -förderung zu nutzen. Gesundheitskompetenz wird so primär als Ressource und Potenzial verstanden, die dazu beitragen kann, dass Individuen mehr Kontrolle über ihre Gesundheit und über gesundheitsbeeinflussende Faktoren (Gesundheitsdeterminanten) erlangen. Im Idealfall können über eine Verbesserung der Gesundheitskompetenz sowohl individuelle Gesundheitsgewinne erreicht als auch Verbesserungen in den Rahmenbedingungen für die Gesundheit erzielt werden.«

Die Diskussion der Ergebnisse des European Health Literacy Survey aus dem Jahr 2011 (HLS-EU Consortium 2012) ist ein Indikator für eine Trendwende in der gesundheitswissenschaftlichen Aufmerksamkeit persönlicher Kompetenzen. In einer bundesweiten, repräsentativen Erhebung basierend auf Selbsteinschätzungen von 2 000 Menschen wurde mehr als der Hälfte der Bevölkerung eine problematische oder gar inadäquate Gesundheitskompetenz bescheinigt. Unter den sogenannten bildungsfernen Jugendlichen ohne Migrationshintergrund waren es in einer weiteren Studie zwei Drittel, bei denen mit Migrationshintergrund drei Viertel, deren Gesundheitskompetenz so etikettiert wurde. Ein Nationaler Aktionsplan Gesundheitskompetenz unter Schirmherrschaft des Gesundheitsministers wurde von der Universität Bielefeld, dem AOK-Bundesverband und der Hertie-School of Governance entwickelt (Schaeffer et al. 2018).

Gesundheitskompetenz meint im European Health Literacy Survey, wie im Aktionsplan, die Fähigkeit, Gesundheitsinformationen finden, verstehen, kritisch beurteilen und anwenden zu können, um in der Gesundheitsförderung, Prävention von Erkrankungen und der Bewältigung von Krankheit Entscheidungen treffen zu können, die die Lebensqualität erhalten oder verbessern. Gesundheitskompetenz wird dabei relational verstanden. Sie ist sowohl von individuellen Fähigkeiten als auch von den Anforderungen und der Komplexität der jeweiligen Lebensumwelt beeinflusst (Schaeffer et al. 2018). In der Konsequenz wird ein Anpassungsbedarf der Gesundheitsversorgung als ein Interventionsfeld beschrieben. Was in dieser Definition allerdings zu verloren gehen droht, ist die Befähigung, eine aktive Rolle in Entscheidungen über Gesundheitsdeterminanten in Lebenswelten und gesellschaftlichen Prozessen einzubringen und damit der für eine Wissenschaft der Entstehung von Gesundheit ganz wesentliche Aspekt der Befähigung zu Teilhabe an sozial anerkannten Aktivitäten, zur Partizipation.

Trotz möglicher kritischer Diskussionen des Begriffs, seiner Interpretation und der Messung solcher Kompetenzen in der Bevölkerung lässt sich allerdings feststellen, dass die Wahl geeigneter Bewältigungsstrategien von Stressoren voraussetzt, über eine Auswahl an Strategien zu verfügen und die Konsequenzen der jeweiligen Wahl abschätzen zu können. Bewältigungsstrategien finden und in ihren Konsequenzen einschätzen zu können, ließe sich als Gesundheitskompetenz beschreiben. Konzeptionell entsteht an dieser Stelle allerdings wieder die Schwierigkeit einer sauberen theoretischen Zuordnung. Ist Gesundheitskompetenz ein Teil des Copings oder eine Gesundheitsressource, die zunächst aktiviert werden muss? Die Entscheidung fällt nicht leicht, weil mit dem Begriff nicht hinreichend Voraussetzungen wie beispielsweise Lese-, Recherche- und Bewertungsfähigkeiten (Gesundheitsressourcen) von der tatsächlichen Aktivität, sich beispielsweise im Internet kundig zu machen, wie ein bestimmtes Problem bewältigt werden könnte, unterschieden werden. Coping, soviel kann aber festgehalten werden, muss in der sekundären Bewertung auch die Bewertung der Konsequenzen der Wahl einschließen und dies setzt einige Kompetenzen voraus.

5.2.3 Gesundheitshandeln als Alltagshandeln

Was würde passieren, wenn ein Mensch seinen gesamten Alltag danach ausrichtet, ob sein Handeln für ihn persönlich gesund ist? Seine Gesundheit bestimmt für ihn dann die Entscheidung darüber, wann er aufsteht, wie er seine Morgentoilette verrichtet, was wann und wie er frühstückt und die weiteren Tagesmahlzeiten verbringt, ob und welchen Sport er wie lange am Tag ausführt, welcher Arbeit er wie nachgeht, wie er die Arbeitsstelle erreicht, mit wem er sich zu welchen Tätigkeiten trifft, was und wo er einkauft, wie er seine Wohnung ausgesucht und eingerichtet hat, wann er sich in welcher Art von Bett mit welcher Decke begibt und was er dort tut.

Alle diese Entscheidungen beeinflussen möglicherweise die Gesundheit. Wahrscheinlich wäre aber ein Mensch, der alle Entscheidungen primär nach der Prämisse bestmöglicher Gesundheit trifft, zumindest in den Augen seiner Mitmenschen nicht unbedingt völlig gesund und vielleicht auch einsam. Die Gesundheitspsychologin Hannelore Weber (1994, S. 203f.) hält es für möglich, dass durch falsche und übertriebene Risikoeinschätzung gesundheitsschädigende Wirkungen entstehen können und vertritt die Auffassung, dass gesundes Verhalten nicht gesundheitsintendiert sein muss.

Gesundheit als höchstes Gut und oberste Priorität von *Alltagsentscheidungen* zu setzen, ist wahrscheinlich nicht das Ziel, das in der Gesundheitswissenschaft sinnvoll vertreten werden kann. Es könnte sogar möglich sein, dass Gesundsein ein gewisses Maß an Vertrauen in die eigene Gesundheit voraussetzt – im Sinne des SOCs (▶ Kap. 4.6) wäre dies jedenfalls der Fall. Die eigene Gesundheit wird eines von mehreren Kriterien sein, nach denen Entscheidungen im Alltag getroffen werden.

Mit anderen Worten kann es zwar nicht das Ziel sein, Alltagsentscheidungen unabhängig von jeder Rücksicht auf die gesundheitlichen Folgen zu treffen, aber umgekehrt auch nicht, sie grundsätzlich danach auszurichten. Es bedürfte also einer irgendwie gearteten Abwägung, wann Gesundsein in Entscheidungen leitend sein soll und wann nicht. Um eine solche Abwägung für sich in angemessener Form treffen zu können, ist es vermutlich notwendig:

- hinreichendes Wissen über gesundheitliche Risiken und Ressourcen zu haben (das setzt voraus, dass sich die entsprechenden Bedingungen nicht ständig ändern – Verstehbarkeit),
- über eine hinreichende Auswahl an umsetzbaren Entscheidungsmöglichkeiten zu verfügen (Handhabbarkeit) und
- hinreichend motiviert zu sein, sich auch für die eigene Gesundheit einsetzen zu wollen, weil das Leben lebenswert erscheint (Bedeutsamkeit).

Auch wenn ›Wissen‹ oder ›Information‹ nicht mit der Komponente ›Verstehbarkeit‹ gleichzusetzen ist, da allenfalls ein Teilaspekt damit angesprochen ist (▶ Kap. 4.6), wäre doch zu vermuten, dass ein Mensch mit einem hohen SOC eher über solche Ressourcen verfügt. Anders als in den Gesundheitsverhaltensmodellen wird damit auch bereits deutlich, dass Informationsvermittlung und Handlungsanleitungen zwar wichtige Voraussetzungen zur Verbesserung von Gesundheitshandeln sind, aber dass sie chancenlos sind, wenn Gesundheit nicht als erstrebenswertes Ziel gilt, da das Leben bedeutungslos erscheint.

Menschen mit einem höheren SOC müssen sich nicht unbedingt gesünder verhalten (nicht rauchen, mäßig Alkohol trinken, sich mehr bewegen), aber sie werden wahrscheinlich – im Sinne ihres Gesundseins – angemessener abwägen können, in welchen Alltagssituationen Entscheidungen an ihrem erwartbaren gesundheitlichen Ergebnis ausgerichtet werden sollten, als Menschen mit einem niedrigen SOC (▶ Kap. 1.1). Letzteren fehlt es an Motivation, weil sie in ihrem Leben nicht gelernt haben, dass es ›auf sie ankommt‹.

Im Rahmen der Diskussion von Ergebnissen des KIDSCREEN-Projektes zeigen Ravens-Sieberer et al. (2009) für diese Überlegungen interessante Korrelationen auf. Das Projekt »Screening for and Promotion of Health-Related Quality of Life in Children and Adolescents – a European Public Health Perspective« (KIDSCREEN) beabsichtigte, ein standardisiertes Instrument zur Erfassung der subjektiven Gesundheit von Kindern und Jugendlichen im Alter von 8 bis 18 Jahren für die epidemiologische Forschung zu entwickeln. Sieben Länder Europas waren an dem Projekt ursprünglich beteiligt, sechs weitere kamen später dazu. Von über 22 830 Kindern und Jugendlichen aus 13 europäischen Ländern wurden Daten zum Wohlbefinden mit dem KIDSCREEN-Fragebogen erhoben. Zugleich wurden über ein Item zum Tabakkonsum und ein Item zum

Rauschtrinken Fragen zum gesundheitlichen Risikoverhalten gestellt. 1 % der Varianz im Risikoverhalten konnten mit Wohlbefinden erklärt werden, d. h. ein niedrigeres Wohlbefinden ging mit höherem Risikoverhalten einher.

»Da insbesondere die Frage nach der Richtung des Einflusses zwischen *Wohlbefinden und Risikoverhalten* von Bedeutung ist, wurde in einem zweiten Schritt ein Modell spezifiziert, in dem sich zusätzlich auch das Risikoverhalten direkt auf das Wohlbefinden auswirkt. [...] Unter der Annahme, dass das vorliegende Modell zutrifft, ist die reziproke Beziehung zwischen Wohlbefinden und Risikoverhalten charakterisiert durch einen direkten protektiven Einfluss des Wohlbefindens auf das Risikoverhalten: Je höher das Wohlbefinden, desto geringer das Risikoverhalten [...]. Umgekehrt wirkt sich ein stärker ausgeprägtes Risikoverhalten im Rahmen dieses Modells jedoch steigernd auf das Wohlbefinden aus. Der Pfadkoeffizient [...] fällt allerdings im Vergleich zum umgekehrten Einfluss geringer aus« (Ravens-Sieberer et al. 2009, S. 62f.).

Zur Erläuterung schreiben Ravens-Sieberer et al. (2009, S. 65) in der Diskussion: »Die vorliegenden Ergebnisse deuten auf die komplexe Natur der Beziehung zwischen Defiziten im Wohlbefinden und gesundheitlichem Risikoverhalten bzw. Alkohol- und Tabakkonsum hin. Zwar kann die genaue Natur dieser Beziehung im Rahmen der vorliegenden Analysen nicht geklärt werden, dennoch weisen die vorliegenden Ergebnisse auf einen interessanten Erklärungsansatz hin: Defiziten im Wohlbefinden gehen demnach Tabak- und Alkoholkonsum voraus. Der Tabak- und Alkoholkonsum führt im Gegenzug zu einer Verbesserung des Wohlbefindens. Diese wahrgenommene Verbesserung könnte mit kurzfristigen Entlastungswirkungen oder aber auch sozialer Anerkennung in Alkohol und Tabak konsumierenden Peergruppen zusammenhängen. Die in dieser Arbeit aufgezeigten Hinweise auf diese reziproken Beziehungen müssen jedoch in weiteren vertiefenden Forschungen näher untersucht werden: Möglicherweise sind die verschiedenen Komponenten des Wohlbefindens in unterschiedlicher Art und Weise mit Tabak- und Alkoholkonsum assoziiert. Bisherige Untersuchungen zeigen etwa, dass Kinder und Jugendliche mit regelmäßigem Alkohol- und Tabakkonsum ein vergleichbares, z. T. sogar ein leicht erhöhtes Wohlbefinden in Bezug auf soziale Beziehungen und Gleichaltrige aufweisen, während sich in ihrem physischen und psychischen Wohlbefinden durchaus Beeinträchtigungen zeigen [...]. Denkbar ist jedoch auch, dass für bestimmte Gruppen, wie etwa Jugendliche mit stark beeinträchtigtem Wohlbefinden, der Tabak- und Alkoholkonsum angesichts starker Belastungen und Stressoren – zumindest kurzfristig – entlastend und wohlbefindenssteigernd wirkt.«

Dies könnte bedeuten, dass Wohlbefinden auch als eine Voraussetzung betrachtet werden kann, um sich für seine eigene (körperliche) Gesundheit zu engagieren, nicht nur als Ergebnis des Verhaltens. Umgekehrt könnte gesundheitsschädigendes Verhalten aber eine, zumindest kurzfristig erfolgreiche, Strategie der Bewältigung von Belastungen sein, die dem eigenen Gesundsein dienen soll. Dies würde bedeuten, dass sich Menschen durchaus rational im Sinne Ihres Wohlbefindens für eine Alternative entscheiden können, die langfristig ihr Gesundsein schädigt.

Möglich wäre aber auch, dass eine Kontrolle des Einflusses des SOCs mehr Klarheit in das statistische Beziehungsgefüge von Wohlbefinden und Risikoverhalten bringen könnte. Wahrscheinlich ist nicht das Wohlbefinden, sondern der SOC die Voraussetzung, die sowohl zu höherem Wohlbefinden als auch zu geringerem Risikoverhalten führt. Hier ist weitere Forschung notwendig.

Einleuchtend erscheint aber, dass sich Menschen nicht für ein Handeln entscheiden, wenn es sich nicht durchaus als Bewältigungsstrategie anbietet, unabhängig davon wie kurz- oder langfristig wirksam diese Strategie sein mag.

Für die Erläuterung der Art und Weise, wie Abwägungsprozesse in Alltagssituationen erfolgen könnten, kann zunächst auf das Kapitel «Das Empfinden von Kohärenz» (▶ Kap. 4.6) verwiesen werden: Es handelt sich um den Bewertungs- und Einschätzungsprozess, wie er als Reaktion auf einen Stressor beschrieben ist. Gesundheitshandeln kann demnach als Wählen von Bewältigungsstrategien verstanden werden.

Zum besseren Verständnis fehlen aber noch zwei Aspekte: die Frage der Rückbezüglichkeit zwischen Wahrnehmungen und Handeln und die Frage der Bedeutung sozialer Interaktionen.

Im Kapitel «Gesundheitsressourcen und -risiken» (▶ Kap. 3) wurde bereits auf das Konzept der *Lebensbereiche* Bezug genommen, das in der ökologischen Gesundheitsförderung (Fehr und Neus 2005, S. 76ff.) verwendet wird. Fehr und Neuss (2005, S. 89) verweisen darauf, dass dieses Konzept vor allem als entscheidungsorientiert definiert ist, d. h. die Frage stellt, wo welche wesentlichen Entscheidungsalternativen bestehen. Insofern kann *Gesundheitshandeln als Alltagshandeln konzipiert werden, dem in den Lebensbereichen getroffene Entscheidungen zugrunde liegen.*

Verkürzt ließe sich sagen, dass Gesundheitsverhaltensmodelle auf bewusst getroffene Abwägungsprozesse in ›Quasi-Labor‹-Situationen setzen, in denen gesundheitsbezogene Entscheidungen rational und nahezu kontextlos getroffen werden, während mit dem Konzept des Gesundheitshandelns Entscheidungsprozesse in Alltagssituationen der Lebensbereiche abgebildet werden sollen, in denen das erwartete Ergebnis des Gesundseins nur eines der möglichen Kriterien für eine Entscheidung darstellt. Zwar werden Kontexte im Sinne von Barrieren, ›Kosten‹ oder situativer Unterstützung durchaus in die neueren Modelle des Gesundheitsverhaltens einbezogen, aber eher als Störgrößen. Es wird nicht systematisch berücksichtigt, dass die Entscheidung für eine bestimmte Strategie mit einer bestimmten erwarteten Wirkung immer auch die Entscheidung gegen eine andere Strategie und eine andere erwartete Wirkung ist, und dass nicht immer das Gesundheitsmotiv leitend sein kann.

Gesundheitshandeln ist von anderen Arten des Alltagshandelns nur dadurch (theoretisch) unterschieden, dass eine (positive oder negative) Auswirkung auf das Gesundsein antizipiert werden kann, und zwar entweder von der handelnden Person, die sich damit für oder gegen eine von ihr erwartete gesundheitliche Wirkung entscheidet, oder von Beobachtenden, die dieses Verhalten für gesund oder ungesund halten. Es mag Entscheidungen geben, für die dies nicht gilt, für viele trifft es zu.

Der große Nachteil einer solchen theoretischen Konzeption ist allerdings die Schwierigkeit der Messbarkeit, die dadurch aufgeworfen wird.

Für Max Weber (1984, S. 19) ist *Handeln* »ein menschliches Verhalten (einerlei ob äußeres oder innerliches Tun, Unterlassen oder Dulden) […], wenn und insofern als der oder die Handelnden mit ihm einen subjektiven Sinn verbinden.« Gesundheitshandeln ist demnach immer Handeln und nicht einfach nur Verhalten, eben weil damit irgendein subjektiver Sinn verbunden wird. Dieser Sinn muss aber gerade nicht auf Gesundheit gerichtet sein, sondern kann aufgrund völlig anderer Entscheidungsprozesse entstanden sein.

Damit ist noch nicht die Dimension von Handeln als *soziales Handeln* erfasst. Für Weber (1984, S. 19) ist soziales Handeln »ein solches Handeln, welches seinen von dem oder den Handelnden gemeinten Sinn nach auf das Verhalten anderer bezogen wird und daran in seinen Ablauf orientiert ist.« Dies meint nicht nur in direktem Sinn auf andere gerichtet, sondern auch im Nachwirken vergangener Beziehungen oder im Vorwegnehmen künftiger Beziehungen. Auf andere bezogen kann auch in Abgrenzung zu anderen sein. Auf andere bezogen ist jedes Handeln, das in seinem Sinn auf familiäre, institutionelle oder gesellschaftliche Kontexte Bezug nimmt.

Prinzipiell ist es möglich, dass Menschen einfache Verhaltensformen zeigen, die keinen subjektiven Sinn haben. Immer dann, wenn implizit oder explizit Entscheidungsprozesse mit einem Verhalten verbunden sind, liegt dem Verhalten ein subjektiver Sinn zugrunde und es ist Handeln.

Prinzipiell ist es möglich, dass Handeln nicht zugleich auch soziales Handeln ist. So könnte zum Beispiel eine Person Yoga ausschließlich deshalb ausüben, weil es ihr gut tut. Sobald die Entscheidung aber damit verbunden ist, dies gemeinsam mit anderen zu tun, sich umgekehrt gerade damit von anderen Menschen oder den Gedanken an andere Menschen zurückzuziehen oder von anderen dafür Bewunderung oder Ablehnung zu erwarten, ist es im subjektiven Sinn auf andere gerichtet und damit soziales Handeln. Da Entscheidungen nicht kontextlos erfolgen, damit nicht ohne Rückbezug auf familiäre, institutionelle oder gesellschaftliche Kontexte, ist Handeln im Alltag wahrscheinlich immer soziales Handeln.

Gesundheitshandeln kann damit als dasjenige soziale Handeln in den Lebensbereichen verstanden werden, das gesundheitsrelevante Auswirkungen hat. Dies meint ausdrücklich, dass der subjektive Sinn nicht auf Gesundheit im Sinne der Vermeidung von Krankheit gerichtet sein muss, eher schon auf die Frage, wie sich der auf das Verhalten anderer gerichtete subjektive Sinn kurz- oder langfristig erwartbar auf das Wohlbefinden auswirkt. Solche Entscheidungen können mit unerwünschten Wirkungen verbunden sein.

Zur Verdeutlichung ein Beispiel: Komasaufen unter Jugendlichen ist sicher keine Entscheidung, die anders aussehen würde, wenn den Jugendlichen gesagt würde, welche gesundheitsriskanten Folgen damit verbunden sind. Diese können als weitgehend bekannt vorausgesetzt werden. Sich am Komasaufen zu beteiligen, ist eher eine Entscheidung, die auf andere gerichtet ist: Mitmachen, was andere cool finden; anderen zeigen, dass man bereit ist, Risiken einzugehen; sich von den Lebensvorstellungen Erwachsener abgrenzen und damit zeigen, dass man erwachsen wird. Die Botschaft. ›Das ist aber nicht gesund‹, geht insofern völlig am Ziel vorbei.

Damit sind die Erkenntnisse der Gesundheitsverhaltensmodelle nicht in Frage gestellt, denn selbstverständlich gehört auch die Überzeugung der Jugendlichen dazu, persönlich unverwundbar zu sein. Ohne eine solche Überzeugung ist keine Mutprobe möglich. Gesundheitsverhaltensmodelle sagen nur nichts darüber, wie solche Einstellungen entstehen.

Auf einen anderen Aspekt verweist die Soziologin Eva Barlösius (1999) in ihrer »Soziologie des Essens«: Essen wird als soziale Situation gestaltet, Tischgemeinschaften geschaffen. Essen schafft kulturelle Nähe und Distanz, ist weiter noch ein Mittel sozialer Differenzierung in einer Gesellschaft. Eine ausführliche Begründung und Beschreibung ist dort nachzulesen.

Was für Essen gilt, mag aber auch für andere Formen des Alltagshandelns gelten, die gesundheitsbezogene Auswirkungen haben. Mehr noch lässt sich nicht ausschließen, dass die Orientierung des Alltagshandelns an dem, was als gesund gilt, eine Form sozialer Differenzierung sein kann. Wer sich als Mitglied gehobener sozialer Schichten präsentieren will, tut dies vielleicht auch, indem durch morgendliches Joggen und Disziplin beim Essen genauso wie durch gepflegte Kleidung und Haarschnitt zeigt, dass er etwas auf sich hält.

Dies wirft die Frage auf, ob die öffentliche Thematisierung sozialer Ungleichheit im Gesundheitsverhalten ein Betrag zum Abbau gesundheitlicher Ungleichheit oder ein Beitrag zur Begründung sozialer Differenzen ist. Die Frage verschärft sich dann, wenn damit Schuldzuweisungen und Stigmatisierungsprozesse verbunden sind.

Dieses Verständnis von Gesundheitshandeln als soziales Handeln hat mehrere Folgen:

- Eine Konsequenz für die *empirische Forschung* ist, dass Gesundheitshandeln damit nicht mehr von außen ›objektiv‹ an bestimmten Parametern feststellbar ist, sondern sich nur durch deutendes Verstehen erschließt, denn der subjektive Sinn ist nicht beobachtbar, sondern nur interpretierbar.
- Eine Konsequenz für die *theoretische Weiterentwicklung* ist, dass Gesundheitshandeln als reziprok mit der Lebensgeschichte und dem persönlichen Erleben des jeweiligen Lebenskontextes, verbunden gelten muss, anders ist nicht verstehbar, wie Entscheidungen entstehen.
- Eine Konsequenz für die *Praxis der Gesundheitsförderung* ist, dass Gesundheitshandeln immer im Kontext des sozialen Umfeldes betrachtet werden muss, und Interventionen daran ausgerichtet sein müssen, da sie relevante Einflussgrößen sind.

Ein Beispiel aus der Forschungspraxis kann möglicherweise verdeutlichen was gemeint ist (vgl. Blättner et al. 2006): Zur Evaluation eines Adipositas-Programms für Kinder und Jugendliche wurden teilnehmende Beobachtungen durchgeführt, ergänzend wurden erzählgenerierende Interviews mit zwei Jugendlichen und drei Müttern teilnehmender Kinder zu ihrem Alltag geführt.

Den wenig bewegungsgewohnten Kindern schien im Alltag die Gelegenheit zu körperlicher Aktivität gemeinsam mit anderen zu fehlen. Sie gehören nicht zu den sozialen Schichten, in denen der institutionalisierte nachmittägliche Sport der Kinder Teil des familiären Lebensstils ist. Ihre Bewegungslosigkeit war insofern nicht als Mangel an Motivation, sondern als Handeln in einem bewegungsarmen sozialen Kontext zu verstehen. Während die Kinder durch gemeinsames Spiel noch zu Bewegung in dem sozialen Kontext des Programms zu motivieren waren, schien bei Jugendlichen die Scham zu überwiegen, ihren Körper anderen in Bewegung zu präsentieren. Sie bewegten sich, kurz gesagt, nicht, damit andere nicht sahen, wie wenig sportlich sie waren.

Innerfamiliär war Essen Konfliktthema oder überwiegende Form der Zuwendung. Im Alltag der Kinder und Jugendlichen waren Tischgemeinschaften traditioneller Form aufgelöst und wurden durch virtuelle Gemeinschaften – Essen mit der Fernsehfamilie und dem ›world wide web‹ – ersetzt. Schichtarbeit eines Familienmitglieds trug bei fast allen Familien mit dazu bei. Für einen Teil der Jugendlichen waren Gemeinschaftserlebnisse mit anderen Jugendlichen fast ausschließlich auf den Konsum von Alkohol konzentriert. (Gemeint war damit nicht, ein Bier am Abend zu trinken, sondern eine Flasche Wodka.)

Thematisiert wurden in den Interviews und bei den Gruppengesprächen auch schwierige familiäre Beziehungsmuster (z. B. chronisch kranke, behinderte oder drogenabhängige Geschwister), familiäre Konflikte, die zur Trennung der Eltern führten, sowie negative Körpererfahrungen (z. B. eigene chronische Krankheiten, die das äußere Erscheinungsbild stark verändern) und Gewalterfahrungen.

In einem solchen sozialen Umfeld, so die These, war das Scheitern von Programmen, die Sport mit Ernährungsschulung kombinierten, um ein gesünderes Gewicht zu erreichen, vorhersehbar. Für die Kinder und Jugendlichen hatten andere Probleme Vorrang. Wissensvermittlung und Appelle an gesünderes Verhalten liefen ins Leere. Entscheidungen waren an sozialen Prozessen ausgerichtet, nicht am Gesundheitsmotiv.

Bisher lässt sich also festhalten, dass Gesundheitshandeln als Alltagshandeln in Lebensbereichen erfolgt, und zwar immer auch als soziales Handeln, d. h. in seinem subjektiven Sinn auf andere gerichtet, und dass die (kurz- oder langfristigen) Auswirkungen auf das Gesundsein eines der möglichen Entscheidungskriterien sein können. Ergänzt werden muss noch, dass Lebensbereiche nie einfach nur irgendwie geartete Umwelt sind, sondern immer von stattfindenden oder ausbleibenden sozialen Interaktionen geprägt.

Festhalten lässt sich auch, dass es plausibel ist anzunehmen, dass der SOC auf die Entscheidung selbst Einfluss hat. Es bleibt aber noch die von Faltermaier (2005) aufgeworfene Frage hypothetisch zu klären, ob und wie Gesundheitsbewusstsein mit Gesundheitshandeln in Verbindung steht.

5.2.4 Reziprozität von Gesundheitshandeln und Gesundheitsbewusstsein

Im Kapitel «Alltagskonzepte von Gesundheit und Krankheit» (▶ Kap. 2.2) ist von Gesundheitsvorstellungen, Gesundheitskonzepten, subjektiven Konzepten, subjektiven Theorien und sozialen Repräsentationen von Gesundheit zu lesen.

Ganz im Sinne von Faltermaier (2005, S. 198) kann Gesundheitsbewusstsein als Oberbegriff von subjektiven Konzepten, Theorien, sozialen Repräsentationen und der subjektiven Bedeutung von Gesundheit verstanden werden. Gesundheitsbewusstsein meint also die persönlichen Antworten, die sich Menschen auf die Frage geben, was Gesundsein ist, wie es entsteht, welche persönliche Bedeutung es hat, ob es persönlich beeinflusst werden kann und ob einem dies wichtig ist, also welche Priorität solche Überlegungen bei der Auswahl von Bewältigungsstrategien auf alltägliche Anforderungen haben. Gesundheitskompetenz und Gesundheitsbewusstsein sind also zwei verschiedene Dinge, die allerdings Berührungspunkte haben, da Gesundheitsvorstellungen durchaus von Informationen und deren kritischer Bewertung mit beeinflusst sein können.

Das Kapitel »Alltagskonzepte von Gesundheit und Krankheit« (▶ Kap. 2.2) endet mit der Überlegung, dass die sozial ungleiche Verteilung von Gesundheitsvorstellungen und die Erkenntnisse über soziale Repräsentationen dafürsprechen, subjektive Konzepte und subjektive Theorien als lebensgeschichtlich entstanden zu betrachten. Die Überlegungen des Kapitels »Gesundheitshandeln als Alltagshandeln« (▶ Kap. 5.2.3) unterstreichen, dass die Interaktionen mit dem sozialen Umfeld an dieser lebensgeschichtlichen Entstehung wahrscheinlich Anteil haben werden.

Fragt man nach dem Zusammenhang zwischen Gesundheitsbewusstsein und Gesundheitshandeln ist zunächst sehr nahe liegend, einen Kausalzusammenhang zu vermuten: Menschen machen sich eine Vorstellung von dem erwartbaren Verlauf ihrer gesundheitlichen Entwicklung, planen daraufhin ihr Handeln, üben es aus und korrigieren ihre Vorstellungen je nach faktischem Verlauf (vgl. dazu die Theorien über die Krankheitsverlaufskurven, ▶ Kap. 3.2.4, Corbin und Strauss 2004).

Diese sehr aktive Vorstellung berücksichtigt allerdings noch nicht, dass Gesundsein wahrscheinlich dann eine höhere Priorität in der Entscheidungshierarchie erhält, wenn sie irgendwie ›gestört‹ ist, d. h. erste Krankheitsanzeichen auftreten oder beispielsweise die körperliche Leistungsfähigkeit in sehr hohem Maße die persönliche Darstellung im sozialen Umfeld beeinflusst.

Realistischer erscheint schon eine reaktivere Betrachtung: Menschen reagieren auf Veränderungen ihrer (sozialen) Umwelt, erklären und bewerten ihre Beobachtungen hinsichtlich damit verbundener Empfindungen, Erwartungen und vermuteter Einflussmöglichkeiten und wählen dann eine Strategie, die ihnen geeignet erscheint. Sie beobachten die weiteren Veränderungen und stellen sie in einen subjektiven Zusammenhang zu den gewählten Strategien.

Möglich wäre aber auch, die Zusammenhänge umgekehrt zu denken: Menschen entwickeln Gesundheitsvorstellungen, die mit den von ihnen gewählten Strategien übereinstimmen. So könnte beispielsweise eine Person, die gerne Rad fährt, Radfahren zu einer ganz zentralen Strategie, gesund zu bleiben, erklären. Unangenehme Möglichkeiten – wie beispielsweise die Risiken, einen Fahrradunfall zu erleiden – werden weitgehend ausgeblendet oder relativiert, während die Steigerung der Ausdauer als wichtige Ressource erkannt wird. Eine andere Person, die nicht gerne Rad fährt, mag die Bedeutung der gleichen Fakten anders bewerten. Die erste Person mag wiederum ihre Bewertungen nach einem schweren Unfall anders vornehmen.

Es kann also angenommen werden, dass die Beziehungen zwischen Gesundheitsbewusstsein und Gesundheitshandeln nicht kausal sind, sondern reziprok, d. h. wechselseitig voneinander abhängig. Dies bedeutet, dass nicht nur das Gesundheitshandeln als Alltagshandeln in Lebensbereichen immer auch soziales Handeln ist, sondern sich Gesundheitsbewusstsein sowohl über Gesundheitshandeln als auch über soziale Interaktionen in den Lebensbereichen herstellt.

Zusammengefasst heißt dies, dass weder Gesundheitshandeln noch Gesundheitsvorstellungen unabhängig von Interaktionen in Familien oder der Peergruppe, in Schulen oder Betrieben, in der Gemeinschaft oder der Gesellschaft gesehen werden können. Soziale Kontexte haben Einfluss auf unsere Vorstellungen, unser Handeln, unsere Lebensbedingungen, unsere Lebenserfahrungen und die Erfahrungen der Teilhabe an sozial anerkannten Aktivitäten, damit auf die Ausprägung der Schutzfaktoren und die Wahl der Bewältigungsstrategien. Sozial ungleich verteilte Gesundheitschancen wird es deshalb solange geben als es soziale Ungleichheit gibt.

Für die Praxis der Gesundheitsförderung wiederum bedeutet dies, dass Interventionen, die nicht in sozialen Kontexten denken, langfristig wahrscheinlich wenig erfolgreich sein werden.

5.2.5 Konsequenzen für die Praxis

Eine Zusammenfassung der bisherigen Überlegungen könnte so lauten:
Menschen handeln alltäglich in Lebensbereichen und richten ihr Handeln an den erfahrenen und erwarteten sozialen Interaktionen aus. Lebensbereiche sind für den Einzelnen wie für Bevölkerungsgruppen mit gesundheitsbezogenen Risiken und Ressourcen verbunden. Die möglichen Handlungsspielräume sind durch die zugrunde liegenden, immer gesellschaftlich geformten, Lebensbedingungen geprägt. Entscheidungsprozesse, die dem Handeln zugrunde liegen, können als (mehr oder weniger erfolgreiche) Bewältigungsstrategien verstanden werden. Entscheidungsprozesse sind sicher auch davon beeinflusst, wie (gesundheitsrelevante) Informationen bewertet werden, also von der Gesund-

heitskompetenz. Handeln und Einstellungen zum Handeln sind reziprok miteinander verbunden. Erwartungen sind Ergebnis bisheriger Lebenserfahrungen.

Aus Perspektive der Gesundheitswissenschaft interessieren Lebensbereiche als ›Orte‹, an denen Gesundheitsrisiken und -ressourcen erfahren werden, an denen gesundheitsbezogene Aushandlungsprozesse im sozialen Kontext erfolgen, in denen Gesundheitshandeln beobachtbar wird und an denen Lebenserfahrungen gemacht werden, die zur Stärkung oder Schwächung persönlicher Schutzfaktoren beitragen. Es sind die ›Orte‹ an denen Gesundsein entsteht. Das Konzentrat der Lebenserfahrungen, das für das Gesundsein relevant ist, lässt sich vorläufig als Empfinden von Kohärenz bezeichnen.

Für die Anwendung wissenschaftlicher Erkenntnisse in der Praxis bedeutet dies:

- Der Interventionsort sind die *Lebensbereiche* des Alltags.
- Interventionen zielen grundsätzlich auf *soziale Interaktionen* in den Lebensbereichen.
- Ziel der Intervention sind nachhaltige *Lebenserfahrungen, die zur Stärkung des SOCs* beitragen, d. h. Erfahrungen der Teilhabe an sozial anerkannten Aktivitäten, Erfahrungen der Beständigkeit und Erfahrungen, über ausreichend Ressourcen zu verfügen.
- Der Erfolg der Interventionen lässt sich an der (dauerhaften) *Veränderung des Wohlbefindens* messen.

Interventionen der Gesundheitsförderung entsprechen nur dann dem aktuellen Erkenntnisstand, wenn sie diesen Kriterien entsprechen. Allerdings entbindet diese theoretische Basis weder die Praxis von der Verantwortung, danach zu recherchieren, welche Maßnahmen erwünschte Wirkungen versprechen und unerwünschte Wirkungen vermeiden, und die Wirkung der Intervention auch nachweisen zu können, noch die Wissenschaft von der Verantwortung, entsprechende Nachweise im Sinne einer Evidenz informierten Förderung von Gesundheit zur Verfügung zu stellen sowie die theoretischen Ansätze systematisch weiterzuentwickeln.

6 Prävention und Gesundheitsförderung

6.1 Prävention

Differenzierung von Präventionsstrategien

›Prae-venire‹ bedeutet: einer Sache – hier einer Krankheit oder der Pflegebedürftigkeit – zuvorkommen. Der gelegentlich in populärwissenschaftlicher Literatur benutzte Begriff der »Gesundheitsprävention« ist falsch, denn niemand wird beabsichtigen der Gesundheit der Bevölkerung vorzubeugen.

Das Konzept der Krankheitsprävention geht implizit von der Vorstellung einer klaren Unterscheidung zwischen gesund und krank aus. Entsprechend erfolgt eine häufige Unterscheidung von Präventionsstrategien *nach dem Zeitpunkt* (▶ Abb. 6.1) im Vergleich zum Krankheitsverlauf in primäre Prävention, sekundäre Prävention und tertiäre Prävention:

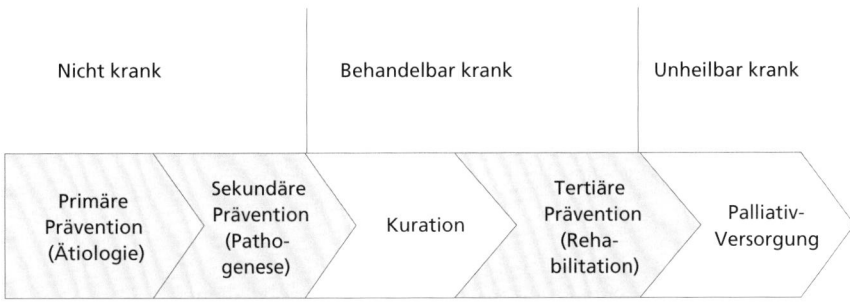

Abb. 6.1: Prävention im Krankheitsverlauf

- Primäre Prävention ist die Vermeidung von Krankheitsrisiken; sie zielt also auf die Ätiologie, d. h. auf die auslösenden oder ursächlichen Faktoren einer Erkrankung.

- Sekundäre Prävention ist die Vermeidung des Ausbruchs einer Erkrankung; sie zielt auf die Pathogenese, die Entwicklung einer Erkrankung.
- Tertiäre Prävention ist die Vermeidung gesundheitlicher Folgen einer Erkrankung; sie geht meist eng mit der Rehabilitation, der Wiederherstellung nach Eintreten einer Erkrankung einher.

Diese Unterscheidung nach dem Zeitpunkt im Krankheitsverlauf geht auf den Psychiater Gerald Caplan (1964) zurück.

Eine andere Art der Unterscheidung erfolgt nach der Breite der *Adressatengruppe* und geht auf den Gesundheitswissenschaftler Robert S. Gordon (1987) zurück. Sie differenziert universelle, selektive und indizierte Prävention (▶ Abb. 6.2):

Universelle Prävention zielt auf die Gesamtbevölkerung oder große Teilpopulationen. Sie ist eher unspezifisch und in ihrer Wirksamkeit empirisch schwieriger nachzuweisen, erreicht aber prinzipiell eben sehr breite Bevölkerungsgruppen. Ein Beispiel wären Kampagnen für Safer Sex zur Prävention sexuell übertragbarer Erkrankungen.

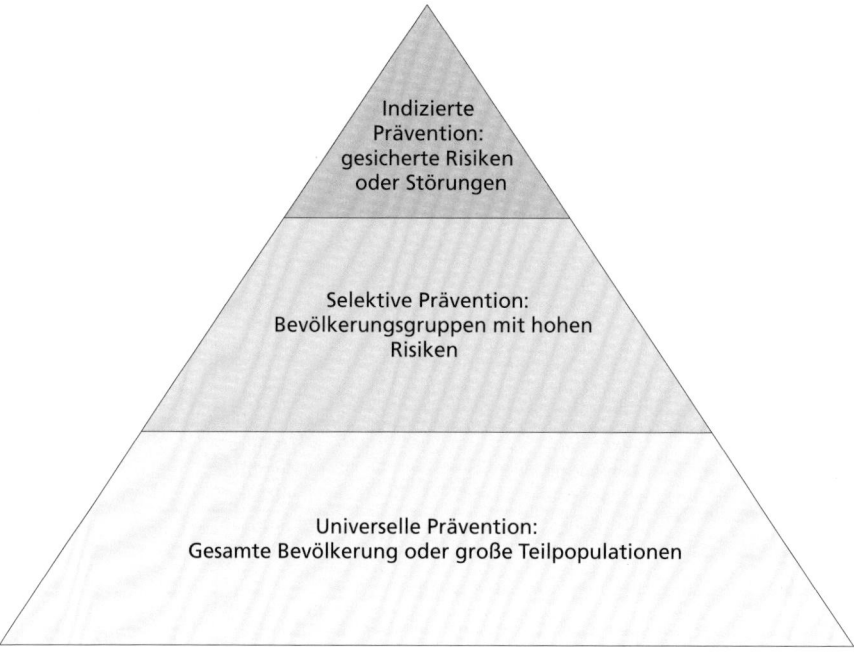

Abb. 6.2: Prävention nach der Reichweite

Selektive Prävention zielt auf Bevölkerungsgruppen mit bestimmten Risiken, wobei die Differenzierung nach Risiken meist aufgrund soziodemographischer Faktoren erfolgt. Beispielsweise werden sozial benachteiligte Bevölkerungsgruppen gezielt angesprochen, weil sie schlechtere Gesundheitschancen haben, oder Hauptbetroffenengruppen bestimmter Erkrankungen. Ein Beispiel wäre Streetworking, um Prostituierte auf dem Straßenstrich davon zu überzeugen, grundsätzlich nur noch mit Kondomen zu arbeiten, um ihr eigenes Infektionsrisiko zu minimieren und die Ausbreitung sexuell übertragbarer Erkrankungen einzudämmen.

Indizierte Prävention zielt auf Personen und Gruppen mit gesicherten Risikofaktoren bzw. manifesten Störungen oder Devianzen. Ein Beispiel wäre HIV-Infizierte Menschen davon zu überzeugen, Safer Sex zu betreiben, um eine von ihnen ausgehende Ausbreitung von HIV zu vermeiden.

Diese Differenzierung ist für die Gesundheitswissenschaft insoweit besser geeignet als sie dem Kontinuumsmodell von Gesundheit und Krankheit besser entspricht.

Eine weitere Differenzierung erfolgt danach, auf welcher Ebene von Determinanten im Sinn des sozioökologischen Modells von Gesundheit die Interventionen erfolgen. Hier wird grundsätzlich zunächst zwischen Verhaltensprävention und Verhältnisprävention unterschieden. Verhaltensprävention zielt darauf das Verhalten von Individuen zu verändern (▶ Kap. 5.1 Gesundheitsverhalten), Verhältnisprävention die Lebensbedingungen zu verändern.

Auf diese Unterscheidung aufbauend lassen sich in Weiterentwicklung von Differenzierungen von Rolf Rosenbrock und Claus Michel (2006) bzw. Rolf Rosenbrock und Thomas Gerlinger (2014) präventive Interventionen danach unterscheiden, ob sie am Individuum, seinem Verhalten, den Strukturen der jeweiligen Lebenswelt oder den gesellschaftlichen Bedingungen ansetzen (▶ Abb. 6.3):

Am Individuum setzt medizinische Prävention an. Ein Beispiel dafür wären Schutzimpfungen.

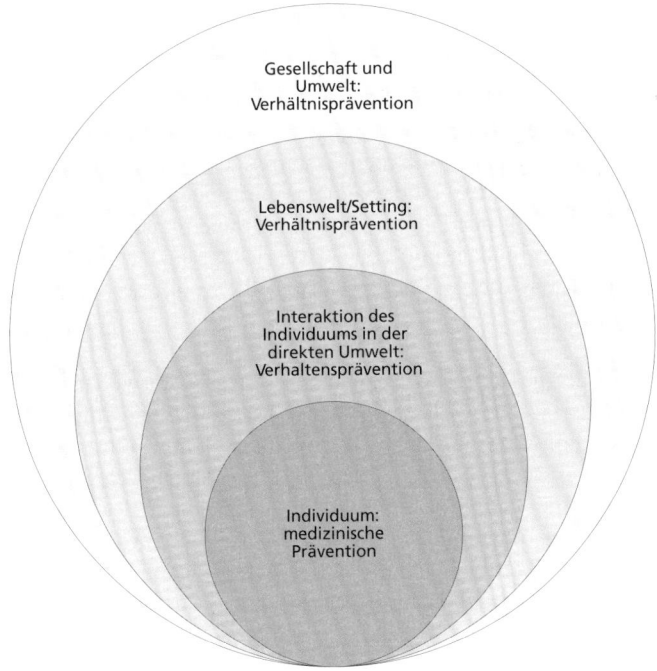

Abb. 6.3: Prävention nach der Ebene der Veränderung

An der Art wie sich das Individuum in seinem unmittelbaren sozialen Umfeld einbringt, setzt Verhaltensprävention an. Beispiele dafür wären Nichtrauchertrainings und Bewegungsangebote.

An den Strukturen der jeweiligen Lebenswelten setzen verhältnispräventive Maßnahmen an. Ein Beispiel dafür wären die Betriebliche Gesundheitsförderung oder andere Settingsansätze (▶ Kap. 6.4). Allerdings beziehen beispielsweise Nichtrauchertrainings in Betrieben zwar den Kontext mit ein, gehören aber dennoch primär auf die Ebene der Verhaltensänderung; während beispielsweise eine Veränderung des Essensangebotes in der Kantine Verhältnisprävention wäre.

An den gesellschaftlichen Rahmenbedingungen setzt Prävention beispielsweise durch rechtliche Regelungen oder veränderte gesellschaftliche Diskurse an, aber auch etwa durch die Reduktion sozialer Ungleichheit. Auch hier handelt es sich um Verhältnisprävention, aber auf der Makroebene. Beispiele sind hier ein Rauchverbot in öffentlichen Einrichtungen, der prioritäre Ausbau des Radwege- und Wandernetzes, die Zuckersteuer oder Maßnahmen zum Klimaschutz und zur Anpassung an den Klimawandel.

Diese Art der Darstellung ermöglicht, die Wechselwirkung von präventiven Ansätzen besser zu verstehen.

Geschichte der gesetzlichen Regelungen der Prävention in Deutschland

Die *Finanzierung der Prävention* erfolgt in Deutschland im Kern durch Sozialversicherungen, vor allem durch die gesetzlichen Krankenversicherungen. In keinem anderen europäischen Land mit einem Sozialversicherungssytem ist diese Anbindung der Prävention an Sozialversicherungen so eng wie in Deutschland. In allen anderen Ländern beteiligt sich die öffentliche Hand in einem weit stärkeren Ausmaß. Inwieweit die nicht im strengen Sinn versichertenbezogenen Leistungen dem Prinzip der Solidargemeinschaft eigentlich widersprechen und ob mit einer Anbindung der Finanzierung an Krankenkassen ggf. falsche Anreize in Richtung Individualisierung von Prävention gesetzt werden, kann kritisch diskutiert werden. Für die Anbindung spricht die Logik der Kostenvermeidung im Versicherungsfall.

Die Geschichte der gesetzlichen Regelungen von präventiven Aufgaben an die Krankenkassen ist wechselvoll. Mit dem Gesundheitsreformgesetz von 1989 (schwarz-gelbe Koalition) wurden die Krankenkassen im Rahmen des § 20 SGB V zur Prävention verpflichtet. Das Gesetz war mit spürbaren Mehrbelastungen für Patientinnen und Patienten verbunden. Als Zeichen der präventiven Ausrichtung wurden Leistungen der Früherkennung ausgebaut und der § 20 SGB V eingefügt. Viele Krankenkassen hatten daraufhin eigene Abteilungen für Gesundheitsförderung eingerichtet und entsprechendes Fachpersonal eingestellt.

Mit dem Beitragsentlastungsgesetz von 1996 (schwarz-gelbe Koalition) wurde der § 20 wieder geändert, die Leistungen wurden auf rein medizinische Präventionsmaßnahmen reduziert. Diese Einschränkung wurde vom damaligen

Gesundheitsminister offiziell damit begründet, dass das Engagement der Krankenkassen in diesem Feld überwiegend der Imagepflege diene und vornehmlich als Marketingstrategie im Wettbewerb um neue Mitglieder eingesetzt werde. Hintergrund des ›Missbrauchs‹ war, dass Krankenkassen stärker in Wettbewerb treten sollten, aber nur in der Prävention echte Wettbewerbsfelder zur Verfügung hatten.

Nach einem Regierungswechsel (rot-grüne Koalition) wurde 2000 eine umfassende Gesundheitsreform angestrebt. Da aber die unionsregierten Länder mit ihrer Mehrheit im Bundesrat zahlreiche Änderungen ablehnten, beschränkte die Regierung die GKV-Gesundheitsreform auf Regelungen, die der Bundestag ohne Zustimmung der Länder beschließen konnte. Darunter war auch die Wiedereinführung des § 20 SGB V, der Ausbau der Präventionsleistungen der Krankenkassen auf fünf Mark pro Mitglied und der Aufbau von Modellvorhaben zur Verbraucher- und Patientenberatung. Der präventive Auftrag der Krankenkassen war damit wiederhergestellt, allerdings nicht in der alten Version. Vielmehr sollten sich Krankenkassen auf Maßnahmen der Primärprävention, die dem Abbau sozialer Ungleichheit von Gesundheitschancen dienen, und betriebliche Gesundheitsförderung konzentrieren. So hieß es im, später erneut leicht veränderten, § 20 SGB V (1):

»Die Krankenkasse soll in der Satzung Leistungen zur primären Prävention vorsehen, die die in den Sätzen 2 und 3 genannten Anforderungen erfüllen.

Leistungen zur Primärprävention sollen den allgemeinen Gesundheitszustand verbessern und insbesondere einen Beitrag zur Verminderung sozial bedingter Ungleichheit von Gesundheitschancen erbringen. Der Spitzenverband Bund der Krankenkassen beschließt gemeinsam und einheitlich unter Einbeziehung unabhängigen Sachverstandes prioritäre Handlungsfelder und Kriterien für Leistungen nach Satz 1, insbesondere hinsichtlich Bedarf, Zielgruppen, Zugangswegen, Inhalten und Methodik.« Präventive Aufgaben der Krankenkassen (außer Präventivmedizin) sind heute in folgenden Paragrafen geregelt: § 20 Prävention und Selbsthilfe, § 20a Betriebliche Gesundheitsförderung, § 20b Prävention arbeitsbedingter Gesundheitsgefahren, § 20c Förderung der Selbsthilfe.

Ein Vorhaben der nächsten Legislaturperiode (große Koalition), ein Präventionsgesetz zu erarbeiten, um die Prävention – neben Behandlung, Rehabilitation und Pflege – zur ›4. Säule‹ der Gesundheitsversorgung weiterzuentwickeln, scheiterte aus politischen Gründen. Zur Finanzierung der Prävention sollten nicht nur die gesetzliche Krankenversicherung (mit 180 Millionen Euro), sondern auch die ebenfalls zur Prävention verpflichtete gesetzliche Rentenversicherung (mit 40 Millionen Euro), die gesetzliche Unfallversicherung (mit 20 Millionen Euro) sowie die soziale Pflegeversicherung (mit 10 Millionen Euro) herangezogen werden. Zur Durchführung, Koordination und Evaluation der Maßnahmen sollte auf Bundesebene eine Stiftung Prävention und Gesundheitsförderung errichtet werden. Vorbilder dafür waren die Stiftungen »Gesundes Österreich« und »Gesundheitsförderung Schweiz«.

Von einer schwarz-gelben Koalition (2009) wurde die Idee eines Präventionsgesetzes zunächst von der politischen Tagesordnung genommen und gegen Ende der Legislaturperiode etwas halbherzig angeschoben. Der Entwurf wurde vom Bundestag befürwortet, aber vom Bundesrat abgelehnt und scheiterte am Diskontinutitätsprinzip.

Erst 2015, unter einer großen Koalition gelang es, ein Präventionsgesetz, das »Gesetz zur Stärkung der Gesundheitsförderung und der Prävention (Präventionsgesetz-PrävG)« zu verabschieden, das neue Strukturen geschaffen hat und die Verantwortung für Prävention auf eine breitere Basis gesellschaftlicher Akteure setzt. Mit der Nationalen Präventionskonferenz wurde eine neue Arbeitsgemeinschaft geschaffen, die diese Aufgaben koordinieren und eine gemeinsame nationale Präventionsstrategie entwickeln soll. Beteiligt sind unter anderem die Sozialversicherungsträger, Bund, Länder und Kommunen und inzwischen auch der Verband der Privaten Krankenversicherungen. Das Gesetz stärkt insbesondere Leistungen zur Gesundheitsförderung und Prävention in Lebenswelten. Lebenswelten sind danach für die Gesundheit bedeutsame, abgrenzbare soziale Systeme wie beispielsweise Kommunen, Schulen, Unternehmen und Einrichtungen der Gesundheitsversorgung. Krankenkassen sollen dort gesundheitsfördernde Strukturen aufbauen oder stärken. So soll beispielsweise in Pflegeeinrichtungen, Betrieben, Krankenhäusern oder Berufsschulen systematisch unter Beteiligung der Betroffenen die gesundheitliche Situation einschließlich ihrer Risiken und Potenziale erhoben werden und Vorschläge zur Verbesserung der gesundheitlichen Situation sowie zur Stärkung der gesundheitlichen Ressourcen und Fähigkeiten unterbreitet werden (▶ Kap. 6.4).

Im vom GKV-Spitzenverband herausgegebenen Leitfaden Prävention sind die Inhalte und Qualitätsstandards, die die Gesetzliche Krankenversicherung in der Prävention einhalten muss, beschrieben (www.gkv-spitzenverband.de/krankenversicherung/praevention_selbsthilfe_beratung/praevention_und_bgf/leitfaden_praevention/leitfaden_praevention.jsp). Zudem haben sich alle gesetzlichen Krankenkassen freiwillig dazu verpflichtet, ihre Präventionsmaßnahmen nach einheitlichen Kriterien zu erfassen und zu dokumentieren.

Verhaltensprävention

Das *Leitbild der Verhaltensprävention* lässt sich vereinfacht so darstellen: Durch Maßnahmen der Gesundheitsaufklärung und -beratung soll das Wissen über Gesundheitsrisiken hergestellt bzw. verstärkt werden, was dann dazu führt, dass sich die Einstellung der Menschen zu ihren Gesundheitsproblemen bzw. ihrem aktuellen Verhalten ändert. Wenn man dies noch durch Maßnahmen der Gesundheitserziehung unterstützt, folgt aus dieser Einstellungsänderung auch eine Veränderung des eigenen Verhaltens. In der amerikanischen Literatur wird dieses Modell als ›KAP-Modell‹ bezeichnet (K = Knowledge, A = Attitude, P = Practice) (vgl. Young 1967). Dass die Abfolge von Wissensänderung über Einstellungsänderung zu Verhaltensänderung nicht annähernd so zwangsläufig verläuft, wie es dieses Modell suggeriert, war im Kapitel »Gesundheitshandeln als Bewältigungsstrategie« (▶ Kap. 5) bereits Thema.

In den folgenden Überlegungen kritisiert Schwarzer die Praxis der Verhaltensprävention aus einer anderen Perspektive: Er weist darauf hin, dass die

Menschen zunehmend mit Informationen über Gesundheitsrisiken und mit Erwartungen, ein gesundheitsgerechtes Verhalten zu praktizieren, ›bombardiert‹ werden. Hinzu komme, dass diese *Gesundheitsbotschaften* häufig widersprüchlich seien, wie z. B. die Debatte über Margarine oder Butter, über die Bedeutung des Cholesterins, die unbedenkliche Menge von Alkohol, Kaffee etc. zeige. »Die Versuche, Menschen nachdenklich zu machen und sie für alle möglichen Risikofaktoren zu interessieren, werden nicht nur durch die Menge und Widersprüchlichkeit der Botschaften sabotiert, sondern auch durch die Aufnahme- und Verarbeitungskapazität des Individuums begrenzt. Man kann sich nicht gleichzeitig um alles kümmern, sondern man setzt Prioritäten, um den gerade dringlichsten Anforderungen gerecht werden zu können. Die Bereitschaft, mehr für die Gesundheit zu tun, weicht der Notwendigkeit, Geld zu beschaffen, das Auto zu reparieren, eine Reise zu buchen, dem Kinde bei den Schulaufgaben zu helfen, eine Krankheit auszukurieren usw. Alltagsstreß läßt nicht viel Zeit, Vorsorgemaßnahmen zu planen und auszuführen« (Schwarzer 1992, S. 300). Die *Überschwemmung mit Verhaltensempfehlungen*, denen man nicht nachkommen kann, führt nicht nur zur Desorientierung, sondern – wie leicht nachzuvollziehen ist – zum gegenteiligen Effekt der verhaltenspräventiven Ziele: zu Hoffnungslosigkeit, Passivität und Rückzug aus allen Präventionsbemühungen.

Gibt es einen Ausweg aus diesem Dilemma? Schwarzer schlägt als Alternative vor, Präventionsmaßnahmen gezielt an Risikopopulationen zu adressieren anstatt an die Gesamtheit der Bevölkerung, Verhaltensprävention sozusagen zu ›personalisieren‹. Diese Strategie der Individualisierung von Prävention kommt am ehesten in der Präventivmedizin und der individuellen Gesundheitsberatung zum Tragen. Auch die Thematisierung von Gesundheitskompetenz (▶ Kap. 5.2.2) ist ein Versuch, einen Ausweg aus diesem Dilemma zu finden.

Eine weitere Alternative angesichts des Dilemmas der geringen Erfolge verhaltenspräventiver Maßnahmen liegt in der verstärkten Hinwendung zur Verhältnisprävention.

Dieser Paradigmenwechsel wird seit den 1990er Jahren von Gesundheitswissenschaftlern zunehmend gefordert. So schreibt beispielsweise der Gesundheitssoziologe Badura: »Darüber, dass Rauchen, Alkohol, Ernährung, körperliche Aktivität, Streßbewältigung, Schwangerschaftsvorsorge, Unfallvermeidungsverhalten usw. für die öffentliche Gesundheit von großer Bedeutung sind, besteht heute zwischen Gesundheitswissenschaftlern jeder disziplinären Herkunft Einigkeit [...]. Unbestreitbar ist demgegenüber jedoch mittlerweile auch, dass Bemühungen zur individuellen Verhaltensmodifikation meist nur bei einer Minderheit hochmotivierter und mit einem hohen Selbstvertrauen ausgestatteter Personen anhaltende Wirkung zeigen. Gleichwohl bedient sich die Mehrheit der heute in Arbeitswelt und Gemeinde verwendeten Programme zur Gesundheitsförderung und Prävention eben dieses auf Verhaltensmodifikation ausgerichteten Ansatzes [...]. Die meines Erachtens vielversprechendere Option liegt darin, schädigende Umwelteinflüsse zu verringern und Gesundheitspotenziale zu erschließen und zu fördern – unabhängig vom Verhalten des einzelnen [...]. Diese Strategie der Gesundheitsförderung durch

Umweltgestaltung hat sich seit den Tagen von Pettenkofer, von Virchow und anderen Pionieren der Sozialhygiene als überaus wirksam erwiesen [...]. Alles spricht dafür, dass dem auch in Zukunft so sein wird. Wo ständen wir heute, hätten wir die Trinkwasseraufbereitung, Abfallbeseitigung oder Lebensmittelkontrolle weiter dem Gesundheitsverhalten einzelner Bürger überlassen – wie dies in der Dritten Welt noch oft der Fall ist – statt sie zum Gegenstand kommunaler Dienste und Infrastrukturmaßnahmen zu machen?« (Badura 1993, S. 78; vgl. auch Rosenbrock 1998, S. 723ff.). Das ist ein klares Votum für die Priorität der Verhältnisprävention.

Der Gesundheitspsychologe Schwarzer schlägt im Unterschied dazu ein *Stufenmodell der Interventionsmaßnahmen* vor: Man solle mit den Maßnahmen der Verhaltensprävention beginnen und erst dann zu verhältnisbezogenen Präventionsmaßnahmen übergehen, wenn sich Erstere nicht als wirksam erweisen: »Sozialtechnologische Maßnahmen sollten vor allem dann zum Zuge kommen, wenn die pädagogischen und psychologischen Mittel ausgereizt sind. Folgt man dem Menschenbild eines selbstverantwortlichen und autonomen Subjekts, dann muss man zunächst das Maximum an persönlicher Freiheit zugestehen, auch wenn diese sich selbstschädigend auswirken kann. Das Ziel der Gesundheitsförderung liegt dabei in der Entwicklung von Kompetenzen, die richtigen Entscheidungen zu treffen und Verhaltensänderungen selbstregulativ vorzunehmen. Die Ermächtigung (,empowerment‹) zu einer gesunden Lebensführung hat Vorrang vor kollektiven Verhaltensrestriktionen. Dies schließt ein: die Fähigkeit, Ansprüche zu realisieren, die Möglichkeit, Bedürfnisse zu befriedigen, und die Fähigkeit, kritische Umweltanforderungen erfolgreich zu bewältigen. Gesundheitsförderung soll Menschen in die Lage versetzen, Kontrolle über ihre Gesundheit auszuüben, sie zu verbessern und das Gesundheitsbewusstsein zu stärken« (Schwarzer 1992, S. 303).

Umgekehrt ließe sich in der Logik ›Exposition reduzieren geht vor Suszeptibilität reduzieren‹, weil solche Interventionen nachhaltiger sind, begründen, dass Verhaltensprävention erst dann erfolgen sollten, wenn Verhältnisprävention das Problem nicht hinreichend lösen kann. Die gesamte Bevölkerung in Verhaltensprävention einzubeziehen, ist ohnehin aufwändiger und damit kostenintensiver.

Als aktueller Stand der Diskussion kann gelten, dass verhaltens- und verhältnispräventive Maßnahmen aufeinander bezogen und gleichzeitig erfolgen müssen, soll die beste Wirkung erzielt werden (vgl. Rosenbrock 2004).

Diese Debatte ist hier so ausführlich nachgezeichnet, weil so die grundlegenden Positionen gegenüber Verhaltens- und Verhältnisprävention deutlich werden, insbesondere auch zwischen Gesundheitspsychologen und Gesundheitssoziologen. Dabei ist auch deutlich geworden, wie sich das Konzept der Gesundheitsförderung individualpsychologisch vereinnahmen lässt, obwohl dieses Konzept doch gerade dazu entwickelt wurde, den Lebenswelt-Bezug von Gesundheit zu propagieren.

Bei allen Maßnahmen der Verhaltensprävention sind immer auch verhältnisbezogene Bedingungen und Einflussfaktoren zu berücksichtigen. Dies lässt sich am Beispiel des Rauchens zeigen. So forderte die WHO bereits 1999 in ihrem Rahmenkonzept »Gesundheit für alle im 21. Jahrhundert«: »Strategisch läßt sich ein rauchfreies Europa unter anderem dadurch erreichen, dass man das Recht auf eine rauchfreie allgemeine Umwelt gesetzlich verankert, die Werbung für Tabakprodukte und erkennbare Markensponsoren verbietet und die Einnahmen aus den Tabaksteuern zur Finanzierung von Tätigkeiten zur Bekämpfung des Tabakkonsums und für die Gesundheitsförderung einsetzt [...] Durch Präventionsstrategien sollte man versuchen, in den gesellschaftlichen Standards einen grundlegenden Wandel zu bewirken, so dass das Nichtrauchen zum akzeptierten Verhalten wird« (WHO 1999, S. 110f.).

Maßnahmen der Verhältnisprävention

Maßnahmen der Verhältnisprävention zielen auf die Kontrolle, Reduzierung oder Beseitigung von Gesundheitsrisiken in den Umwelt- und Lebensbedingungen und werden in der Regel durch staatliche Maßnahmen auf der Basis von Gesetzen und Verordnungen durchgeführt. Zu den verhältnisbezogenen Maßnahmen werden auch solche Maßnahmen gezählt, die eine Verhaltensänderung durch gesetzliche Maßnahmen, wie z. B. die Anschnallpflicht im Auto oder das Rauchverbot in öffentlichen Einrichtungen, erzwingen. Im überwiegenden Maße zielen Maßnahmen der Verhältnisprävention aber auf Gesundheitsrisiken, die nicht über das Verhalten zustande kommen, sondern Lebensbedingungen verändern.

Verhältnisprävention ist Politik. Auf diese simple Formel kann man das Wesen der Verhältnisprävention bringen. Weniger einfach gestaltet sich der Prozess von der Erkennung einer Gesundheitsgefahr bis zur Entwicklung von präventiven Maßnahmen, die diese Risiken reduzieren oder aus der Welt schaffen sollen. Bei der Erkennung von gesundheitsschädigenden Faktoren spielen die verschiedenen Wissenschaften, zunehmend aber auch die Bürgerinnen und Bürger selber, eine entscheidende Rolle. Nach der Aufdeckung von Zusammenhängen zwischen Umweltfaktoren und Gesundheitsschäden werden Themen des Gesundheitsschutzes auf die politische Tagesordnung der zuständigen Organe gesetzt und schließlich in Form von gesetzlichen Regelungen und Verordnungen institutionalisiert. Dies ist der idealtypisch beschriebene Gang der Dinge. Dieser Prozess ist zwangsläufig durch das Aushandeln von Interessen – zumeist zwischen Ökonomie und Ökologie bzw. Gesundheit – charakterisiert, man denke nur an die bislang folgenlose Diskussion in Deutschland über das Tempolimit. Dieses Aushandeln gilt auch für das Festsetzen von Grenzwerten, wie der frühere Präsident des Bundesgesundheitsamtes Fülgraff formulierte:

»Grenzwerte markieren nicht eine naturwissenschaftliche Grenze zwischen schädlich und unschädlich oder zwischen gefährlich und ungefährlich. Grenzwerte sind vielmehr soziale Kompromisse über die Vertretbarkeit von Risiken in Hinblick auf einen damit verbundenen Nutzen. Selbstverständlich sind die vorhandenen wissenschaftlichen Kenntnisse zu berücksichtigen, ebenso wie der große Bereich des Nichtwissens, doch sind Entscheidungen über Grenzwerte politische und nicht vorrangig wissenschaftliche Entscheidungen« (Fülgraff 1991, S. 257f.).

Die Durchsetzung von Gesundheitsschutzmaßnahmen ist mit der Verabschiedung entsprechender Gesetze nicht beendet. Es bedarf der Umsetzung der Gesetze sowie der permanenten Kontrolle, ob die Gesetze eingehalten werden, sowie Anstrengungen zu ihrer Verbesserung. Dazu sind entsprechende Fachleute und Infrastrukturen erforderlich.

Die Gesetzgebung im Bereich des Gesundheitswesens ist weitgehend Sache des Bundes, die Länder werden nach dem Grundsatz der konkurrierenden Gesetzgebung (Art. 72 GG) nur dann tätig, wenn der Bund von seiner Gesetzgebungskompetenz keinen Gebrauch macht.

Die *Liste von bundesgesetzlichen Regelungen und Verordnungen*, die eine besondere Relevanz für die Verhältnisprävention von Krankheiten haben, ist lang. Das ist nicht weiter verwunderlich, wenn daran erinnert wird, dass es kaum einen gesellschaftlichen Bereich gibt, der keine Gesundheitsrelevanz hat.

Im Rahmen des Arbeitsschutzes bspw. sollen die Beschäftigten vor den gesundheitlichen Belastungen am Arbeitsplatz geschützt werden. Für die Durchführung des Arbeitsschutzes ist der Unternehmer verantwortlich. Staatliche und öffentlich-rechtliche Institutionen überwachen die Einhaltung der den Arbeitsschutz im Einzelnen regelnden Vorschriften. Der staatliche Arbeitsschutz wird durch die Gewerbeaufsicht und durch den staatlichen Gewerbearzt, der öffentlich-rechtliche Arbeitsschutz durch die Träger der gesetzlichen Unfallversicherung wahrgenommen. Die wesentlichen Rechtsverordnungen sind das Arbeitssicherheitsgesetz, die Arbeitszeitordnung, die Arbeitsstättenverordnung sowie das Arbeitsschutzgesetz. Der Arbeitsschutz besonderer Arbeitnehmergruppen – auch als ›sozialer Arbeitsschutz‹ bezeichnet – ist im Jugendarbeitsschutzgesetz, im Mutterschutzgesetz und im Schwerbehindertengesetz geregelt.

Durch das Arbeitssicherheitsgesetz werden die Unternehmer verpflichtet, Betriebsärzte, Sicherheitsingenieure und andere Fachkräfte für Arbeitssicherheit zu bestellen. Danach sind in Betrieben mit mindestens 20 Beschäftigten Sicherheitsbeauftragte zu bestellen.

Die Durchführung des Arbeitsschutzes erfolgt über die Entwicklung, Einhaltung und Kontrolle von Grenzwerten, die Maßnahmen des technischen Arbeitsschutzes, die Maßnahmen des medizinischen Arbeitsschutzes sowie über die Verordnung persönlicher Schutzmaßnahmen, wie das Tragen von Schutzhelmen, Gehörschutz oder besonderer Arbeitsschutzkleidung etc. Arbeitsmedizinisch bedeutsame Grenzwerte für äußere Belastungen sind in der MAK-Liste (= Maximale Arbeitsplatzkonzentration von Gasen, Dämpfen, Schwebstoffen etc.), für innere Belastungen in der BAT-Liste (Biologische Arbeitsstofftoleranzwerte) festgelegt. Die Maßnahmen des technischen Arbeitsschutzes umfassen im Wesentlichen die ergonometrische Gestaltung von Arbeitsplätzen, Maßnahmen des medizinischen Arbeitsschutzes die Eignungs- und Vorsorgeuntersuchungen der Beschäftigten (vgl. Griefahn 1998).

In den letzten Jahrzehnten sind – unter anderem durch die Einführung neuer Technologien – neue Gesundheitsbelastungen aufgetreten. Anstelle von körperlichen Belastungen treten zunehmend psychische und psychosomatische Gesundheitsprobleme auf, auf die die traditionellen – zumeist auf einzelne betriebliche Risikofaktoren abzielenden – Arbeitsschutzmaßnahmen nur unzulänglich reagieren können (vgl. Rosenbrock 1998, S. 723f.). Dies ist auch ein wesentlicher Grund für die Ergänzung der Maßnahmen des Arbeitsschutzes durch Maßnahmen der Gesundheitsförderung.

»Frei sein von Gefährdungen, frei sein von Krankheit waren lange Zeit die eher verkürzten Vorstellungen bzw. Zieldimensionen des betrieblichen Arbeits- und Gesundheitsschutzes. Dahinter standen und stehen die traditionellen Begriffe der Verhütung und der Vorbeugung. Heute haben sich jedoch Vorstellungen durchgesetzt, die die Prävention nicht nur als Absicherung durch Schutznormen begreifen, sondern unter der Prävention auch ein aktivierendes Element verstehen; es geht darum, Schäden nicht nur zu vermeiden, sondern Arbeits- und Lebensbedingungen gesundheitsförderlich zu gestalten. Wenn wir heute von betrieblicher Gesundheitsförderung sprechen, meinen wir vor allem die enge Verzahnung von Prävention, Gesundheit und Gestaltung« (Kuhn 1992, S. 143).

Die Tatsache, dass viele die Verhältnisprävention regelnden Gesetze und Verordnungen inzwischen als selbstverständlich ansehen, wird von Kühn und Rosenbrock treffend kommentiert: »Die Verhältnisprävention hat auf ihrem Erfolgskonto die großen und ehrwürdigen Erfolge der Arbeitsschutzgesetzgebung, der Ernährungs- und Bildungsverbesserung, technische Verbesserungen in der Arbeitswelt und Umwelt, einen anhaltend hohen Standard z. B. der Lebensmittelhygiene und viele technische und soziale Regelungen des Zusammenlebens. Diese werden in der Regel nur dann bewusst, wenn sie verletzt werden bzw. nicht funktionieren. Der ideologische Affekt gegen ›staatliche Regulierungen‹ hätte wahrscheinlich ausgespielt, wenn den Bürgern bewusst würde, in welchem Ausmaß ihr gesundheitliches Wohlbefinden durch buchstäblich tausend unsichtbare ›Regulierungen‹ gesichert wird. Vielleicht würden sie dann sogar dazu übergehen, nicht für oder gegen ›Regulierung‹ zu sein, sondern lernen, das Was und Wie ins Zentrum der Betrachtung zu stellen« (Kühn und Rosenbrock 2009, S. 54).

Würden Gesundheitsrisiken insgesamt bedacht, so müsste diese Aufstellung um eine Vielzahl von Gesetzen zur Sozialpolitik ergänzt werden. Soziale Risiken des Gesundseins durch soziale Benachteiligung hinsichtlich Einkommen, Bildung, Wohnsituation, Arbeitssituation etc. wurden durch entsprechende – zumeist nicht im Namen der Gesundheit, sondern der Chancengleichheit oder Wohlfahrt erlassene – Gesetze und Maßnahmen zu reduzieren versucht. Der Black-Report über den Zusammenhang von sozialer Benachteiligung und Gesundheitsproblemen endet mit 37 Empfehlungen zur Verbesserung der Gesundheitssituation. 14 dieser Vorschläge beziehen sich nicht auf das Gesundheitswesen, sondern haben die Verbesserung der Lebensbedingungen sozial benachteiligter Bevölkerungsgruppen zum Ziel.

Die Realisierung von im engeren Sinne – d. h. das Gesundheitsmotiv in den Mittelpunkt stellenden – verhältnispräventiven Maßnahmen erfolgte in den vergangenen Jahrzehnten in drei Phasen: In der ersten Phase wurden – primär im Rahmen des *öffentlichen Gesundheitsdienstes* – Maßnahmen der Verhältnisprävention in der Gemeinde realisiert (wie z. B. Wohnungshygiene, Trinkwasserkontrolle, Lebensmittelüberwachung). In der zweiten Phase standen Maßnahmen der Verhältnisprävention in der Arbeitswelt im Mittelpunkt (*gesundheitlicher Arbeitsschutz*). In der dritten (und noch anhaltenden) Phase der Verhältnisprävention geht es primär um die Entwicklung und Etablierung von Maßnahmen des *gesundheitlichen Umweltschutzes*. Nach Fehr et al. (1998) hat umweltbezogener Gesundheitsschutz drei Hauptziele:

1. »bereits eingetretene Gesundheitsschäden zu erkennen und zu beheben,
2. aktuelle umweltbedingte Gesundheitsgefährdungen auszuschalten oder zu mindern,
3. künftige umweltbedingte Gesundheitsgefährdungen durch präventive Maßnahmen zu vermeiden« (Fehr et al. 1998, S. 486).

Die Schwierigkeiten der Realisierung dieser Ziele – auch aufgrund der Erfahrungen aus dem Gemeindeschutz und dem Arbeitsschutz – liegen auf der Hand:

- fehlende Kenntnisse über die Wirkung von einer großen Zahl von Umweltfaktoren auf die Gesundheit und insbesondere ihrer Kumulations- und Synergieeffekte,
- angesichts starker Widerstände aufgrund konkurrierender Interessen Schwierigkeiten bei der Durchsetzung von Gesetzen und Verordnungen,
- bei vorhandenen Gesetzen Probleme der Festsetzung von Grenzwerten, der Kontrolle der Einhaltung von Gesetzen und Grenzwerten sowie ihrer Verbesserung.

Die Geschichte der Prävention hat aber wiederholt gezeigt, dass Präventionsmaßnahmen auch dann sinnvoll und erfolgreich sein können, wenn die Kenntnisse über die Ätiologie und Pathogenese von Gesundheitsrisiken noch unvollständig sind. Während der Choleraepidemie 1848/49 in London (der Erreger der Cholera war noch nicht bekannt) gelang es dem Stadtarzt Snow allein aufgrund seiner scharfsinnigen Analyse der Verteilung der Cholerasterbefälle auf bestimmte Stadtteile in Abhängigkeit von ihrer Versorgung mit verschmutztem bzw. sauberem Trinkwasser, einen Zusammenhang mit der Choleraverbreitung herzustellen und mit der ›berühmten‹ Entfernung des Griffs der Broad-Street-Pumpe umgehend erfolgreiche Präventionsmaßnahmen einzuleiten (vgl. Häfner 1978).

Ein weiteres klassisches Beispiel für die Wirksamkeit der Verhältnisprävention stellt der »clean air act« dar, mit dem Anfang der 50er-Jahre im Stadtgebiet von London die offene Verfeuerung verboten wurde. Dieses Gesetz hatte zur Folge, dass in den folgenden 20 Jahren die Mortalität an chronischer Bronchitis um die Hälfte zurückging.

Die für Umwelt und Gesundheit verantwortlichen Minister aus den Ländern der europäischen WHO-Region haben 1989 in Frankfurt die »*Europäische Charta Umwelt und Gesundheit*« verabschiedet (zit. nach Franzkowiak und Sabo 1993). Damit wurde auch erstmals eine Allianz zwischen Umweltschutz und Gesundheitsschutz durch die WHO geschlossen. Gerade auch auf der internationalen Ebene hat es eine zunehmende Verknüpfung von Umwelt- und Gesundheitspolitik gegeben. Ein anderes Beispiel dafür ist die Agenda 21. Trojan und Legewie (2001) haben sich in ihrem Buch »Nachhaltige Gesundheit und Entwicklung« ausführlich mit Leitbildern, Politik und Praxis der Gestaltung gesundheitsförderlicher Umwelt- und Lebensbedingungen auseinandergesetzt (vgl. auch Fehr 2001).

Verhältnisprävention ist Politik. Defizite in der Entwicklung und Umsetzung verhältnispräventiver Maßnahmen sind demnach in erster Linie politische Defizite. Rosenbrock nennt einige übergreifende Gründe für diese Defizite (1998, S. 728f.):

- Es mangelt an Erfahrungen über neue Politikformen vor allem auf lokaler und regionaler Ebene.
- In Entscheidungen staatlicher und betrieblicher Politik dominieren ökonomische Gesichtspunkte weithin über das gesundheitliche Argument.
- Durch die Ökologie- und Gesundheitsbewegung wurden Gesundheitsbedürfnisse und -ansprüche vor allem in den Mittelschichten geweckt, die inzwischen durch einen Öko- und Gesundheitsmarkt bedient und entschärft werden.
- Der sozialpolitische Kontext der Gesundheitspolitik wird seit ca. einem Jahrzehnt zunehmend durch die Individualisierung von Risiken geprägt.

6.2 Gesundheitsförderung

Wer Gesundheit fördern will, muss zunächst verstanden haben, wie Gesundheit entsteht. Insofern hat die Gesundheitswissenschaft einen praktischen Nutzen: Aus ihr soll sich ableiten lassen, wie Gesundheit gefördert werden kann. Umgekehrt sollte die Praxis der Gesundheitsförderung ihre Konzepte nicht nur empirisch in der Wirksamkeit belegen können, sondern auch ihren Ansatzpunkt theoretisch fundieren können.

Gesundheitsförderung und Prävention lassen sich als zwei grundlegend verschiedene Strategien darstellen. Während die Prävention auf die Vermeidung bzw. Minimierung von Risiken für Gesundheit abzielt und dadurch zur Gesunderhaltung beiträgt, will Gesundheitsförderung dieses Ziel durch die Erhaltung und Stärkung der Ressourcen für Gesundheit erreichen. Badura hat die *Unterschiede zwischen beiden Konzepten* in diesem Sinne treffend herausgearbeitet:

»Gesundheitsförderung und Prävention [...] stehen für ganz unterschiedliche gesundheitspolitische Konzeptionen. Der Begriff der Prävention entstammt der sozialhygienischen Diskussion des 19. Jahrhunderts, als bedingt durch Industrialisierung und Urbanisierung die sozialen Probleme groß und die Möglichkeiten zur Behandlung von Krankheiten noch recht gering entwickelt waren und wo es in erster Linie galt, Übertragungswege verbreiteter Infektionskrankheiten zu erkennen und zu unterbrechen. Die Idee der Gesundheitsförderung ist demgegenüber noch sehr jung und wurde insbesondere durch das europäische Büro der Weltgesundheitsorganisation und durch den israelitischen Soziologen und Streßforscher Aaron Antonovsky in die gesundheitspolitische und gesundheitswissenschaftliche Diskussion eingebracht. Gesundheitsförderung zielt darauf, allen Menschen ein höheres Maß an Selbstbestimmung über ihre Gesundheit zu ermöglichen und sie damit zur Stärkung ihrer Gesundheit zu befähigen (Ottawa Charta 1986) [WHO 1986, Anm. d. Verf.]. Der Akzent der WHO-Definition liegt eindeutig bei dem Begriff der Selbstbestimmung, setzt auf die Selbständigkeit und Selbsthilfe des einzelnen und ganzer Kollektive, auf Partizipation und politische Einflussnahme [...] Der Akzent liegt hier auf der Förderung positiver Gesundheit, also auf einer salutogenetischen Problemstellung, im Unterschied zur pathogenetischen der Präventionsforschung [...]. Die Idee der Gesundheitsförderung ist unspezifisch, die Idee der Prävention krankheitsspezifisch, das heißt an der ICD-Klassifikation orientiert. Prävention beginnt bei wohldefinierten medizinischen Endpunkten und fragt zurück nach möglichen Risikofaktoren. Gesundheitsförderung setzt an den Lebensbedingungen des Menschen an. Ihr geht es darum, biologische, seelische und soziale Widerstandskräfte und Schutzfaktoren zu mobilisieren und Lebensbedingungen herzustellen, die positives Denken, positive Gefühle und ein optimales Maß an körperlicher Be- und Entlastung erlauben« (Badura 1992, S. 44).

In der folgenden Tabelle (▶ Tab. 6.1) werden – ganz in dem Sinne der von Badura gemachten Unterscheidung – Prävention (»Verminderung von Risiken«) und Gesundheitsförderung (»Vermehrung von Ressourcen«) gegenübergestellt und – zusätzlich – nach verschiedenen Handlungsebenen differenziert (Noack 1990, S. 34).

In Kurzform könnte gesagt werden: *Prävention will die Entstehung von Krankheit durch Verringerung der Exposition mit Risiken und Verringerung der Vulnerabilität von Personen oder Personengruppen verhindern. Gesundheitsförderung will die Position von Menschen auf dem Gesundsein/Kranksein-Kontinuum in Richtung des Gesundsein-Pols verändern. Gesundheitsförderung beruht auf dem Modell der Salutogenese als theoretische Basis.*

Allerdings gibt es auch Stimmen, die eine so eindeutige Trennung zwischen Gesundheitsförderung und Prävention nicht erkennen können. So schreibt Anderson in seinem im Auftrag der WHO erarbeiteten Überblick über Gesundheits-

Tab. 6.1: Gesundheitspotenziale (Beispiele)

Ebene	Verminderung von Risiken	Vermehrung von Ressourcen
Physische Umwelt	• Verminderung von Luft-, Boden- und Gewässerverschmutzung • Verringerung von Unfallgefährdung auf Straßen und in Betrieben • Beseitigung gesundheitsgefährdender Wohnungen	• Erhaltung und Schaffung von Naherholungsgebieten • Schaffung sicherer und zugänglicher Verkehrs- und Kommunikationsmittel • Erhaltung und Schaffung von ausreichenden menschenwürdigen Wohnungen
Soziale Umwelt	• Beseitigung von Armut und Arbeitslosigkeit • Verminderung von sozialer Isolation und Einsamkeit • Verminderung von Gewalttätigkeit • Verminderung von gesundheitsschädigenden Arbeitsbedingungen	• Erhaltung und Ausbau sozialer Sicherungssysteme • Förderung sozialer Einrichtungen und Netzwerke • Ausbau der Bürgerbeteiligung im kommunalen Bereich • Förderung der Mitbestimmung in der Arbeitswelt
Gesundheitsdienst	• Überwachung der Gesundheitsdienste • Verringerung unnötiger medizinischer Eingriffe • Verringerung des Medikamentenmissbrauchs	• Systematische Gesundheitsberichterstattung • Ausbau präventiver und beratender Dienste • Förderung von Selbsthilfeeinrichtungen und -gruppen
Personale Faktoren	• Verringerung körperlicher Risikofaktoren • Linderung körperlicher Störungen und Gebrechen	• Förderung körperlicher Widerstands- und Leistungsfähigkeit • Förderung individueller gesundheitlicher Handlungsfähigkeit
Lebensweisen	• Verringerung gesundheitsgefährdender Selbstbehandlung • Verminderung gesundheitsriskanter Verhaltensweisen • Vermeidung risikoreicher Bewältigungsmuster	• »Richtige« Nutzung der Gesundheitsdienste • Entwicklung gesundheitsfördernder Verhaltensweisen • Erlernen gesundheitsgerechter Bewältigungsmuster

förderung: »Es gibt keine scharfe theoretische und noch weniger praktische Abgrenzung zwischen Krankheitsverhütung und Gesundheitsförderung. Allgemein bestehen Überschneidungen zwischen Aktivitäten, die auf Versorgung/Heilung/Vorsorge/Förderung/Lebensqualität ausgerichtet sind. Es ist daher schwierig, zu einer begrenzten Definition der Gesundheitsförderung, die die Krankheitsverhütung ausschließt, zu kommen« (Anderson 1984, S. 79). In diesem Sinne wurde Gesundheitsförderung als integrierender Begriff für unterschiedliche medizinische, pädagogische, psychologische, soziale und ökologische Maßnahmen verwendet, wie beispielsweise in diesem politisch-strategischen Papier: »Gesundheitsförderung [bezeichnet, Anm. d. Verf.] die Gesamtheit aller nicht-therapeutischen Maßnahmen, die zur Entwicklung, Erhaltung und Verbesserung der Gesundheit sowie zur Vermeidung und Bewältigung von verhaltens- und/oder verhältnisbezogenen Gesundheitsproblemen beitragen können. Gesundheitsförderung integriert somit die bisherigen Teilstrategien der Gesundheitsaufklärung, Gesundheitserziehung, Gesundheitsbildung, Gesundheitsberatung, Gesundheitsselbsthilfe sowie der Präventivmedizin zu einem ganzheitlichen Konzept und betont darüber hinaus die Notwendigkeit intersektoralen und interdisziplinären Handelns sowie die Berücksichtigung der Lebens- und Arbeitsbedingungen und Teilhabemöglichkeiten der BürgerInnen« (Niedersächsische Kommission Gesundheitsförderung 1992, S. 5).

Eine weitere Variante der *Bestimmung des Verhältnisses von Gesundheitsförderung und Prävention* – im Sinne einer Integration beider Strategien – ist im Gutachten des Sachverständigenrats für die konzertierte Aktion im Gesundheitswesen nachzulesen: »Strategien, die diesen Zielen [d. h. der Prävention, Anm. d. Verf.] dienen, können sich zwar in manchen Feldern darauf beschränken, tatsächliche oder mögliche Gesundheitsbelastungen (z. B. biologische, physikalische oder chemische Belastungen, Disstress, körperliche und seelische Erschöpfungszustände, schlechte Ernährung, Rauchen, Bewegungsmangel, soziale Isolierung) zu beeinflussen. Meist wird es jedoch auch darauf ankommen, zugleich die Vermehrung von gesundheitsdienlichen Ressourcen (z. B. Selbstbewusstsein, Information, Bildung, Einkommen, angemessene Partizipation, Verhaltensspielräume, Unterstützung durch soziale Netze, Erholung) der betroffenen Individuen bzw. der Zielgruppen anzustreben; sei es, um die physischen bzw. psychischen Bewältigungsmöglichkeiten von Gesundheitsbelastungen zu erhöhen, sei es, um die individuellen Handlungsspielräume zur Überwindung gesundheitlich belastenden Verhaltens zu vergrößern, sei es, um Handlungskompetenz für die Veränderung von Strukturen, die entweder direkt die Gesundheit belasten oder gesundheitsbelastendes Verhalten begünstigen, zu entwickeln bzw. freizusetzen. Dieser Aspekt – die Stärkung bzw. Vermehrung von Ressourcen – entspricht dem Ansatz der Gesundheitsförderung. Der Aspekt, ›Gesundheitsförderung‹ als Ressourcensteigerung läßt sich nicht auf die Prävention beschränken, sondern ist vielmehr funktional in allen Bereichen der Gesundheitsversorgung zu verorten« (Sachverständigenrat, 2000/2001, S. 25).

Mit der Einführung des Präventiongesetzes in Deutschland wurde im Jahr 2015 dort eine sogenannte Legaldefinition geschaffen, d. h. der Gesetzgeber hat im Gesetz festgelegt, was im Geltungsbereich des Gesetzes als Gesundheitsförderung zu gelten hat. Dort werden Leistungen »zur Förderung des selbstbestimmten gesundheitsorientierten Handelns der Versicherten« als Gesundheitsförderung definiert (§ 20 SGB V).

Diese Definition weicht allerdings von dem ab, was in den Weltkonferenzen der Gesundheitsförderung definiert und beispielsweise von der BZgA in den Leitbegriffen der Gesundheitsförderung zitiert wurde. Seit der Jakarta-Erklärung von 1997 wird Gesundheitsförderung als ein Prozess definiert, der Menschen befähigen soll, mehr Kontrolle über ihre Gesundheit zu erlangen und diese durch die Beeinflussung der Determinanten für Gesundheit zu verbessern (Kaba-Schönstein (2017a). Diese Definition erweitert und konkretisiert das in der Ottawa-Charta (▶ Kap. 6.2) ursprünglich gewählte Verständnis von Gesundheitsförderung als einen »Prozess, allen Menschen ein höheres Maß an Selbstbestimmung über ihre Gesundheit zu ermöglichen und sie dadurch zur Stärkung ihrer Gesundheit zu befähigen« (Kaba-Schönstein (2017a).

Wo liegen die Unterschiede und wie sind sie zu erklären?

- Die Legaldefinition legt fest, welcher Art von Leistungen Sozialversicherungen zu erbringen haben. Sozialversicherungen erbringen Leistungen für Versicherte, nicht für die Gesellschaft. Aus Sicht des Gesetzgebers geht es zwar um selbstbestimmtes Handeln, aber eben um das Handeln der Versicherten. Für die Veränderung beispielsweise von politischen Entscheidungen, die die Gesundheit der Bevölkerung verbessern könnten, sind Sozialversicherungen letztlich nicht zuständig. Auch bei der Berücksichtigung von Lebenswelten bzw. Settings wird es bei den Interventionen immer darum gehen, gesundheitsrelevante Aktivitäten wie Bewegung, gesunde Ernährung oder Entspannung anzuregen. Das kann grundsätzlich über einen Einfluss auf Lebens- oder Arbeitsbedingungen (Verhältnisse) oder über Motivation zur Verhaltensänderung erfolgen.
- Die Weltgesundheitskonferenzen können hier auf einer übergeordneten Ebene denken. Hier wird konkreter auf das sozioökologische Modell der Gesundheit und die Determinanten von Gesundheit Bezug genommen. Der Mensch als einzelner oder als Gruppe soll darin unterstützt werden, auf alle gesundheitsrelevanten Determinanten Einfluss zu nehmen, also auch auf ökonomische, soziale, ökologische und kulturelle Faktoren. Partizipation als gesellschaftliche Teilhabe und Empowerment, d. h. die Befähigung von Menschen sich in einer Situation des Mangels für ihre Interessen einzusetzen, sind hier zentrale Ansätze. Als besonders relevante Determinante wird weltweit beispielsweise Armut betrachtet. Globalisierung, Urbanisierung oder Klimawandel gehören zu den zentralen Herausforderungen.

Aus Sicht der Gesundheitswissenschaft kann *Gesundheitsförderung nur als eine Kombination von Strategien verstanden werden, die die Position von Menschen auf dem Gesundsein/Kranksein-Kontinuum in Richtung des Gesundsein-Pols zu verändern, in dem Gesundheitsrisiken möglichst reduziert und Gesundheitsressourcen gestärkt werden, vor allem aber das Empfinden von Kohärenz unterstützt wird.* Strategien der Gesundheitsförderung könnten z. B. danach eingeteilt werden, an welcher Stelle im Modell der Entstehung von Gesundheit sie ansetzen:

- So versucht der Gesundheitsschutz Stressoren, insbesondere unmittelbar destruktive, aus der Umwelt zu reduzieren. Beispiele dafür sind der Arbeitsschutz, Teilbereiche des Umweltschutzes oder die Lebensmittelsicherheit.

- Eine Förderung von Gesundheitskompetenz beispielsweise kann Hilfestellungen geben, in der Auswahl von Copingstrategien im Sinne der eigenen Gesundheit zu entscheiden. Maßnahmen reichen von der Verbesserung der Bildung über gesetzliche Vorgaben zur Kennzeichnung von Lebensmitteln bis hin zu einer nutzerfreundlicheren Gestaltung des Gesundheitssystems.
- Gesundheitsförderung im engeren Sinn wird immer versuchen, Gesundheitsressourcen zu stärken, zwingend aber verbunden mit dem Versuch, Lebenserfahrungen der Teilhabe zu unterstützen, um den SOC zu stärken. Gesundheitsförderung hat mit dem Setting-Ansatz eine neue Herangehensweise entwickelt, die dem Konzept der Lebensbereiche entspricht.

Präventive Strategien können an den Prinzipien der Gesundheitsförderung ausgerichtet sein, dann müssen sie ihren Kriterien entsprechen.

6.3 Die Ottawa Charta zur Gesundheitsförderung

Ein erster umfassender Überblick über die Grundlagen und das Konzept der Gesundheitsförderung wurde im Auftrag des Europabüros der WHO bereits 1984 von Anderson erstellt. Er basiert auf einer internationalen Literaturrecherche sowie einer Befragung von europäischen Expertinnen und Experten zum Verständnis, zur Konzeption und zu Aktivitäten der Gesundheitsförderung. Der Bericht hat die weitere Entwicklung des Gesundheitsförderungskonzepts nachhaltig beeinflusst. Viele der weiter unten aus den Programmen der WHO zitierten Schlüsselideen sind bereits in Andersons Überblick zu finden.

Anderson (1984) stellte die Frage, warum die Diskussion um Gesundheitsförderung gerade zu Beginn der 1980er-Jahre entstanden ist. Er sieht einen Zusammenhang mit dem wachsenden Interesse an einer positiven Gesundheit und den steigenden Erwartungen und Forderungen der Öffentlichkeit nach einer besseren Gesundheit und erhöhten Lebensqualität, verbunden mit der verbreiteten Meinung, dass die Möglichkeiten zur Verbesserung der Gesundheit nicht vom Gesundheitswesen oder anderen Institutionen, sondern zum großen Teil von den Bürgerinnen und Bürgern selber realisiert werden können. Einen weiteren Grund für die Entwicklung des Gesundheitsförderungskonzeptes sieht Anderson darin, dass sich die traditionelle Gesundheitserziehung nur als begrenzt wirksam erwiesen habe. Die Konzepte der Gesundheitserziehung waren stark von einer paternalistischen Vorstellung geprägt, d.h. von der Idee, dass Expertinnen und Experten wissen, was für die Gesundheit von anderen Menschen gut ist und Verhaltensregeln mit Strategie der Aufklärung, der Abschreckung, der Belohnung oder Bestrafung Menschen anziehen könnten. Als Grundlage dienten dabei meist vergleichsweise schlichte Modelle des Gesundheitsverhaltens.

Für die Entwicklung, theoretische Absicherung und Evaluierung des Gesundheitsförderungskonzepts mussten nach Anderson (1984) insbesondere folgende wichtige Begriffe, Zusammenhänge und Einflussfaktoren geklärt werden:

- der Begriff Gesundheit,
- die Entstehung der Gesundheit,
- die Bestimmung von Faktoren, die der Gesundheit förderlich sind,
- das Konzept der Gesundheitsförderung im Unterschied zu anderen Konzepten,
- die Ansätze bzw. Methoden der Gesundheitsförderung,
- die Ziele der Gesundheitsförderung,
- das Verhältnis zu den Betroffenen.

1984 hat eine Expertengruppe unter der Leitung der damaligen Referentin für Gesundheitserziehung beim Regionalbüro Europa, Ilona Kickbusch, eine Diskussionsgrundlage über Konzept und Prinzipien der Gesundheitsförderung erarbeitet und vorgestellt. Aus dieser Diskussionsgrundlage werden die wesentlichen Charakteristika der Gesundheitsförderung deutlich. In der Einleitung wird Gesundheitsförderung wie folgt definiert: »Gesundheitsförderung ist Ausdruck einer gemeinsamen konzeptionellen Grundlage für Programmansätze, die die Verbesserung von Lebensweisen und Lebensbedingungen anstreben. Sie setzt bei den jeweiligen Lebenszusammenhängen an und ist bemüht, persönliche und gesellschaftliche Verantwortlichkeiten miteinander in Einklang zu bringen, um auf eine gesündere Zukunft hinzuwirken« (zit. nach Franzkowiak und Sabo 1993, S. 78ff.).

Es werden dann die Prinzipien, Aufgabenbereiche, Prioritäten und Schwierigkeiten für die Entwicklung von Strategien der Gesundheitsförderung dargestellt. Die Ziele und die fünf Prinzipien der Gesundheitsförderung sollen hier zusammenfassend wiedergegeben werden: »Gesundheitsförderung zielt darauf ab, die Menschen zu befähigen, größeren Einfluss auf die Erhaltung und die Verbesserung ihrer Gesundheit zu nehmen. Als Maßstab für Gesundheit wird dabei die Möglichkeit des einzelnen und von Gruppen gesehen, einerseits ihre Wünsche und Bedürfnisse befriedigen zu können und andererseits mit ihrer Umwelt übereinzustimmen oder sie bewusst zu ändern. Gesundheit wird somit als eine wesentliche Grundbedingung des alltäglichen Lebens und nicht als Lebensziel verstanden. Gesundheit wird als positive Aufgabe gesehen, zu deren Verwirklichung gesellschaftliche und persönliche sowie physische Ressourcen beitragen« (zit. nach Franzkowiak und Sabo 1993, S. 79). Die fünf Prinzipien der Gesundheitsförderung lauten:

»1. Gesundheitsförderung umfaßt die gesamte Bevölkerung in ihren alltäglichen Lebenszusammenhängen und nicht ausschließlich spezifische Risikogruppen.
2. Gesundheitsförderung zielt darauf ab, die Bedingungen und Ursachen von Gesundheit zu beeinflussen.
3. Gesundheitsförderung verbindet unterschiedliche, aber einander ergänzende Maßnahmen oder Ansätze.

4. Gesundheitsförderung bemüht sich besonders um eine konkrete und wirkungsvolle Beteiligung der Öffentlichkeit.
5. Gesundheitsförderung ist primär eine Aufgabe im Gesundheits- und Sozialbereich und keine medizinische Dienstleistung« (zit. nach Franzkowiak und Sabo 1993, S. 79f.).

Auf der Basis dieser Diskussionsgrundlage wurde das Konzept der Gesundheitsförderung weiterentwickelt und auf der 1. Internationalen Konferenz zur Gesundheitsförderung 1986 in Ottawa vorgestellt und verabschiedet. Dieses Programm wird daher auch als *Ottawa Charta zur Gesundheitsförderung* bezeichnet.

Das Konzept wurde in den nachfolgenden Jahren auf verschiedenen Konferenzen bestätigt und immer wieder neu akzentuiert: 1988 in Adelaide, 1991 in Sundsvall, 1997 in Jakarta, 2000 in Mexiko-City, 2005 in Bangkok, 2009 in Nairobi, 2013 in Helsinki und 2016 in Shanghai (vgl. WHO 2009; hier sind die Erklärungen aller Konferenzen vor Nairobi abgedruckt). Ein guter Überblick über die Entwicklung nach der Ottawa-Konferenz bis zur Helsinki-Konferenz findet sich bei Kaba-Schönstein (2017b). Die Konferenz in Shanghai fokussierte auf den Zusammenhang von Gesundsein (health and wellbeing) zu nachhaltiger Entwicklung. Auf den Seiten der Weltgesundheitsorganisation sind die Erklärungen aller neun Gesundheitskonferenzen nachzulesen (www.who.¬int/healthpromotion/conferences/en).

Die Ottawa Charta formuliert drei Handlungsstrategien und fünf Handlungsebenen.

Handlungsstrategien der Gesundheitsförderung

Interessen vertreten

Ein guter Gesundheitszustand ist eine wesentliche Bedingung für soziale, ökonomische und persönliche Entwicklung und entscheidender Bestandteil der Lebensqualität. Politische, ökonomische, soziale, kulturelle, biologische sowie Umwelt- und Verhaltensfaktoren können alle entweder der Gesundheit zuträglich sein oder sie schädigen. Gesundheitsförderndes Handeln zielt darauf ab, durch aktives anwaltschaftliches Eintreten diese Faktoren positiv zu beeinflussen und der Gesundheit zuträglich zu machen.

Befähigen und ermöglichen

Gesundheitsförderung ist auf Chancengleichheit auf dem Gebiet der Gesundheit gerichtet. Gesundheitsförderndes Handeln bemüht sich darum, bestehende soziale Unterschiede des Gesundheitszustandes zu verringern sowie gleiche Möglichkeiten und Voraussetzungen zu schaffen, damit alle Menschen befähigt werden, ihr größtmögliches Gesundheitspotenzial zu verwirklichen. Dies umfasst sowohl Geborgenheit und Verwurzelung in einer unterstützenden sozialen Umwelt, den Zugang zu allen wesentlichen Informationen, die Entfaltung von praktischen Fertigkeiten als auch die Möglichkeit, selber Entscheidungen in Bezug auf ihre persönliche Gesundheit treffen zu können. Menschen können ihr Gesundheitspotenzial nur dann weitestgehend entfalten, wenn sie auf die Faktoren, die ihre Gesundheit beeinflussen, auch Einfluss nehmen können. Dies gilt für Frauen ebenso wie für Männer.

Vermitteln und vernetzen

Der Gesundheitssektor allein ist nicht in der Lage, die Voraussetzungen und guten Perspektiven für die Gesundheit zu garantieren. Gesundheitsförderung verlangt vielmehr ein koordiniertes Zusammenwirken unter Beteiligung der Verantwortlichen in Regierungen, im Gesundheits-, Sozial- und Wirtschaftssektor, in nichtstaatlichen und selbstorganisierten Verbänden und Initiativen sowie in lokalen Institutionen, in der Industrie und den Medien. Menschen in allen Lebensbereichen sind daran zu beteiligen, als Einzelne, als Familien und Gemeinschaften. Die Berufsgruppen und sozialen Gruppierungen sowie die Mitarbeiter des Gesundheitswesens tragen große Verantwortung für eine gesundheitsorientierte Vermittlung zwischen den unterschiedlichen Interessen in der Gesellschaft. Die Programme und Strategien zur Gesundheitsförderung sollten den örtlichen Bedürfnissen und Möglichkeiten der Länder und Regionen angepasst sein und die unterschiedlichen Gesellschafts- und Wirtschaftssysteme sowie die kulturellen Gegebenheiten berücksichtigen.

Handlungsebenen der Gesundheitsförderung

Die bisherigen Ausführungen bezogen sich auf die Handlungsstrategien der Gesundheitsförderung. Unter der Überschrift: »Aktives, gesundheitsförderndes Handeln erfordert [...]« werden in der Ottawa Charta fünf Handlungsebenen formuliert, die in einem Mehrebenen-Modell in Anlehnung an das sozioökologischem Modell von Gesundheit miteinander verbunden sind.

Persönliche Kompetenzen entwickeln

Gesundheitsförderung unterstützt die Entwicklung von Persönlichkeit und sozialen Fähigkeiten durch Information, gesundheitsbezogene Bildung sowie die Verbesserung sozialer Kompetenzen und lebenspraktischer Fertigkeiten. Sie will dadurch den Menschen helfen, mehr Einfluss auf ihre eigene Gesundheit und ihre Lebenswelt auszuüben und will ihnen zugleich ermöglichen, Veränderungen in ihrem Lebensalltag zu treffen, die ihrer Gesundheit zugutekommen.
  Es gilt dabei, Menschen zu lebenslangem Lernen zu befähigen und ihnen zu helfen, mit den verschiedenen Phasen ihres Lebens sowie eventuellen chronischen Erkrankungen und Behinderungen umzugehen. Dieser Lernpro-

zess muss sowohl in Schulen wie auch zu Hause, am Arbeitsplatz und innerhalb der Gemeinde erleichtert werden. Erziehungsverbände, die öffentlichen Körperschaften, Wirtschaftsgremien und gemeinnützige Organisationen sind hier ebenso zum Handeln aufgerufen wie die Bildungs- und Gesundheitsinstitutionen selbst.

Gesundheitsbezogene Gemeinschaftsaktionen unterstützen

Gesundheitsförderung wird im Rahmen konkreter und wirksamer Aktivitäten von Bürgerinnen und Bürgern in ihrer Gemeinde realisiert: in der Erarbeitung von Prioritäten, der Herbeiführung von Entscheidungen sowie bei der Planung und Umsetzung von Strategien. Die Unterstützung von Nachbarschaften und Gemeinden im Sinne einer vermehrten Selbstbestimmung ist ein zentraler Angelpunkt der Gesundheitsförderung; ihre Autonomie und Kontrolle über die eigenen Gesundheitsbelange sind zu stärken.

Die Stärkung von Nachbarschaften und Gemeinden baut auf den vorhandenen menschlichen und materiellen Möglichkeiten auf. Selbsthilfe und soziale Unterstützung sowie flexible Möglichkeiten der größeren öffentlichen Teilnahme und Mitbestimmung für Gesundheitsbelange sind dabei zu unterstützen bzw. neu zu entwickeln. Kontinuierlicher Zugang zu allen Informationen, die Schaffung von gesundheitsorientierten Lernmöglichkeiten sowie angemessene finanzielle Unterstützung gemeinschaftlicher Initiativen sind dazu notwendige Voraussetzungen.

Gesundheitsförderliche Lebenswelten schaffen

Unsere Gesellschaften sind durch Komplexität und enge Verknüpfung geprägt; Gesundheit kann nicht von anderen Zielen getrennt werden. Die enge Bindung zwischen Mensch und Umwelt bildet die Grundlage für einen sozialökologischen Weg zur Gesundheit. Oberstes Leitprinzip für die Welt, die Länder, Regionen und Gemeinschaften ist das Bedürfnis, die gegenseitige Unterstützung zu fördern, sich um den anderen, um unsere Gemeinschaften und unsere natürliche Umwelt zu sorgen. Besondere Aufmerksamkeit verdient die Erhaltung der natürlichen Ressourcen als globale Aufgabe.

Die sich verändernden Lebens-, Arbeits- und Freizeitbedingungen haben entscheidenden Einfluss auf die Gesundheit. Die Art und Weise, wie eine Gesellschaft die Arbeit, die Arbeitsbedingungen und die Freizeit organisiert, sollte eine Quelle der Gesundheit und nicht der Krankheit sein. Gesundheitsförderung schafft sichere, anregende, befriedigende und angenehme Arbeits- und Lebensbedingungen. Eine systematische Erfassung der gesundheitlichen Folgen unserer sich rasch wandelnden Umwelt – insbesondere in den Bereichen Technologie, Arbeitswelt, Energieproduktion und Stadtentwicklung – ist von essenzieller Bedeutung und erfordert aktives Handeln zugunsten der Sicherstellung eines positiven Einflusses auf die Gesundheit der Öffentlichkeit. Jede Strategie zur Gesundheitsförderung muss den Schutz der natürlichen und der sozialen Umwelt sowie die Erhaltung der vorhandenen natürlichen Ressourcen mit zu ihrem Thema machen.

Gesundheitsdienste neu orientieren

Die Verantwortung für die Gesundheitsförderung wird in den Gesundheitsdiensten von Einzelpersonen, Gruppen, den Beschäftigten des Gesundheitswesens, den Gesundheitseinrichtungen und dem Staat geteilt. Sie müssen gemeinsam darauf hinarbeiten, ein Versorgungssystem zu entwickeln, das auf die stärkere Förderung von Gesundheit ausgerichtet ist und weit über die medizinisch-kurativen Betreuungsleistungen hinausgeht.

Die Gesundheitsdienste müssen dabei eine Haltung einnehmen, die feinfühlig und respektvoll die unterschiedlichen kulturellen Bedürfnisse anerkennt. Sie sollten dabei die Wünsche von Individuen und sozialen Gruppen nach einem gesünderen Leben aufgreifen und unterstützen sowie Möglichkeiten der besseren Koordination zwischen dem Gesundheitssektor und anderen sozialen, politischen und ökonomischen Kräften eröffnen.

Eine solche Neuorientierung von Gesundheitsdiensten erfordert zugleich eine stärkere Aufmerksamkeit für gesundheitsbezogene Forschung wie auch für die notwendigen Veränderungen in der beruflichen Aus- und Weiterbildung. Ziel dieser Bemühungen soll ein Wandel der Einstellungen und der Organisationsformen sein, die eine Orientierung auf die Bedürfnisse des Menschen als ganzheitlicher Persönlichkeit ermöglichen.

Gesundheitsfördernde Gesamtpolitik entwickeln

Gesundheitsförderung beinhaltet weit mehr als medizinische und soziale Versorgung. Gesundheit muss auf allen Ebenen und in allen Politiksektoren auf die politische Tagesordnung gesetzt werden. Politikern müssen dabei die gesundheitlichen Konsequenzen ihrer Entscheidungen und ihre Verantwortung für Gesundheit verdeutlicht werden. Dazu wendet eine Politik der Gesundheitsförderung verschiedene, sich gegenseitig ergänzende Ansätze an, unter anderem Gesetzesinitiativen, steuerliche Maßnahmen und organisatorisch strukturelle Veränderungen. Nur koordiniertes, verbündetes Handeln kann zu einer größeren Chancengleichheit im Bereich der Gesundheits-, Einkommens- und Sozialpolitik führen. Ein solches gemeinsames Handeln führt dazu, ungefährliche Produkte, gesündere Konsumgüter und gesundheitsförderlichere soziale Dienste zu entwickeln sowie sauberere und erholsamere Umgebungen zu schaffen.

Eine Politik der Gesundheitsförderung muss Hindernisse identifizieren, die einer gesundheitsgerechteren Gestaltung politischer Entscheidungen und Programme entgegenstehen. Sie muss Möglichkeiten einer Überwindung dieser Hemmnisse und Interessengegensätze bereitstellen. Ziel muss es sein,

> auch politischen Entscheidungsträgern die gesundheitsgerechtere Entscheidung zur leichteren Entscheidung zu machen.

Mit diesen Auszügen aus der Ottawa Charta, einem normativen, keinem wissenschaftlichen Papier, sind Kernaussagen sowie Hauptstrategien und -ebenen der Gesundheitsförderung dargestellt. Diese Kernaussagen werden von Noack und Rosenbrock folgendermaßen kommentiert: »Aus systemtheoretischer und handlungstheoretischer Perspektive umfaßt Gesundheitsförderung drei im Sinne einer gesundheitsfördernden Gesamtpolitik miteinander verbundene Strategien:

- *eine gesellschaftspolitische Strategie der Ressourcenentwicklung.* Sie ist auf die Sicherung der grundlegenden Lebensressourcen wie Arbeit und Einkommen für Nahrung, Wohnung und andere Grundbedürfnisse ausgerichtet, auf die Bekämpfung von Armut und Arbeitslosigkeit und auf die Erhaltung und Wiederherstellung einer sicheren Umwelt;
- *eine Strategie der Organisationsentwicklung.* Sie zielt auf die Etablierung und Förderung von Organisationsstrukturen in Kommunen, Schulen, Betrieben und anderen Settings, deren Aufgabe es ist, ›vor Ort‹ gezielt Gesundheitsrisiken zu reduzieren, Gesundheitsressourcen zu entwickeln und gesundheitsförderliche Aktivitäten zu vernetzen. Eine wichtige Voraussetzung ist die Einbindung der Entscheidungsträger und Hauptakteure in die Analyse und Gestaltung der jeweiligen gesundheitsrelevanten Bedingungen und Systemzusammenhänge und ihre professionelle Beratung und Unterstützung;
- *eine Strategie der personalen Entwicklung.* Sie zielt auf die Befähigung und Stärkung (empowerment) der Menschen eines breiten Altersspektrums zu autonomem, gesundheitsförderlichem und sinnerfülltem Handeln, insbesondere zur Bewältigung von psychosozialen Belastungen und Krankheiten, zum Erkennen und Vermeiden von Gesundheitsrisiken, zur Nutzung und Entwicklung von Gesundheitsressourcen und vor allem zur Mitwirkung bei der Gestaltung einer gesundheitsfördernden Lebenswelt. Entsprechende Lern- und Beratungsangebote, lebensnahe Erfahrungsräume sowie angemessene sozio-emotionale Unterstützung sind optimale Voraussetzungen dafür« (Noack und Rosenbrock 1994, S. 141).

Für die Praxis der Gesundheitsförderung bleiben die Ausführungen der Ottawa Charta zunächst noch vage, was bei einem politischen Papier nicht anders zu erwarten ist.

Waller (1997, S. 94f.) stellte die in der Ottawa Charta genannten Praxisideen zusammen (▶ Tab. 6.2).

Tab. 6.2: Praxisideen der Ottawa Charta

Handlungsstrategien	Praxisideen
Entwicklung einer gesundheitsfördernden Politik	• Gesetzesinitiativen • steuerliche Maßnahmen • organisatorisch-strukturelle Veränderungen • Chancengleichheit in der Gesundheits-, Einkommens- und Sozialpolitik • Entwicklung von ungefährlicheren Produkten, gesünderen Konsumgütern und gesundheitsförderlicheren sozialen Diensten • Schaffung von saubereren und erholsameren Umgebungen
Schaffung gesundheitsfördernder Lebenswelten	• Schutz der natürlichen und der sozialen Umwelt • Erhaltung der vorhandenen natürlichen Ressourcen • Schaffung sicherer, anregender, befriedigender und angenehmer Arbeits- und Lebensbedingungen • Erfassung der gesundheitlichen Folgen insb. in den Bereichen Technologie, Arbeitswelt, Energieproduktion und Stadtentwicklung und Sicherstellung eines positiven Einflusses auf die Gesundheit der Öffentlichkeit
Unterstützung gesundheitsfördernder Gemeinschaftsaktionen	• Stärkung von Nachbarschaften und Gemeinden • Unterstützung von Selbsthilfe, öffentlicher Teilnahme und Mitbestimmung • Zugang zu allen Informationen • Schaffung von gesundheitsorientierten Lernmöglichkeiten • angemessene finanzielle Unterstützung gemeinschaftlicher Initiativen
Entwicklung persönlicher Kompetenzen	• Unterstützung der Entwicklung von Persönlichkeit und sozialen Fähigkeiten durch Information, gesundheitsbezogene Bildung • Verbesserung sozialer Kompetenzen und lebenspraktischer Fertigkeiten • Befähigung zu lebenslangem Lernen • Hilfen, um mit den verschiedenen Lebensphasen und mit evtl. chronischen Erkrankungen und Behinderungen umzugehen • Erleichterung dieses Lernprozesses in Familien, Schulen, Betrieben und Gemeinden
Neuorientierung der Gesundheitsdienste	• Entwicklung eines Versorgungssystems, das auf die stärkere Förderung von Gesundheit ausgerichtet ist • Verbesserung der Kooperation zwischen dem Gesundheitssektor und anderen Bereichen • stärkere Aufmerksamkeit für gesundheitsbezogene Forschung • Veränderungen in der beruflichen Aus- und Weiterbildung • Orientierung auf die Bedürfnisse des Menschen als ganzheitliche Persönlichkeit

Erst durch die Entwicklung des ›Setting-Ansatzes‹ *der Gesundheitsförderung* werden die praktischen Umsetzungsmöglichkeiten der Ottawa Charta konkreter.

6.4 Der Setting-Ansatz in der Gesundheitsförderung

6.4.1 Prinzipien des Setting-Ansatzes

Seit 2015 ist in Deutschland im Sozialgesetzbuch V der Anspruch verankert, Gesundheitsförderung primär in Lebenswelten durchzuführen. Als Lebenswelten werden »für die Gesundheit bedeutsame, abgrenzbare soziale Systeme insbesondere des Wohnens, des Lernens, des Studierens, der medizinischen und pflegerischen Versorgung sowie der Freizeitgestaltung einschließlich des Sports« (§ 20a (1) SGB V, Satz 1) definiert. »Hierzu erheben [Krankenkassen] unter Beteiligung der Versicherten und der für die Lebenswelt Verantwortlichen die gesundheitliche Situation einschließlich ihrer Risiken und Potenziale und entwickeln Vorschläge zur Verbesserung der gesundheitlichen Situation sowie zur Stärkung der gesundheitlichen Ressourcen und Fähigkeiten und unterstützen deren Umsetzung.« (§ 20a (1) SGB V, Satz 3). Damit ist erstmals der Settings-Ansatz der Gesundheitsförderung in Deutschland gesetzlich verankert, auch wenn der Begriff ausdrücklich nicht erwünscht war.

Grundlage dafür war u. a. bereits das Gutachten 2000/2001 des Sachverständigenrats für die konzertierte Aktion im Gesundheitswesen; »Kontextbezogene Maßnahmen werden auch von der Weltgesundheitsorganisation (WHO) gefordert ›Settings‹ können neben Betrieb, Schule und Elternhaus auch Freizeiteinrichtungen, z. B. Sportvereine, aber auch z. B. Stadtteile oder Gemeinden sein. Ein Charakteristikum des Setting-Ansatzes ist, dass in einem gegebenen sozialen Kontext gleichzeitig unterschiedliche Zielgruppen bzw. Akteure erreicht werden können (z. B. im Setting Schule: Schüler, Lehrer, Eltern, Personal) und darüber hinaus kontext- und individuumsbezogene Maßnahmen sich wechselseitig unterstützend kombiniert werden können. Der Rat empfiehlt, sich in Zukunft noch stärker auf Interventionen nach dem Setting-Ansatz (vor allem Betrieb, Schule) zu orientieren« (Sachverständigenrat 2000/2001, S. 29; vgl. auch Baric und Conrad 1999).

Die WHO versteht Settings als einen Bereich, in dem Menschen ihre Umgebung aktiv nutzen und gestalten, einen Bereich, in dem sie Probleme, die im Zusammenhang mit ihrer Gesundheit stehen, schaffen oder lösen. Settings können in der Regel als etwas identifiziert werden, das physische Grenzen hat, eine Reihe von Menschen mit definierten Rollen und eine Organisationsstruktur (vgl. www.who.int/healthy_settings/about/en/; letzter Abruf: 24.03.2018)

Die Bedeutung von *Settings* für die Gesundheitsförderung wird von der WHO folgendermaßen zusammengefasst:
»Der sog. Setting-Ansatz bedeutet, dass man

- die Aufmerksamkeit verstärkt auf die Stellen konzentriert, wo Gesundheit gefördert und erhalten wird [...],
- den Maßnahmen deutlich erkennbare Grenzen setzt,

- es leicht macht, mögliche Partner zu finden,
- die Möglichkeit bietet, zu beobachten und zu messen, wie sich Interventionen zum Vorteil der Gesundheit auswirken,
- dass man eine ausgezeichnete Möglichkeit erhält, Pilotversuche durchzuführen und einen nachhaltigen gesellschaftlichen Wandel zu bewirken« (WHO 1999, S. 117f.).

Nach der Verabschiedung der Ottawa Charta legte die WHO zunächst vier große *Projekte zur Umsetzung der Gesundheitsförderung* auf:

- das Gesunde-Städte-Projekt,
- das Projekt Gesundheitsfördernde Schule,
- das Projekt Gesundheitsförderndes Krankenhaus,
- das Projekt Gesundheitsförderung im Betrieb.

Diese Praxisprojekte haben eine Reihe von Gemeinsamkeiten: Sie beziehen sich – als Konsequenz des umfassenden Verständnisses von Gesundheitsförderung – auf komplexe soziale Strukturen (›Settings‹). Sie zielen auf die Erhaltung bzw. Schaffung von Gesundheitsressourcen, sie sind intersektoral (d. h. unter Berücksichtigung unterschiedlicher Organisations- und Politikebenen) und multidisziplinär (d. h. unter Beteiligung verschiedener Berufsgruppen) angelegt und betonen die besondere Bedeutung der Mitwirkung der Betroffenen (Partizipation).

Alle Projekte zeigen eine ähnliche ›Dramaturgie‹: Es gibt ein zentrales Projektbüro, ein internationales Netzwerk der beteiligten Institutionen, zumeist eine ›Deklaration‹, die die Programmatik enthält und der die beteiligten Institutionen zustimmen müssen und eine Forschungsstelle, die das Programm evaluiert.

In der Zwischenzeit haben sich die Settings der WHO erweitert, allerdings ist damit aber auch der Setting-Begriff der WHO etwas unschärfer geworden. Es gibt:

- Settings, die eher eine räumliche Perspektive fokussieren, wie Städte, Dörfer, Inseln, Regionen;
- Settings, die eher Institutionen und Organisationen fokussieren, wie Schulen, Hochschulen, Unternehmen, Krankenhäuser und Gefängnisse;
- Settings, die eher Lebensbereiche fokussieren, wie Wohnen (Houses) oder Einkaufen (Markets) und
- Settings, die eher Lebensphasen fokussieren, wie Älterwerden (Ageing).

Historisch sind insbesondere das Gesunde-Städte-Projekt (»Healthy Cities«) und das Projekt Gesundheitsförderndes Krankenhaus (»Health Promoting Hospital«) interessant (vgl. Pelikan et al. 1993, Baric und Conrad 1999; zum Abbau gesundheitlicher Benachteiligung im Rahmen von Settings vgl. unter anderem Geene und Rosenbrock 2004 sowie Kilian et al. 2004). In Deutschland hat sich insbesondere die Betriebliche Gesundheitsförderung etabliert, auch die Settings Kindertagesstätte, Schule und Hochschule werden stärker umgesetzt, während das Setting Krankenhaus auf wenig Resonanz gestoßen ist. Seit 2015 sind auch stationäre Pflegeeinrichtungen als Settings der Gesundheitsförderung explizit gesetzlich verankert. Die gesetzliche Verankerung des Lebensweltansatzes in Deutschland ist allerdings noch keine Garantie dafür, dass der Settings-Ansatz in seiner ursprünglichen Form auch umgesetzt wird. Es besteht das Risiko, dass eher Gesundheitsförderung in Lebenswelten durchgeführt wird, also die Lebenswelt nur als Plattform benutzt wird, um bestimmte Adressatengruppen zu erreichen, statt eine gesundheitsfördernde Veränderung der Lebenswelt zu erreichen (vgl. Hartung, Rosenbrock 2015).

6.4.2 Organisationsentwicklung und Projektmanagement

Gesundheitsförderung in Settings strebt eine Veränderung von Strukturen und Organisationen an. Deshalb wurden bereits Anfang bis Mitte der 1990er Jahre Prinzipen der Organisationsentwicklung und des Projektmanagements für die Gesundheitsförderung nutzbar gemacht.

Sievers (1993) skizziert die *Grundlagen der Organisationsentwicklung* anhand folgender Thesen:

- Organisationsentwicklung ist mehr als bloße Organisationsveränderung, Umorganisation oder Rationalisierung.
- Organisationsentwicklung als Prozess beruht auf dem Lernen aller Betroffenen durch direkte Mitwirkung und praktische Erfahrung.
- Organisationsentwicklung ist nur dann langfristig und erfolgreich durchzuführen, wenn sowohl die Organisation als auch die darin tätigen Menschen davon ›profitieren‹.

Die zuletzt genannte These ist besonders eindrucksvoll von Grossmann und Scala belegt worden, indem sie auf die ›Schubkraft‹ des Gesundheitsmotivs zur Lösung von anderen Organisationsproblemen hinweisen: »Somit wird es zu einem Kernproblem in der Umsetzung von Gesundheitsförderung, sich zu den jeweiligen Organisationszielen in Beziehung zu setzen und Anknüpfungspunkte für Gesundheitsförderung ausfindig zu machen. Pointiert ausgedrückt heißt das, dass Gesundheitsförderung der jeweiligen Organisation dabei helfen muss, genuine Probleme zu lösen. Gesundheitsförderung im Betrieb kann sich etablieren, wenn sie dazu beiträgt, Fluktuationsraten zu senken, Versicherungskosten zu reduzieren oder Motivationsprobleme zu bearbeiten. Gesundheitsförderung in der Schule wird erfolgreich sein, wenn sie eine Antwort auf psychosoziale Probleme und psychosomatische Leiden von Lehrenden sowie Schülern und Schülerinnen geben kann. Gesundheitsförderung im Krankenhaus wird sich an den Personalproblemen in der Pflege bewähren müssen, und ihr Erfolg wird davon abhängen, ob sie einen Stellenwert im Rahmen der wachsenden Konkurrenz zwischen den Krankenhäusern und anderen Anbietern gewinnen kann« (Grossmann und Scala 1994, S. 19).

Grossmann und Scala (1994) haben einen ausführlichen und praxisorientierten Leitfaden veröffentlicht, wie Gesundheitsförderung durch Organisationsentwicklung und Projektmanagement umgesetzt werden kann. Sie beziehen sich theoretisch auf neuere Entwicklungen in der soziologischen Systemtheorie und praktisch auf ihre vielseitigen Erfahrungen in der systemischen Organisationsberatung. Gesundheitsförderung wird von ihnen als ›Intervention in soziale Systeme‹ verstanden und als Entwicklungsprozess in und zwischen Organisationen praktiziert. In dem von Pelikan et al. (1993) herausgegebenen Buch ›Gesundheitsförderung durch Organisationsentwicklung‹ werden die Grundlagen der Organisationsentwicklung sowie die Erfahrungen mit ihrer Anwendung in den Organisationen (›Settings‹) Betrieb, Schule und Krankenhaus anhand zahlreicher Beispiele beschrieben. Eine gute theoretische Fundierung findet sich auch in einem Aufsatz von Pelikan (2007).

Zu den zentralen Aufgaben von Projektmanagement gehören nach Grossmann und Scala (1994, S. 87) die Definition von Zielen und Aktivitäten, der Aufbau einer den Problemen adäquaten Projektorganisation sowie die Gewährleistung des Transfers der Projektergebnisse. Die Autoren nennen folgende *Voraussetzungen für eine wirkungsvolle Projektorganisation*:

- eine klar definierte Aufgabe und einen Vertrag,
- eine transparente und leistungsfähige Entscheidungsstruktur,
- eine mit der Aufgabenstellung übereinstimmende Zusammensetzung des Teams,
- Raum und Zeit für die Projektarbeit und die dazu notwendigen Ressourcen,
- Investitionen in die soziale Entwicklung des Projekts,
- zirkuläre Zielplanung,
- einen klar definierten und in Abschnitte gegliederten Arbeitsplan,
- Projektmarketing,
- regelmäßige Selbstevaluation und Berichterstattung,
- Verbindung zu relevanten Entscheidungsprozessen in der Linienorganisation,
- einen kontinuierlichen Transfer der Projekterfahrungen und Resultate in die Linienorganisation,
- die Wahrnehmung von Leitungsfunktionen,
- externe Unterstützung: Training, Supervision oder Organisationsberatung.

Ein konkretes Beispiel ist der *Leitfaden zur Entwicklung von Projekten im Rahmen des Gesunde-Städte-Programms* der WHO (1992a). Darin werden drei Phasen der Projektentwicklung unterschieden:

- die Startphase (Projekt-Unterstützungsgruppe aufbauen, Gesunde-Städte-Idee verstehen lernen, städtische Verhältnisse kennen lernen, Finanzierungsquellen für das Projekt erschließen, organisatorische Anbindung des Projekts entscheiden, Projektantrag vorbereiten und Genehmigung des Projekts einholen),

- die Aufbauphase (Gesunde-Städte-Ausschuss etablieren, Projektumfeld analysieren, Projektarbeit definieren, Projektbüro einrichten, langfristige Strategie entwickeln, Kapazitäten aufbauen, Rechenschaftspflichtigkeit sicherstellen)
- und die Aktionsphase (Verbesserung des Gesundheitsbewusstseins, Förderung strategischer Planung, multisektorales Handeln mobilisieren, Bürgerbeteiligung erweitern, Förderung von Erneuerungen, eine gesundheitsfördernde Gesamtpolitik sicherstellen) (vgl. auch die Aktionsschritte zur Umsetzung von Gesundheitsförderung in Kickbusch 1992).

Durch die detaillierte Erläuterung der einzelnen Projektschritte und die Anführung von Beispielen ist der Leitfaden eine konkrete Planungshilfe für Gesundheitsförderungsprojekte, nicht nur im Rahmen des Gesunde-Städte-Programms.

Aus der amerikanischen Literatur zur Gesundheitserziehung stammt das *Planungsmodell* PRECEDE (Green et al. 1980). PRECEDE steht für Predisposing, Reinforcing, Enabling Causes for Educational Diagnosis and Evaluation. Es besteht aus sechs Phasen, die beim Planungsprozess nacheinander durchlaufen werden, wobei beim Ziel begonnen wird:

- *Phase 1–2:* Epidemiologische und soziale Diagnose: Hierzu werden gesundheits- und nicht-gesundheitsbezogene Merkmale der Lebensqualität erhoben. Nicht-gesundheitsbezogene Merkmale sind z. B. subjektiv definierte Probleme der Personen oder der Gemeinden sowie soziale Indikatoren (wie z. B. Bevölkerungsstruktur, Arbeitslosigkeit, Entfremdung). Gesundheitsbezogene Merkmale beziehen sich auf Morbidität, Mortalität etc. einschließlich ihrer unterschiedlichen Dimensionen (Inzidenz, Prävalenz, Dauer etc.).
- *Phase 3:* Verhaltensdiagnose: Hier werden die mit den oben genannten Problemen verbundenen Verhaltensweisen einschließlich des Bewältigungshandelns erfasst, wie z. B. Selbsthilfe, präventive Maßnahmen, Compliance.
- *Phase 4–5:* Pädagogische Diagnose: Die pädagogische Diagnose erfolgt nach den drei Haupteinflusskomplexen auf das Gesundheitsverhalten: prädisponierende (predisposing) Faktoren: Wissen, Einstellungen, Werte, Auffassungen, befähigende (enabling) Faktoren: Vorhandensein von Ressourcen, Zugang zu den Ressourcen, Fähigkeiten und verstärkende (reinforcing) Faktoren: Einstellungen und Verhaltensweisen von Gesundheits- und anderen Experten, Peers, Eltern, Arbeitgebern.
- *Phase 6:* Administrative Diagnose: Hier geht es um die Analyse der konkreten Durchführungsmöglichkeiten des Gesundheitserziehungsprogramms in den jeweiligen ›Settings‹ (Schule, Gemeinde etc.).

Planung und Durchführung ist als zyklischer Prozess zu verstehen. Ein Modell, wie systematische Planung in Public Health aussieht, ist vom Committee for the Study of the Future of Public Health; Division of Health Care Services, Institute of Medicine (1988) entwickelt worden, der Public Health Action Cycle. Er besteht aus den Komponenten: Assessment (Bedarfsanalyse), Policy Development (Strategieformulierung) und Assurance (Sicherstellung der Umsetzung). Zwischenzeitlich ergänzt wurde die Evaluation, die dann in die ›nächste Runde‹ einmündet (▶ Abb. 6.4). Die systematische Arbeit nach dem Public Health Action Cycle ist grundlegend für ein strukturiertes Vorgehen in der Gesundheitsförderung. Sehr gute, praxisnahe Arbeitshilfen für die Entwicklung von Projekten der Gesundheitsförderung auf dieser Basis bietet die Schweizer Homepage Quintessenz, eine Plattform für Qualitätsentwicklung in Gesundheitsförderung und Prävention (www.quint-essenz.ch/de).

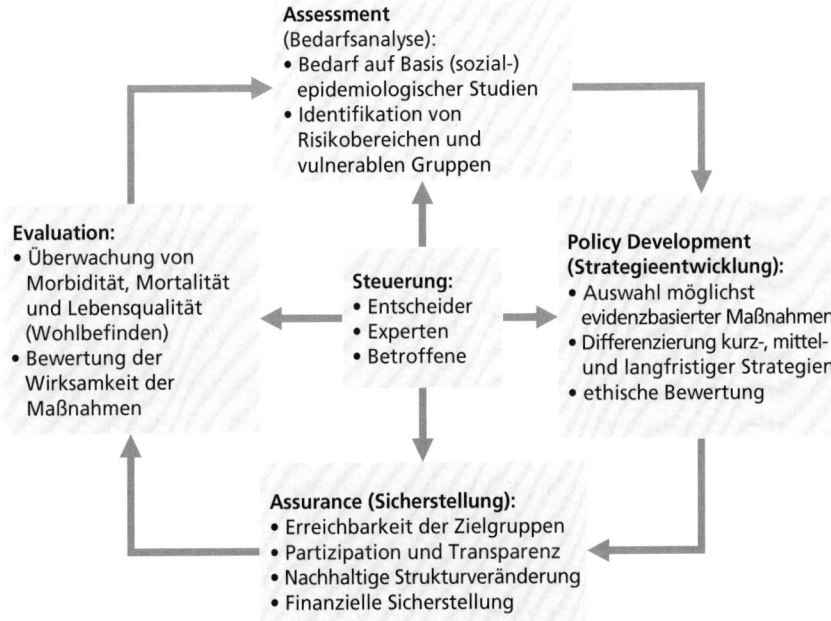

Abb. 6.4: Public Health Action Cycle

Der dem Public Health Action Cycle entsprechende Prozess wird von einer Steuerungsgruppe gelenkt, in der für das jeweilige Setting die relevanten Entscheidungsträger, Expertinnen und Experten und Betroffene vertreten sind. Betroffene sind je nach Setting die Bewohnerinnen und Bewohner einer Stadt, die Beschäftigten eines Unternehmens, Lehrende und Lernende einer Schule etc. Sie zu beteiligen ist im Sinne der Partizipation notwendig, allerdings umso schwieriger, je größer das Setting ist. Da es logistisch in der Regel unmöglich ist, mit einer so großen Steuerungsgruppe zu arbeiten, sind Betroffene oft in Form von Repräsentanten (beispielsweise Betriebsrat, Patientenvertretung, Schulsprecherin, Seniorenbeauftragte) und manchmal die einzelnen Gruppen nur zu bestimmten Zeitpunkten in der Steuerungsgruppe vertreten. Soll gesundheitlicher Benachteiligung wirksam entgegengewirkt werden, so ist es schon für die Steuerungsgruppe wichtig, die Personengruppen, die im Setting strukturell benachteiligt sind, nicht zu übergehen. Hierfür müssen Formen gefunden werden, die dann auch ermöglichen, dass sich die Betroffenen wirklich äußern. Teilhabe beginnt entsprechend mit der Frage: Welche Gruppen sind in diesem Setting strukturell benachteiligt? Wie können Sie sich Gehör verschaffen? So ist beispielsweise der Putzdienst eine Personengruppe, die in Schulen kaum Gehör findet. Eine direkte Beteiligung an der Steuerungsgruppe würde sie aber vielleicht sogar ablehnen. Zumindest ist es in der Regel keine Gruppe, die gewohnt ist, sich aktiv in solche Steuerungsgremien einzubringen. Verantwortliche Planung muss dieses Problem strategisch berücksichtigen.

Nicht im Setting-Ansatz lösbar ist das Problem der Benachteiligung durch Ausgrenzung aus dem Setting. So kann z. B. im Setting Betrieb nicht das Problem der gesundheitlichen Benachteiligung arbeitsloser Menschen gelöst werden. Eine grundsätzlich lösbare Herausforderung ist aber die Situation von im Unternehmen prekär Beschäftigten.

Da mit einer punktuellen Vertretung der Gesichtspunkt der Teilhabe nicht hinreichend berücksichtigt ist, muss die Planung und Umsetzung gezielte Maßnahmen enthalten, dieses Problem zu lösen. In vielen Settings, beispielsweise in der betrieblichen Gesundheitsförderung, eignen sich dafür *Gesundheitszirkel*. Gesundheitszirkel sind moderierte Workshops, in denen Gruppen der Betroffenen gemeinsam Veränderungsbedarf erarbeiten und Lösungsstrategien entwickeln. Sie werden in der Regel in hierarchiearm zusammengesetzten Gruppen durchgeführt, etliche solcher Gesundheitszirkel repräsentieren dann das Setting. Die Ergebnisse der Zirkel werden in die Steuerungsgruppe eingebracht, die dann zurückspiegeln muss, was genau sie warum mit den Ergebnissen der Workshops anfängt und wie sie die dort entwickelten Maßnahmen umsetzen will.

Jede kritische Einschätzung der Gesundheitsförderungsstrategie muss berücksichtigen, dass Gesundheitsförderung noch immer ein vergleichsweise neues Konzept ist. Trotz dieser Einschränkung lässt sich sagen: Die Gesundheitsförderungsstrategie ist die bedeutendste gesundheitswissenschaftliche Entwicklung der letzten Jahrzehnte, insbesondere aufgrund ihrer expliziten Ausrichtung auf Gesundheitsressourcen und auf Teilhabestrategien. Allerdings sind auch einige *kritische Punkte* zu nennen:

- Gesundheitsressourcen sind so weitgehend mit allgemeinen gesellschaftlichen Strukturen und Prozessen verknüpft, dass das Gesundheitsmotiv diffus wird und sich in Fragen zu Umwelt und Lebensqualität aufzulösen scheint.
- Visionen von Gesundheit auf der einen Seite und praktische Fortschritte im Gesundheitszustand der Bevölkerung auf der anderen Seite können frustrierend weit auseinanderklaffen.
- Die Einbeziehung unterschiedlicher Politikbereiche im Rahmen der Entwicklung intersektoraler Kooperation kann an Partialinteressen und organisatorischen Barrieren scheitern.
- Die einzelnen Handlungsstrategien sind wenig konkret.

- Bürgerteilhabe und Empowerment setzen Fähigkeiten und Freiheitsgrade bei der Bevölkerung voraus, die – insbesondere in sozial und gesundheitlich benachteiligten Sozialschichten – häufig wenig entwickelt sind.
- Komplexe, in Organisationen durchgeführte gesundheitsfördernde Maßnahmen sind schwer zu evaluieren. Die Frage, ob die Bürgerinnen und Bürger in einer ›gesunden Stadt‹ oder die Schülerinnen und Schüler in einer ›gesunden Schule‹ wirklich gesünder geworden sind, ist nur sehr schwierig zu beantworten.

Viele der hier angesprochenen Probleme sind auch schon von Anderson (1984) gesehen worden. In seinem einleitend genannten Überblick über Gesundheitsförderung finden sich an mehreren Stellen Hinweise zu den *Schwachstellen des Konzepts*, und zwar zur Schwierigkeit:

- Gesundheitsförderung von Gesundheitserziehung, Krankheitsverhütung und Umweltschutz abzugrenzen (Anderson 1984, S. 22),
- positive Gesundheit von Glück und Lebensqualität zu unterscheiden (Anderson 1984, S. 65) und den Umfang von Gesundheitsförderung zu begrenzen (Anderson 1984, S. 26),
- gesundheitsfördernde Maßnahmen gegen konkurrierende Interessen durchzusetzen (Anderson 1984, S. 29),
- die spezifischen Ziele der Gesundheitsförderung sowie die geeigneten Mittel, diese Ziele zu erreichen, zu bestimmen und auch zu evaluieren (Anderson 1984, S. 52) und
- Kenntnisse über die Faktoren, die die Gesundheit erhalten oder verbessern, zu erheben (Anderson 1984, S. 77).

6.4.3 Leben: Das Beispiel Gesunde-Städte-Projekt

Das Gesunde-Städte-Projekt wurde 1986 vom europäischen Regionalbüro der WHO in Kopenhagen initiiert. Es basierte auf den WHO-Programmen »Gesundheit für alle« (WHO 1999), »Ottawa Charta« (WHO 1986) und »Europäische Charta Umwelt und Gesundheit« (WHO 1989). In der ersten Phase des Projekts waren aus Deutschland die Städte Bremen, Düsseldorf und München beteiligt. Zusätzlich haben sich etliche Städte in sogenannten nationalen Gesunde-Städte-Netzwerken versammelt: In Deutschland waren im Jahr 2017 78 Kommunen Mitglied im Gesunde Städte Netzwerk Deutschland, in Frankreich beispielsweise mehr als 80 Kommunen, in Italien mehr als 70.

Verpflichtungen der Mitgliedskommunen

Städte, die dem Netzwerk in Deutschland beitreten, verpflichten sich zu neun Punkten:

1. Der Rat der Stadt befürwortet die Gesunde-Städte-Konzeption und erklärt sich damit gleichzeitig mit den Zielen und Inhalten der Ottawa-Charta zur Gesundheitsförderung einverstanden.
2. Es erfolgt die verbindliche Benennung einer für die kommunale Gesunde-Städte-Arbeit zuständigen Person.
3. Eine wird eine ressortübergreifende gesundheitsfördernde Politik entwickelt. Dafür werden die verschiedenen Politikbereiche und Fachämter über die Gesunde-Städte-Konzeption informiert. Weitere Institutionen sowie Bürgerinitiativen werden in diesen Prozess einbezogen.
4. Gesundheitsfördernde Inhalte und Methoden sollen bei allen öffentlichen Planungen und Entscheidungen berücksichtigt werden.
5. Ziel ist es, Rahmenbedingungen zu schaffen, dass alle Bürgerinnen und Bürger sich verstärkt an der Gestaltung ihrer Lebens- und Umweltbedingungen beteiligen können. Für diese Mitwirkung wird die Schaffung geeigneter Unterstützungs- und Koordinierungsstrukturen empfohlen.
6. Verständliche und zugängliche Informationen und Daten sollen den Prozess zu einer gesunden Stadt begleiten (Gesundheits- und Sozialberichterstattung).
7. Die Teilnahme an gemeinsamen Treffen mit Delegierten der am Netzwerk beteiligten Städte soll den gegenseitigen Austausch und die Weiterentwicklung der gesundheitsfördernden Aktivitäten gewährleisten.
8. Erfahrungen, Erkenntnisse und praktikable Modelle zur Gesundheitsförderung sollen an das Gesunde Städte-Sekretariat zur Verbreitung im Netzwerk übermittelt werden.
9. Alle vier Jahre trägt das Gesunde-Städte-Mitglied den anderen Netzwerkmitgliedern seinen Erfahrungsbericht vor, der die Erkenntnisse aus der kommunalen Gesunde-Städte-Arbeit reflektiert. Spätestens nach vier Jahren werden die zuständigen Gremien in der Stadt (Stadtrat und/oder Fachausschuss/Fachausschüsse) über die kommunale Umsetzung der Gesunde-Städte-Programmatik informiert, um über die weitere Arbeit zu entscheiden.

Diese Kriterien wurden im Jahr 2000 entwickelt (www.gesunde-staedte-netzwerk.de, Abruf 24.03.2018). Aktuelle Beispiele für Initiativen können auf der Homepage des Netzwerkes eingesehen werden.

Merkmale einer gesunden Stadt

Welche Ziele sich das Gesunde-Städte-Projekt im Einzelnen gesetzt hat, wird besonders aus der sogenannten *Mailänder Erklärung* ersichtlich, die die Bürgermeisterinnen und Bürgermeister der beteiligten Städte 1990 verabschiedet haben (Franzkowiak und Sabo 1993, S. 114f.):

1. Saubere und sichere physische Lebensbedingungen von hoher Qualität (einschließlich Wohnqualität),
2. eine ökologische gut ausgewogene Umwelt inmitten eines globalen Ökosystems, das sich auf lange Sicht selbst erhalten kann,

3. starke, sich gegenseitig unterstützende Gemeinschaften/Nachbarschaften,
4. ein hohes Maß an öffentlicher Teilhabe und Kontrolle über Entscheidungen, welche die Gesundheit der Bürgerinnen und Bürger beeinflussen,
5. die Gewährleistung der Grundbedürfnisse für alle Bevölkerungsgruppen in Bezug auf Wasser, Unterkunft, Einkommen, Sicherheit, Arbeit,
6. Zugang für alle zu einer breiten Vielfalt an Kenntnissen, Erfahrungen und Dienstleistungen mit der Möglichkeit zu mannigfaltigen Kontakten,
7. eine vielfältige, vitale und ökologisch ausgerichtete städtische Wirtschaft,
8. Förderung der Verbundenheit mit der Vergangenheit, dem eigenen kulturellen Erbe und dem anderer ethnischer Gruppen,
9. ein Stadtmodell und eine städtische Verwaltungsform, die selbst in Einklang stehen mit den genannten Gesunde-Städte-Merkmalen,
10. ein optimales, für alle zugängliches Maß an öffentlicher Gesundheits- und Krankheitsversorgung,
11. hohe Gesundheit im Sinne eines positiven Gesundheitszustands (Wohlbefinden) als auch niedrigen Krankheitsstandes.

Evaluation des Gesunde-Städte-Projekts

Beim Gesunde-Städte-Programm handelt es sich um ein überaus ambitioniertes Projekt, das ohne Frage eine Vielzahl von gesundheitsfördernden Aktivitäten initiiert hat.

In einer ersten Evaluation erreichten alle Städte die 1. Ebene der Entwicklung, d. h. sie hatten konkrete Praxis-Projekte auf den Weg gebracht. Einige Städte waren auf der 2. Ebene stehen geblieben, d. h. sie haben komplexere Projektvorhaben entwickelt und Ressourcen und Kooperationspartner verknüpft, allerdings nur im Rahmen des Projektzusammenhangs. Die meisten Städte bewegten sich auf der 3. Ebene, d. h. der Entwicklung von Kooperationsnetzwerken und der intersektoralen Zusammenarbeit. Die Ebenen 4 und 5, die nachhaltige Implementierung der oben genannten Gesunde-Städte-Ziele in Form einer Durchdringung aller gesundheitsrelevanten Politikbereiche auch außerhalb der Projektzusammenhänge, wurden dagegen nur selten erreicht (Trojan und Legewie 2001, S. 172f.). Bereits Ende der 1990er Jahre hatte das Netzwerk etwas an Schwung verloren. Eine Befragung der Koordinatoren im Jahr 2002 (Plümer und Trojan 2004) zeigte zunächst, dass ab 1998 fast nur noch Berliner Stadtbezirke als neue Mitglieder gewonnen werden konnten. Die Ausstattung der Geschäftsstellen in den einzelnen Städten erwies sich als eher dürftig. Die Frage, was speziell durch die Gesunde-Städte-Arbeit ihrer Meinung nach bewirkt worden sei, wurde vergleichsweise selbstkritisch beantwortet. Die Gesunde-Städte-Arbeit insgesamt wurde nur in zwei Städten extern evaluiert. Bei den Arbeitsschwerpunkten rangierten Themen wie ›Kinder- und Jugendgesundheit‹, ›Aktionstage‹ und ›Selbsthilfe‹ an oberster Stelle, gefolgt von den erwarteten Aktionsfeldern ›Gesundheitskonferenz‹, ›Bürgerbeteiligung‹ und ›Netzwerkarbeit‹. ›Armut und Gesundheit‹ sowie der Themenbereich ›Umwelt, Nachhaltigkeit und Gesundheit‹ rangieren im hinteren Drittel der Rangliste. Eher ›klassische‹ Ansätze der Prävention und neuere der Gesundheitsförderung im engeren Sinn hielten sich in etwa die Waage. Fragt man nach den Ursachen dieses eher zurückhaltenden Ergebnisses, so können zwei Hypothesen aufgestellt werden:

- Das Setting ›Stadt‹ erweist sich als Interventionsort für einen umfassenden Settings-Ansatz möglicherweise als zu komplex.
- Es ist nicht hinreichend gut gelungen, die Ideen der ›Gesunden Stadt‹ mit den Ideen der Stadtentwicklung zu verknüpfen.

Soziale Stadt und Gesundheit

Diesem Kritikpunkt entgegnet eine Verbindung der Idee einer kommunalen Gesundheitsförderung mit dem Programm »Soziale Stadt«. Dieses Programm wurde 1999 gestartet, um der zunehmenden sozialen und räumlichen Spaltung in den Städten entgegenzuwirken. Als Ziele des Programms werden genannt »Stabilisierung und Aufwertung städtebaulich, wirtschaftlich und sozial benachteiligter und strukturschwacher Stadt- und Ortsteile. Städtebauliche Investitionen in das Wohnumfeld, in die Infrastrukturausstattung und in die Qualität des Wohnens sorgen für mehr Generationengerechtigkeit sowie Familienfreundlichkeit im Quartier und verbessern die Chancen der dort Lebenden auf Teilhabe und Integration. Ziel ist es, vor allem lebendige Nachbarschaften zu befördern und den sozialen Zusammenhalt zu stärken.« (www.staedtebaufoerderung.info¬/StBauF/DE/Programm/SozialeStadt/soziale_stadt_node.html). Hier boten sich Ansatzpunkte für eine Verknüpfung mit Ideen der Gesundheitsförderung, in dem weniger die Stadt als Ganzes, sondern spezifische Stadtteile oder Quartiere in den Blick genommen wurden.

Wie die Befragung in den Programmgebieten durch das Deutsche Institut für Urbanistik, das das Programm koordiniert, zeigte, wurden Gesundheitsprobleme in der Anfangszeit des Programms eher als nachrangig eingeschätzt. »Gesundheitsförderung wird – obwohl sie ein Schlüsselbereich integrierter Stadtteilentwicklungspolitik ist – in der bisherigen Programmumsetzung Soziale Stadt eher vernachlässigt, auch wenn in einigen Programmgebieten bereits erfolgversprechende Ansätze für eine stadtteilbezogene Gesundheitsförderung festzustellen sind. Es erscheint daher nötig, dieses Handlungsfeld im Rahmen integrierter Stadtentwicklung zu stärken. Denn Gesundheitsförderung und Prävention sind wesentliche Voraussetzungen, um der Benachteiligung der Bewohnerinnen und Bewohner in benachteiligten Stadtteilen entgegenzuwirken« (Böhme und Schuleri-Hartje 2003, S. 7). Im weiteren Verlauf des Programms hat sich das Gesundheitsthema entsprechend deutlicher etabliert.

Gesundheitsförderung durch *Gemeinwesenarbeit* trägt insgesamt dazu bei, gesundheitliche Probleme in der Gemeinde sichtbar zu machen, die Bürgerinnen und Bürger zu motivieren und zu aktivieren, ihre eigenen Ressourcen für Gesundheit in der Gemeinde besser zu nutzen und ihre Lebensbedingungen zu verändern sowie neue Formen sozialer Unterstützung zu initiieren und zu fördern (vgl. z. B. Minkler 1997, Homfeldt 2005). Hierbei gibt es vielfältige Verbindungen zu dem »Gesunde-Städte-Programm« der WHO und dem Bund-Länder-Programm »Soziale Stadt«.

Auch die Bekämpfung gesundheitlicher Ungleichheit auf Stadtteilebene wird als besonders Erfolg versprechend eingeschätzt, sei es im Rahmen der Gemeinwesenarbeit, der Stadtteilentwicklung, des »Gesunde-Städte-Programms« der WHO oder ähnlicher Initiativen. Gerade zu diesem Thema sind in den vergangenen Jahren umfangreiche Veröffentlichungen zu konzeptionellen Fragen oder als Sammlung von »Models of good practice« – also von nachahmenswerten Praxisbeispielen – erschienen (vgl. insbesondere Bär et al. 2004, Geene und Rosenbrock 2004, Homfeldt 2005).

Spätestens seit dem Präventionsgesetz hat die Kommunale Gesundheitsförderung als sog. »Dachsetting« neu an Fahrt aufgenommen. Projekte zielen häufig auf die Vernetzung bereits vorhandener Akteure in kommunalen Lebenswelten. Für viele Vorhaben ist eine Kooperation mit der Stadtplanung gewinnbringend, die durchaus den Auftrag hat, die Gesundheit der Bevölkerung zu schützen.

6.4.4 Arbeiten: Das Setting Betrieb

Als eines der ganz zentralen Settings sind die Betriebe zu nennen. Das ›Setting Betrieb‹ gehört heute zu den erfolgreichsten Orten der Gesundheitsförderung (vgl. z. B. Slesina 2008). Die Entwicklung einer gesundheitsorientierten Unternehmenskultur bedeutet »gesundheitsbewusste Planung von Technik, Arbeitsorganisation und Personaleinsatz, Qualifizierung der Beschäftigten und ihre aktive und entscheidungsbeeinflussende Einbeziehung in betriebliche Umgestaltungs- und Arbeitsprozesse, Arbeitszeitregelungen, die die Vereinbarkeit familiärer und beruflicher Anforderungen erleichtern sowie humane Schichtplangestaltung, gesundheitsbewusste Angebote des Betriebssports und der betrieblichen Gemeinschaftsverpflegung« (Pelikan et al. 1993, S. 15).

Ein entscheidender Grund für die erfolgreiche Implementierung der betrieblichen Gesundheitsförderung ist die Verbindung von Produktivität und Wohlbefinden bei den Beschäftigten und die Bereitschaft von Unternehmen, in das ›Humankapital‹ zu investieren, jedenfalls dann, wenn es sich um Personal handelt, das über wertvolles Erfahrungswissen verfügt und in dessen Entwicklung Geld investiert wurde. Ein Argument für betriebliche Gesundheitsförderung liegt auch darin, dass sich die Investitionen in Gesundheit ggf. schnell rechnen könnten.

Betriebliche Gesundheitsförderung ist ein gutes Beispiel dafür, dass sich die Interessen des Settings und die Interessen der Gesundheitsförderung verbinden lassen. Dies ist zugleich eine zentrale Voraussetzung für die erfolgreiche Implementierung der Gesundheitsförderung. Für die Akzeptanz des Settings ist zugleich wichtig, dass Wirtschaftsunternehmen eine gesellschaftlich geachtete Institution sind. Im Gegensatz dazu führt das Setting ›Gesundheitsförderndes

Gefängnis‹ in der Bevölkerung nur zu geringer Akzeptanz, da eine Steigerung des Wohlbefindens von Straftätern gesellschaftlich paradox klingt.

Maßnahmen der betrieblichen Gesundheitsförderung lassen sich – insbesondere gegenüber den Maßnahmen des klassischen Arbeitsschutzes – folgendermaßen charakterisieren (Friczewski 1997, S. 103f.):

- Sie sind weniger expertenorientiert, weniger technisch orientiert und weniger kontrollierend.
- Sie nutzen das Wissen und die Erfahrung der Beschäftigten.
- Sie binden die Beschäftigten aktiv und verantwortlich in die Förderung von Gesundheit mit ein.
- Sie interessieren sich insbesondere auch für die schlecht oder gar nicht messbaren subjektiven Belastungen und psychischen Beanspruchungen.
- Sie nehmen die subjektiven Befindlichkeitsstörungen der Beschäftigten als eine Art Frühwarnsystem für die Vorbeugung von gesundheitlichen Schäden am Arbeitsplatz ernst.
- Sie fragen weniger danach, wie spezifische Krankheiten oder Schädigungen zu verhindern sind (pathogene Orientierung), als vielmehr danach, wie die sozialen, organisatorischen, psychischen und körperlichen Ressourcen, aus denen heraus Gesundheit entsteht, zu fördern sind (salutogene Orientierung).

Maßnahmen des modernen Arbeitsschutzes ähneln allerdings zunehmend den Strategien der betrieblichen Gesundheitsförderung, Arbeitsschutz und betriebliche Gesundheitsförderung sollten auch schon aus strategischen Gründen eng kooperieren.

»Eine wesentliche Voraussetzung für den Erfolg betrieblichen Gesundheitsmanagements besteht darin, dass Gesundheit als Führungsaufgabe auf der Basis einer entsprechenden Unternehmenspolitik wahrgenommen wird und (wo vorhanden) in bestehende Managementsysteme integriert wird. Kernbereiche für die Umsetzung sind dabei die betriebliche Personalpolitik und die Arbeitsgestaltung.

Die professionellen Gesundheitsdisziplinen am Arbeitsplatz, zu denen mittlerweile die betriebliche Gesundheitsförderung neben Arbeits- und Gesundheitsschutz und betrieblichem Umweltschutz gehört, ordnen sich in einem solchen ganzheitlichen und systemischen Verständnis von Gesundheit am Arbeitsplatz ein und erbringen gewissermaßen spezifische Dienstleistungen, mit deren Hilfe Gesundheit und Wohlbefinden systematisch geplant und gesteuert werden können. Ein derartiges Verständnis ist nur möglich auf der Basis einer partnerschaftlichen Unternehmenskultur, die sich an gesundheitsgerechten Werten und Handlungsmaximen zeigt und im Betriebsalltag sichtbar gelebt wird« (Breucker und Bellwinkel 2001, S. 135; vgl. auch Brandenburg et al. 2000).

In der betrieblichen Gesundheitsförderung haben sich feste Arbeitsformen und Instrumente etabliert, die in der folgenden Abbildung (▶ Abb. 6.5) im Überblick skizziert sind. Sie verweisen auf die Notwendigkeit, die Arbeit im Setting als Organisationsentwicklungsprozess des Settings zu verstehen (▶ Kap. 6.3.2.)

6.4 Der Setting-Ansatz in der Gesundheitsförderung

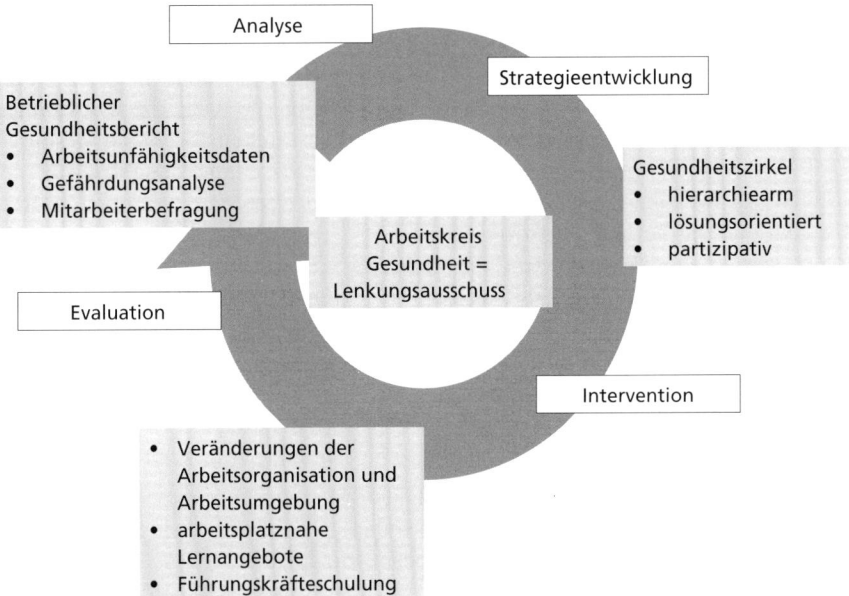

Abb. 6.5: Etablierte Instrumente betrieblicher Gesundheitsförderung, in der Systematik des Public Health Action Cycles (▶ Kap. 6.4.2)

Alle weiteren institutionellen Settings sind zugleich immer auch Betriebe, in denen gearbeitet wird. Sie müssen die Perspektive der Nutzerinnen und Nutzer und der der dort Beschäftigten miteinander verschränken.

6.4.5 Lernen: Bildungssettings

Kindertagesstätten

Kindertagesstätten (Kinderkrippen, Kindergärten, Horte etc.) sind Einrichtungen der Jugendhilfe und befinden sich im Überschneidungsbereich von Erziehungs-, Bildungs- und Sozialarbeit. Im Auftrag der Bundeszentrale für gesundheitliche Aufklärung (BZgA) erstellte eine Arbeitsgruppe eine neue Konzeption der Gesundheitsförderung für den Kindergartenbereich (BZgA 2001; siehe auch Zimmer 2002). Ein praktischer Leitfaden ist von der Landesvereinigung für Gesundheit und Akademie für Sozialmedizin Niedersachsen e. V. entwickelt worden (Richter-Kornweitz, Altgeld 2015).

Für den Erziehungsauftrag von Kindertagesstätten ist Gesundheit kein ganz fremdes Thema. Eine Gesundheitsfördernde Kindertagesstätte gibt sich damit alleine aber nicht zufrieden. Sie befasst sich auch mit gesundheitsfördernden Arbeitsbedingungen für Erzieherinnen und mit Ressourcenstärkung als pädagogischem Konzept. Resilienz, Partizipation und Empowerment sind die entscheidenden Stichworte. Als Beispiel für eine typische Umsetzung des Setting-Gedankens kann das Netzwerk Gesundheitsfördernde Kitas in Brandenburg genannt werden, das 28 Mitglieder hat (www.gesunde-kita.net). In den Qualitätskriterien, die das Netzwerk aufstellt, heißt es: »Gesunde Kita« steht für einen Organisationsentwicklungsprozess. Im Mittelpunkt steht die Kita, die im Rahmen ihrer individuellen Möglichkeiten den Alltag gesundheitsförderlich gestaltet. Das Netzwerk Gesunde Kita betrachtet in diesem Zusammenhang drei übergeordnete Kriterienbereiche: die Organisationsstrukturen, die personellen Ressourcen und die Vernetzungsstrukturen.

Inzwischen sind Kindertagesstätten auch als Orte der Gesundheitsförderung für sozial benachteiligte Kinder in den Mittelpunkt des Interesses gerückt. So haben Richter et al. (2004) eine größere Studie zur Förderung von Gesundheitspotenzialen bei benachteiligten Kindern im Elementarbereich publiziert.

Schulen

Die Bedeutung der Schulen für Gesundheitsförderung liegt insbesondere in der Tatsache, dass Schulen alle Heranwachsenden erreichen können und damit sozialer Ungleichheit von Gesundheitschancen prinzipiell entgegenwirken können. Dies gilt in besonderem Maße für Grundschulen. In den weiterführenden Schulen wirkt sich bereits eine soziale Differenzierung aus.

Im Unterschied zu anderen Ländern (z. B. den Niederlanden) gibt es an deutschen Schulen kein eigenes Fach Gesundheitserziehung. Gesundheitserziehung bleibt damit eine Querschnittsaufgabe für alle Fächer – mit einer Schwerpunktsetzung im Biologieunterricht. Die BZgA hat zu den wichtigsten Themen der Gesundheitserziehung Unterrichtsmaterialien zur Verfügung gestellt, die nach Prüfung durch die Kultusministerien der Länder im Unterricht eingesetzt werden können. Darüber hinaus haben die ländereigenen Einrichtungen der Lehrerfortbildung eigene Angebote, insbesondere zur Aus- und Fortbildung der Lehrenden in Gesundheitserziehung, entwickelt.

Eine wirkliche Veränderung entstand allerdings erst mit der Umsetzung der Idee der Gesundheitsförderung. Im diesem Rahmen wurden die für Lehrende wie für Lernende besonders drängenden Probleme des Schulalltags thematisierbar, wie z. B. Gewalt in der Schule, Vandalismus, psychische Belastungen bei Schülerinnen und Schülern, aber auch beim Lehrpersonal (›Burn-out‹). Dies hat zur Akzeptanz des Gesundheitsförderungskonzepts beigetragen.

Es lassen sich folgende vier Dimensionen, die für Maßnahmen der Gesundheitsförderung in der Schule von gleich großer Bedeutung sind, unterscheiden:

- Die curriculare Dimension beinhaltet die Integration von Gesundheitsinformationen im Sinne des ›Health Literacy‹-Konzeptes in den Unterricht.
- Die soziale Dimension umfasst den Arbeitsplatz und den Lernort Schule.
- Die ökologische Dimension bezieht sich auf die räumlichen Gegebenheiten von Schule, Klassenraum und Schulhof.
- Die Gemeindedimension beinhaltet die Öffnung der Schule und ihre Verzahnung mit den Lebensbereichen der umgebenden Gemeinde.

Die WHO, die Europäischen Union und der Europarat hatten zusammen ein umfangreiches Projekt »Schools for Health in Europe« (Vorgänger European Network of Health Promoting Schools) aufgelegt, an dem 43 Länder beteiligt waren. Untersuchungen zur Wirksamkeit von Netzwerken zeigen, dass diese speziell für Schulen wirksame Innovations- und Unterstützungshilfen darstellen. Im Rahmen des Europäischen Netzwerkes Gesundheitsfördernder Schulen evaluierte die Universität von Brüssel im Auftrag der EU und der WHO die Netzwerke in 15 Ländern. Im Jahr 2000 führte die Schweiz zusammen mit der Universität von Wales eine analoge Evaluation durch. Beide Studien belegen den Nutzen und die Wirksamkeit des Konzeptes »Netzwerk Gesundheitsfördernder Schulen« (www.gesunde-schule.ch).

Es sind vor allem die folgenden fünf Bereiche, in denen die gesundheitsfördernden Schulen erfolgreich Projekte realisiert haben (vgl. Paulus und Brückner 2000, Clift und Jensen 2005):

- Verbesserung der baulichen Substanz der Schule und des schulischen Umfeldes,
- Programme zur gezielten Bearbeitung verschiedener Themen: Ernährung, Umwelt und Gesundheit, Drogen und Alkohol, multikulturelle Gesellschaft und Gesundheit, Sexualerziehung und AIDS-Prävention,
- Aufbau demokratischer Strukturen an Schulen,
- Fortbildung der Lehrkräfte,
- Entwicklung der Schulorganisation und Schulkultur.

Hochschulen

Gesundheitsförderung in Hochschulen verfolgt ähnliche Ziele (vgl. Sonntag et al. 2000). Der Arbeitskreis »Gesundheitsfördernde Hochschule« (www.gesund¬heitsfoerdernde-hochschulen.de) will an den Hochschulen gesundheitsfördernde Lebens- und Arbeitsbedingungen initiieren und unterstützen. Wichtige Zielsetzung ist die Beteiligung aller Gruppen, die in der Hochschule arbeiten, lernen und lehren. Am salutogenen Paradigma ausgerichtet, beschäftigt sich der Arbeitskreis mit folgenden zentralen Fragestellungen:

- Welches sind die gesundheitsrelevanten Bedingungen an der Hochschule?
- Wie wird Gesundheit im Setting Hochschule hergestellt und aufrechterhalten?

Unter diesem Blickwinkel werden Veranstaltungen organisiert, um gesundheitsförderliche Entwicklungen an einzelnen Hochschulen und beteiligten Institutionen zu initiieren und zu unterstützen. Dabei sollen Impulse entstehen, die dazu geeignet sind, eine strukturelle, aber auch individuelle Förderung von Gesundheit im Lebensraum Hochschule zu ermöglichen. Ähnlich wie im Setting Schule lassen sich folgende Interventionsebenen unterscheiden (vgl. O'Donnell und Gray 1993): die institutionelle Ebene, die curriculare Ebene, die Mitarbeiterebene, die Umweltebene und die Beziehungsebene Lehrende-Lernende. Neben dem Betrieblichen Gesundheitsmanagement an Hochschulen wurde ein Studentisches Gesundheitsmanagement an Hochschulen entwickelt. Insbesondere die Zeiten zu Beginn und am Ende des Studiums sowie Prüfungszeiten gerieten hierbei in den Fokus. Kritisch anmerken lässt sich allerdings, dass das Setting Hochschule unter den Bildungssettings dasjenige ist, das am wenigsten dem Gedanken des Abbaus gesundheitlicher Ungleichheit folgt.

Erwachsenenbildung

Erwachsenenbildung ist kein Setting, außer für die – teilweise prekär – Beschäftigten, da der Aufenthalt der Klientel dafür in der Regel viel zu kurz ist. Aber es ist ein Ort möglicher Kompetenzsteigerung für Gesundheit im Sinne des ›Health Literacy‹-Ansatzes. In der Erwachsenenbildung hat das Thema ›Gesundheit‹ schon länger Konjunktur. Die Konzeption der Gesundheitsbildung seit Mitte der 1980er Jahre ist im Wesentlichen von Volkshochschulen geprägt und hat zur Schärfung der Sichtweise auf Lern- und Bildungsprozesse als Teil der Gesundheitsförderung beigetragen.

Die Entwicklung der Gesundheitsbildung erfolgte zeitlich parallel zur Entstehung der Ottawa Charta in einer von Volkshochschulverbänden getragenen Arbeitsgruppe, in die die Bundeszentrale für gesundheitliche Aufklärung und die Bundesvereinigung für Gesundheit einbezogen waren. Im Ergebnis entstand 1985 der ›Rahmenplan Gesundheitsbildung an Volkshochschulen‹, der Grundlage einer über drei Jahrzehnte andauernden Qualitätsentwicklung der Gesundheitsbildung an Volkshochschulen wurde. Ein zweiter Meilenstein der konzeptionellen Entwicklung war eine 1994 von Volkshochschulverbänden gemeinsam mit der WHO ausgerichtete Tagung, in deren Vorbereitung und Durchführung der Begriff der Gesundheitsbildung mit Blick auf die Diskussionen der Weltkonferenzen zur Gesundheitsförderung weiter geschärft wurde.

Dass gerade an Volkshochschulen Gesundheitsbildung konzeptionell so entwickelt werden konnte, lässt sich mit ihrer Geschichte erklären, in der zu Beginn des zwanzigsten Jahrhunderts die Teilhabe von allen Bevölkerungsgruppen am gesellschaftlichen Leben Leitidee war. Volkshochschulen waren auch deshalb strukturell geeignet, die neuen sozialen Bewegungen der 1970er und 1980er Jahre, wie die Frauenbewegung oder die Ökologiebewegung, aufzugreifen. Mit ihnen wurden Selbstbestimmung und Partizipation Teil eines Bildungsverständnisses, das die Kompetenzen der Betroffenen respektierte.

Obwohl im konzeptionellen Anspruch viel weiter gefasst, lässt sich die Nachfrage nach Lernangeboten in der Gesundheitsbildung seit Jahren vor allem den Schwerpunkten Förderung körperlicher Aktivität sowie Stressbewältigung durch Entspannung zuordnen. Fragen der Ernährung sind bereits von geringerem Interesse. Allerdings können mit diesen Themen ganz unterschiedliche Interessenlagen verbunden sein. Erwachsenenbildungseinrichtungen können grundsätzlich viel zur Steigerung der Gesundheitskompetenz Erwachsener beitragen.

Ein zentraler Kritikpunkt an der Praxis der Gesundheitsbildung ist allerdings die empirisch gesicherte Erkenntnis, dass freiwillige, organisierte Lernangebote überwiegend Frauen aus bildungsgewohnten Bevölkerungsgruppen erreichen und damit eher die, die die geringeren gesundheitlichen Defizite aufweisen. Aufgrund der hohen Beteiligungsquote von Frauen wurde früh eine klare konzeptionelle Ausrichtung der Gesundheitsbildung an den Belangen von Frauen als Beitrag zur Geschlechtergerechtigkeit gefordert. In den letzten Jahren sind verstärkt Bemühungen zu erkennen, Männer anzusprechen. Konzeptionelle Bemühungen, Menschen in schwierigeren sozialen Lagen mit Angeboten der Gesundheitsbildung gezielt zu erreichen, sind seit langer Zeit nachweisbar, geraten aber immer wieder an strukturelle und finanzielle Grenzen. Organisierte Lernprozesse von Erwachsenen beruhen grundsätzlich auf Freiwilligkeit und erreichen deshalb primär Zielgruppen, die für die angebotenen Themen persönlich sensibel sind, nicht unbedingt die Bevölkerungsgruppen mit dem größten objektiven Bedarf.

6.4.6 Krank sein oder Pflege benötigen: Settings der Gesundheitsversorgung

Das Projekt Gesundheitsförderndes Krankenhaus

Das Projekt »Gesundheitsförderndes Krankenhaus« kann als direktes Umsetzungsprojekt der vierten Handlungsstrategie der Ottawa Charta »Die Gesundheitsdienste neu orientieren« verstanden werden.

Das Projekt wurde durch die WHO koordiniert und durch das Ludwig-Boltzmann-Institut der Universität Wien wissenschaftlich begleitet (www.euro¬.who.int/healthpromohosp/). Die folgenden Ausführungen basieren auf den Homburger Leitlinien zum Deutschen Netz Gesundheitsfördernder Krankenhäuser (GesundheitsAkademie 2001, S. 100ff.; vgl. auch Pelikan und Wolff 1999, Müller et al. 1997). Die Budapest-Deklaration von 1991 und die Wiener Empfehlungen zu Gesundheitsfördernden Krankenhäusern von 1997 sind Umsetzungen der Ottawa Charta auf die Rahmenbedingungen der Krankenhäuser. Das Deutsche Netz gab sich auf seiner Gründungsversammlung 1996 mit der Chiemsee-Erklärung eine ergänzende Orientierung. Es lassen sich sechs Ziele Gesundheitsfördernder Krankenhäuser unterscheiden:

1. *Gesundheitsgewinn:* Gesundheitsfördernde Krankenhäuser sind stationäre Einrichtungen, in denen das Handeln der medizinischen, pflegerischen und administrativen Führungskräfte und Beschäftigten aller Ebenen auf die Erzielung höchstmöglichen Gesundheitsgewinns für die Patientinnen und Patienten gerichtet ist. Auf der Grundlage anerkannter medizinischer Leitlinien für die Diagnostik und Therapie sowie einer evidence based medicine und von Pflegestandards wird nicht nur ein gutes klinisches Ergebnis angestrebt, sondern durch ganzheitliche Betrachtungsweise und verstärkte Einbeziehung psychischer und sozialer Aspekte die gesundheitsbezogene Lebensqualität bestmöglich gefördert. Außerdem werden Patientinnen und Patienten befähigt und ermächtigt, ihr Handeln selbst zu bestimmen (Empowerment).

Dazu gehört nicht nur, dass sie ausreichend informiert werden und ein partnerschaftliches Verhältnis zu ihnen und ihren Angehörigen aufgebaut wird, sondern auch, dass sie das Ergebnis ihrer Behandlungen selbst beurteilen können und sollen.

2. *Patientenorientierung*: Gesundheitsfördernde Krankenhäuser haben den Anspruch, vorbildlich den Grundsatz einer absoluten Patientenorientierung zu verwirklichen. Der Umgang der Beschäftigten mit den Patientinnen und Patienten und ihren Angehörigen ist nicht nur durch Mitgefühl und Freundlichkeit, sondern auch durch Achtung der Menschenwürde und hohe menschliche Zuwendung beim gesamten Behandlungsprozess gekennzeichnet, bei Respektierung der Selbstbestimmung der Patientinnen und Patienten, ihres Lebensstils und der Stärkung ihrer Eigenkompetenz. Ein holistisches Behandlungskonzept auf bio-psycho-sozialer Grundlage orientiert sich nicht nur an der akuten Krankheitsepisode, sondern an der gesamten Patientenkarriere und damit an der Einbeziehung vergangener und zukünftiger Aspekte der Krankheit bzw. der Krankheiten bei Multimorbidität. Einen wichtigen Platz nimmt die Patientenperspektive unter Beachtung der gesundheitlichen Situation der Patientinnen und Patienten ein. Alle Arbeitsabläufe sollten auch aus dieser Sicht mit beurteilt und gestaltet werden. Dem Wandel der Patientenrolle vom Erfüllungsgehilfen und Konsumenten medizinischer Dienstleistungen zu einem Partner und Koproduzenten seiner Gesundung wird große Aufmerksamkeit geschenkt. Das betrifft auch die Beachtung und Stärkung der Patientenrechte und des Patientenschutzes. Bei der Behandlung kranker Kinder wird einem partnerschaftlichen Verhältnis zu den Eltern größte Bedeutung beigemessen. Als ein wirksames Instrument hat sich in Gesundheitsfördernden Krankenhäusern eine Patienten-Charta erwiesen, in der in geeigneter Form auch auf die Pflichten der Patientinnen und Patienten im Krankenhaus eingegangen wird.

3. *Mitarbeiterorientierung*: Gesundheitsfördernde Krankenhäuser haben nicht nur den Gesundheitsgewinn der Patientinnen und Patienten im Blick, sondern auch die Gesundheit und das Wohlbefinden (den Gesundheitsgewinn) der Mitarbeiterinnen und Mitarbeiter. Das Gesundheitsfördernde Krankenhaus soll auch eine Lebens- und Arbeitswelt sein, in der Beschäftigte gesund arbeiten und gesund bleiben können. In diesem Sinne kümmern sich Gesundheitsfördernde Krankenhäuser um ausreichende Informiertheit ihrer Beschäftigten, ihre Befähigung und Ermächtigung zu selbstbestimmtem Handeln, um die Optimierung der Kommunikation und Kooperation der verschiedenen Professionen im Krankenhaus, die Unterstützung und Selbstbestimmung von Teams und Gruppen innerhalb des Krankenhauses, sowie um die direkte Gesundheitsfürsorge der Mitarbeiterinnen und Mitarbeiter. Bei Investitionen wird auf ergonomische Arbeitsgeräte und ergonomische Arbeitsbedingungen geachtet. Bei der im Durchschnitt hohen und zunehmenden psychischen und physischen Belastung der Beschäftigten in Krankenhäusern hat deren Gesunderhaltung bzw. Gesundheitsförderung eine wachsende Bedeutung, nicht zuletzt, weil sie sich unmittelbar auf die Qualität der Patientenbehandlung auswirkt.

Personalentwicklung und Gesundheitsfürsorge der Beschäftigten tragen den spezifischen Anforderungen Rechnung, die sich aus der Dienstleistung an kranken, leidenden und sterbenden Menschen ergeben. Dabei müssen auch die Konsequenzen beachtet werden, die aus der Zunahme älterer Patientinnen und Patienten mit Multimorbidität und erhöhtem Pflegeaufwand für die Beschäftigten resultieren.

4. *Partnerschaften und Gemeindeorientierung:* Gesundheitsfördernde Krankenhäuser bemühen sich systematisch um Partnerschaften in der Region und nehmen gesundheitsfördernden Einfluss auf die Bevölkerung des Versorgungsgebietes. Sie entwickeln ›Partnerschaften für Gesundheit‹ mit dem Ziel maximalen Gesundheitsgewinns für die Bevölkerung. Sie verbessern die Kooperation des Krankenhauses mit seiner Umwelt zu einem ›Krankenhaus ohne Mauern‹ und werden zum Anwalt für eine gesunde Region. Dem dient eine Gesundheitsberichterstattung, die auch praktischen Nutzen für das Einzugsgebiet hat.

5. *Ökologie:* Nicht zuletzt sollten Gesundheitsfördernde Krankenhäuser auch besonders umweltbewusste Krankenhäuser sein. Die vorgenannten Kriterien (bestmögliche medizinische und pflegerische Versorgung, höchstmöglicher Gesundheitsgewinn, holistisches Behandlungskonzept) als Leitlinien für Gesundheitsfördernde Krankenhäuser bedingen geradezu die Einbeziehung der Ökologie, als die Sorge um die (Gesund-)Erhaltung des Lebensraums. Hieraus ergibt sich die besondere Verpflichtung, Vermeidungs- und Verwertungspotenziale zu erschließen.

Umweltschonende Initiativen in krankenhausspezifischen Bereichen haben bewiesen, dass ökologisch sinnvolles Handeln nicht nur die Ressourcen schont und Verschmutzungen von Boden, Wasser und Luft vermeidet, sondern auch zu Kostenersparnissen und ökonomischen Vorteilen führt.

Die unterschiedlichen Projekte aus dem Bereich der Ökologie – als dem Grundpfeiler für gesundheitsförderndes Verhalten – implizieren den Anspruch der Gesundheitsfördernden Krankenhäuser, sich zukunftsorientiert für eine ganzheitliche Erhaltung des Lebens, der Lebensqualität und des Lebensraumes einzusetzen und auf diese Weise auch ihrer Vorbildfunktion gerade in dem sensiblen Bereich Ökologie nachzukommen.

6. *Wirtschaftlichkeit:* Gesundheitsfördernde Krankenhäuser sind zu effizienter und kosteneffektiver Nutzung der Ressourcen in Verbindung mit innovativer Medizin und höchstmöglichem Gesundheitsgewinn angehalten. Unter den neuen finanziellen Rahmenbedingungen sind auch für Gesundheitsfördernde Krankenhäuser von existenzieller Bedeutung:
   - die ständige interne Überprüfung der Angemessenheit, Nützlichkeit und Wirtschaftlichkeit der stationären Leistungen und des Leistungsprofils der Abteilungen
   - die Erreichung konkurrenzfähiger Fallkosten durch Standardbildung und Ablaufoptimierung
   - die qualitätsorientierte Zusammenarbeit und die Entwicklung von Partnerschaften mit niedergelassenen Ärztinnen und Ärzten auf dem Weg zu einer integrierten Versorgung

- die Erzielung zusätzlicher Einnahmen durch qualitätsgesicherte Kursangebote zur Gesundheitsförderung (durch Gesundheitsfördernde Krankenhäuser finanziert sowie durch Eigenfinanzierung der Teilnehmenden)
- die Prüfung der Schaffung von Gesundheitszentren auf oder neben dem Krankenhausgelände, wobei Gesundheitsfördernde Krankenhäuser anstreben, sich insgesamt als gesundheitliche Dienstleistungszentren zu Gesundheitszentren in ihrer Region zu entwickeln.

Zudem entwickeln Gesundheitsfördernde Krankenhäuser wirtschaftliches Denken bei allen Mitarbeiterinnen und Mitarbeitern vor allem auch im ärztlichen Dienst und Pflegedienst durch Transparenz der Kosten der Dienstleistungen bis auf Stationsebene.

Mit diesen Merkmalen ist gekennzeichnet, was im gesundheitsfördernden Krankenhaus mit Exzellenz (hervorragende Praxis beim Führen einer Einrichtung und beim Erzielen von Ergebnissen) gemeint ist. Es sind dies zugleich die allgemeinen Qualitätsziele gesundheitsfördernder Krankenhäuser, für die praktikable Indikatoren/Messgrößen entwickelt werden müssen.

Trojan und Legewie (2001) referierten Studien zur Evaluation des Projekts Gesundheitsförderndes Krankenhaus. Sie verweisen in diesem Zusammenhang insbesondere auf den Ergebnisbericht nach fünfjähriger Laufzeit des internationalen Kooperationsprojekts (vgl. Pelikan und Wolff 1999). Der Bericht basierte auf einer Umfrage bei den 19 Pilotkrankenhäusern. »Insgesamt ist es offenbar geglückt, gesundheitsfördernde Strukturen in den Krankenhäusern zu schaffen. Für die Verwirklichung von Sub-Projekten in den verschiedenen Handlungsbereichen wurden Methoden partizipatorischer Organisationsentwicklung und professionellen Projektmanagements angewendet, wenn auch in stark variierender Qualität. Ob die spezifischen Ziele der Sub-Projekte erreicht wurden, ist quantitativ nicht angebbar. Von 149 Subprojekten waren nur 19 aufgegeben worden. Hieraus und aus der großen Zahl lang andauernder Projekte wird geschlossen, dass ein Nutzen für die Krankenhäuser vorhanden sein muss« (Trojan und Legewie 2001, S. 192).

Die WHO führte das Netz Gesundheitsfördernder Krankenhäuser als eigenständige Nicht-Regierungsorganisation 2008 in die Selbstständigkeit. Ende 2010 unterzeichnete die Direktorin der Weltgesundheitsorganisation in Europa (WHO/Euro) ein Memorandum, das die Zusammenarbeit zwischen beiden Einrichtungen auf eine neue Basis stellen soll. Das Netzwerk soll sich enger an den Strategien der Ottawa Charta orientieren, der Informationsfluss von Seiten der WHO soll verbessert werden und spezifische Projekte sollen finanziell besser unterstützt werden. Gemeinsames Ziel war, die Versorgungssysteme stärker auf die Förderung von Gesundheit auszurichten und die in der Ottawa Charta genannte Neuorientierung umzusetzen. Innerhalb der nationalen und regionalen Netzwerke gibt es große Unterschiede bei der Umsetzung. Die Umsetzung in Deutschland wird vom Deutschen Netzwerk Gesundheitsfördernder Krankenhäuser (www.dngfk.de) als nicht sehr vorbildlich betrachtet.

Stationäre Pflege

Seit 2015 etabliert sich in Deutschland auch die stationäre Pflege als Setting für Gesundheitsförderung in einer Einrichtung des Gesundheitswesens. Ansätze der Betrieblichen Gesundheitsförderung in den Pflegeeinrichtungen werden mit Ansätzen der Gesundheitsförderung für Pflegebedürftige verbunden. Auch wenn Multimorbidität, gerontopsychiatrische Erkrankungen und dementielle Veränderungen so manche Entscheiderinnen und Entscheider in Pflegeheimen daran zweifeln lassen (Blättner et al. 2017), verfügen auch stationär und teilstationär Gepflegte über gesundheitliche Potenziale, die gefördert werden können (Schaeffer, Büscher 2009). Ziel ist hier ein möglichst langfristiger Erhalt größtmöglicher Selbstbestimmung durch einen möglichst weitgehenden Erhalt der selbstständigen Durchführbarkeit täglicher Alltagshandlungen bei bestmöglicher gesundheitsbezogener Lebensqualität. Es kann nicht um die Vermeidung von Erkrankungen oder von Pflegebedürftigkeit gehen.

Beide Adressatengruppen, Beschäftigte und Klientel, hier gemeinsam zu betrachten ist schon deshalb besonders relevant, weil die Beziehung zwischen beiden im Alltag notgedrungen sehr eng ist. So ist eine Prävention von Gewalt in der Pflege nicht möglich, ohne die potentielle Wechselseitigkeit von Gewalt in der Pflegebeziehung in den Blick zu nehmen.

Besonders große Potentiale für Pflegebedürftige scheint die Förderung körperlicher Aktivität zu haben. So konnte in zwei systematischen Übersichtsarbeiten (Wöhl et al. 2017b, Wöhl et al. 2018), trotz einer Kritik an der methodischen Qualität der zugrunde liegenden Primärstudien gezeigt werden, dass Maßnahmen zur Förderung von Bewegung sowohl positive Auswirkungen auf die Durchführbarkeit von Aktivitäten des täglichen Lebens als auch auf die kognitive Leistungsfähiger von stationär Pflegebedürftigen haben kann. Auch kognitive Aktivitäten könnten die kognitive Leistungsfähigkeit verbessern. Davon könnten insbesondere kognitiv weniger eingeschränkte Personen profitieren. Individuelle Maßnahmen könnten hier allerdings, so das Ergebnis einer Subgruppenanalyse, Gruppenmaßnahmen gegenüber überlegen sein (Wöhl et al. 2017a). Schwieriger ist der Erkenntnisstand, wenn es um die Förderung der psychischen Gesundheit oder um die Prävention von Gewalt geht. Trotz guter Projekte gibt es kaum Studien, mit denen Wirksamkeitsnachweise möglich wären.

Problem all dieser Ansätze ist, dass es bislang nur wenige Erfahrungen mit Projekten gibt, die dem Settings-Ansatz entsprechen. Zu vielen Fragen gibt es noch keine etablierten Vorgehensweisen. Wie eine wirkliche Mitentscheidung dementiell veränderter Pflegebedürftiger in der Praxis aussieht ist noch unklar. Erste Projekte erproben, wie solche Ansätze in der Praxis aussehen könnten.

6.4.7 Besondere Lebenslagen

Benachteiligung und Exklusion

Sozial ungleicher Verteilung von Gesundheitschancen entgegenzuwirken ist Aufgabe in jedem Setting. Eine besondere Herausforderung besteht allerdings darin, dass soziale Benachteiligung ggf. mit einer Ausgrenzung aus den jeweiligen Settings verbunden sein kann. So sind Wohnungslose in der kommunalen Gesundheitsförderung oft wenig im Blick, Arbeitslose sind dadurch gekennzeichnet, dass sie keinem Betrieb zugehörig sind, Benachteiligung kann darin bestehen, aus dem Bildungssystem ausgeschlossen zu sein oder keinen Zugang zur Gesundheitsversorgung zu haben. Hier kommt der Settings-Ansatz in seiner klassischen Form an Grenzen. Potentielle Zugangswege sind Formen der Gemeinwesenarbeit in der sozialen Arbeit und Institutionen, die mit den jeweiligen Personengruppen befasst sind. So beispielsweise haben Arbeitsagenturen auch den Auftrag, etwas für die Gesundheitsförderung von Arbeitslosen zu unternehmen.

Der Kooperationsverbund »Gesundheitsförderung bei sozial Benachteiligten«, dem die BZgA, »Gesundheit Berlin«, alle Landesvereinigungen für Gesundheit, einige Krankenkassen und weitere Institutionen angehören, finanziert die bundesweit größte Datenbank mit über 3 000 Gesundheitsprojekten, die sich an sozial Benachteiligte wenden (www. gesundheitliche-chancengleichheit.de). Eine vergleichbare Initiative auf europäischer Ebene ist das Projekt »Closing the gap – strategies to tackle health inequalities in Europe« (www.euro¬healthnet.org/).

Gefängnis

Eine zumindest in einem Rechtsstaat gesellschaftlich legitimierte Exklusion ist die Inhaftierung. Ein deshalb eher wenig beachtetes Setting für Gesundheitsförderung stellen Gefängnisse dar. In der Einladung zur »2. Europäischen Konferenz zur Gesundheitsförderung in Haft« heißt es: »In den Haftanstalten Europas finden wir eine überproportional starke Verbreitung von gesundheitlichen Belastungen und Erkrankungen wie Drogen- und Alkoholabhängigkeit, Infektionskrankheiten (HIV/Hepatitis), psychische Störungen, Einschränkungen der Intimsphäre und Hygieneprobleme, Überbelegungen, Bewegungseinschränkungen und alle Formen von Gewalt. Gleichzeitig sind die Möglichkeiten zur Bewältigung dieser gesundheitlichen Belastungen aus vielen Gründen stark eingeschränkt (geringe personelle Ressourcen, eingeschränkte Handlungsmöglichkeiten, inadäquate Problemwahrnehmung). Prävention und Intervention im Vollzug sind darüber hinaus erschwert aufgrund überwiegender Belegung mit Menschen aus unteren sozialen Schichten mit geringem Bildungs- und Ausbildungsniveau und einem hohen Anteil ethnischer Minoritäten, die erhebliche Sprachschwierigkeiten aufweisen. Gefängnisse sind einerseits Orte mit besonderen gesundheitlichen Belastungen und andererseits auch solche, an denen medizinische Hilfe und weitere Unterstützungen von vielen Gefangenen erstmalig in Anspruch genommen werden und zum Teil zu einer erheblichen Verbesserung ihres Gesundheitszustandes führen [...] Aktive Gesundheitsförderung in Vollzugsanstalten kann einen erheblichen Beitrag zum Erfolg nationaler Strategien, z. B. zur Bekämpfung von Infektionskrankheiten und Suchtproblemen, leisten«. Informationen zum Thema und die Berichte der europäischen Konferenzen zur Gesundheitsförderung in Haftanstalten finden sich auf der Seite des Forums zur Gesundheitsförderung in Haftanstalten (http://gesundinhaft.eu/).

6.5 Politik für Gesundheit

Ein ganz entscheidender Beitrag der Gesundheitswissenschaft besteht in der Erkenntnis, dass Gesundheit primär im Alltag – und nicht im Gesundheitswesen – ›hergestellt‹ wird. Politikfelder, die in den Alltag hineinreichen, sind für Fragen der Gesunderhaltung und der Gesundheitsförderung wichtige Einflussbereiche, wobei auch die politische Gestaltung der Gesundheitsversorgung einen zentralen Einfluss hat.

Der Sachverständigenrat hatte sich in seinem Gutachten zur Bedarfsgerechtigkeit und Wirtschaftlichkeit (2000/2001) mit dieser Frage beschäftigt und dazu ausgeführt: »Ein zentrales Problem bei der Bewertung der Leistungsfähigkeit von Gesundheitssystemen mit Hilfe von Outcomeindikatoren bildet der empirisch gesicherte Befund, dass auf die gesundheitlichen Outcomes zahlreiche relevante Determinanten einwirken, die außerhalb des Gesundheitswesens im engeren Sinne und damit auch außerhalb der Kompetenzen seiner Entscheidungsträger liegen. Diese exogenen bzw. transsektoralen Einflussgrößen gesundheitlicher Zielindikatoren wurzeln z. B. im Arbeitsmarkt und der Einkommens- und Vermögensverteilung, im Bildungs- und Verkehrswesen, in der Umweltqualität, den Arbeitsbedingungen und den Wohnverhältnissen sowie auch im Lebensstil der Bürger. Der Erklärungsanteil des Gesundheitswesens im engeren Sinne an der Veränderung der Lebenserwartung bzw. Mortalität liegt nach zahlreichen nationalen und auch international vergleichenden Studien zwischen 10 % und 40 %. Daraus folgt, dass eine effiziente und effektive Einwirkung auf die gesundheitlichen Outcomes im Sinne einer Gesundheitspolitik im weiteren Sinne eine Kooperation mit anderen Politikbereichen bzw. Ministerien erfordert, was z. B. über entsprechende interministerielle Ausschüsse initiiert werden könnte« (Sachverständigenrat 2000/2001, S. 24; ▶ Abb. 6.6).

Mit Blick auf die unterschiedlichen Politikfelder lässt sich die traditionelle ›Gesundheitspolitik‹ von einer umfassenderen ›Politik für Gesundheit‹ differenzieren. In der angloamerikanischen Literatur wird entsprechend zwischen ›health policy‹ und ›healthy public policy‹ unterschieden. Rosenbrock spricht

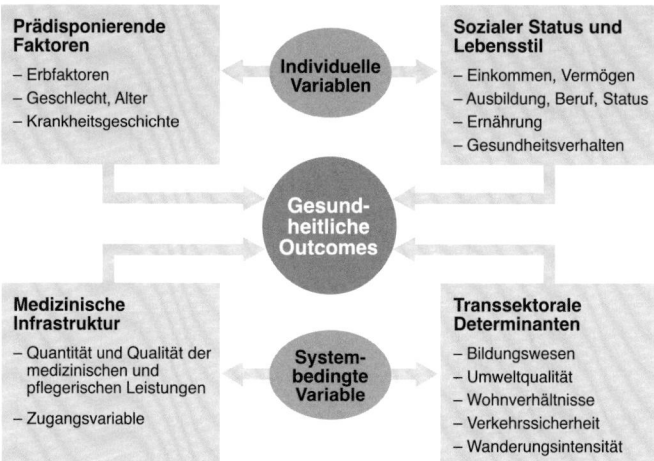

Abb. 6.6: Einflussgrößen gesundheitlicher Outcomes (Mit freundlicher Genehmigung des Sachverständigenrats zur Begutachtung der Entwicklung im Gesundheitswesen: Sachverständigenrat 2000/2001, S. 24)

von ›expliziter‹ und ›impliziter‹ Gesundheitspolitik und meint mit impliziter Gesundheitspolitik die Tatsache, dass Gesundheit ein (impliziter und somit häufig kaum wahrgenommener) Querschnittsaspekt nahezu aller Politikbereiche ist (1998, S. 709). Ähnlich argumentiert auch Kaufmann (1990, S. 240ff.). Er unterscheidet Politikbereiche innerhalb und außerhalb des Gesundheitswesens. Innerhalb des Gesundheitswesens sind es primär die Politikbereiche ambulante und stationäre Versorgung sowie das öffentliche Gesundheitswesen, weiterhin – mit »starkem gesundheitspolitischem Einschlag« – Arbeitsschutz, Gewerbehygiene, Unfallversicherung und das Rehabilitationswesen. Umweltpolitik, Wohnungspolitik, Renten-, Frauen-, Familien- und Jugendpolitik, die Sozialhilfe und die Stadtplanung sind für Gesundheit wichtige Politikbereiche außerhalb des Gesundheitswesens.

Diese Neuorientierung in der Gesundheitspolitik als Politik für Gesundheit wurde ganz wesentlich von der WHO eingeleitet. Sie wurde insbesondere befruchtet durch die gesundheitspolitischen Ideen des Lalonde-Reports über die Gesundheit der Kanadier aus dem Jahr 1974, durch die Gesundheitsplanungstheorie von Blum (1974), durch die Arbeiten von McKeown über die »Bedeutung der Medizin« (1982) sowie von Kickbusch über die »Gesundheitsgesellschaft« (2005).

Dem Lalonde-Report (Lalonde war seinerzeit Gesundheitsminister in Kanada) liegt das sogenannte ›health-field-concept‹ zugrunde, das eine frappierend simple wie einleuchtende Konzeption über die Determinanten menschlicher Gesundheit beinhaltet: Danach lassen sich folgende vier auf die Gesundheit der Bevölkerung einwirkende Bereiche unterscheiden (▶ Kap. 2.3.3.):

- die Biologie der Menschen,
- die Lebensweisen der Menschen,
- die Umwelt der Menschen,
- die Gesundheitsversorgung der Menschen.

Anhand dieses Schemas machte der Lalonde-Report deutlich, dass sich die bisherige Gesundheitspolitik überwiegend auf Maßnahmen der Gesundheitsversorgung konzentriert hatte. Zukünftig gelte es, mit Priorität die anderen Felder zu berücksichtigen, die die Gesundheit der Bevölkerung determinieren, um Verbesserungen in der Gesundheit zu erreichen.

Dieser *Paradigmenwechsel in der Gesundheitspolitik* durch die WHO wurde in dem 1977 verabschiedeten Konzept »Gesundheit für alle bis zum Jahr 2000« deutlich sichtbar. Die Europäische Region verabschiedete 1980 das auf Europa bezogene Handlungsprogramm »Gesundheit 2000«, das 1984 in 38 Einzelzielen konkretisiert wurde (WHO 1985). Diese Einzelziele wurden 1991 unter der Überschrift »Ziele zur ›Gesundheit für alle‹ – Die Gesundheitspolitik für Europa« (WHO 1992b) aktualisiert und mit jeweils spezifischen Indikatoren zur Beurteilung ihrer Umsetzung versehen. 1999 erschien dann die Publikation »Gesundheit 21« (WHO 1999), in der folgende *21 Ziele für das 21. Jahrhundert* formuliert wurden:

Ziel 1: Solidarität für die Gesundheit in der Europäischen Region
Ziel 2: Gesundheitliche Chancengleichheit
Ziel 3: Ein gesunder Lebensanfang
Ziel 4: Gesundheit junger Menschen
Ziel 5: Altern in Gesundheit
Ziel 6: Verbesserung der psychischen Gesundheit
Ziel 7: Verringerung übertragbarer Krankheiten
Ziel 8: Verringerung nichtübertragbarer Krankheiten
Ziel 9: Verringerung von auf Gewalteinwirkung und Unfälle zurückzuführenden Verletzungen
Ziel 10: Eine gesunde und sichere natürliche Umwelt
Ziel 11: Gesünder leben
Ziel 12: Verringerung der durch Alkohol, Drogen und Tabak verursachten Schäden
Ziel 13: Settings zur Förderung der Gesundheit
Ziel 14: Multisektorale Verantwortung für die Gesundheit
Ziel 15: Ein integrierter Gesundheitssektor
Ziel 16: Qualitätsbewusstes Management der Versorgung
Ziel 17: Finanzierung des Gesundheitswesens und Ressourcenzuweisung
Ziel 18: Qualifizierung von Fachkräften für gesundheitliche Aufgaben
Ziel 19: Forschung und Wissen zur Förderung der Gesundheit
Ziel 20: Mobilisierung von Partnern für gesundheitliche Belange
Ziel 21: Konzepte und Strategien zur ›Gesundheit für alle‹.

Die Orientierung der Gesundheitspolitik an *Gesundheitszielen* steht in Deutschland vergleichsweise noch am Anfang, einige Bundesländer waren Vorreiter. Matthias Wismar hatte 16 nationale bzw. regionale Gesundheitszielprogramme analysiert. Im Mittelpunkt der Untersuchung standen unter anderem die politischen Strategien zur Definition und Implementation. Ein Ergebnis der Studie belegt, »dass die Initiativen – mit wenigen Ausnahmen – unzureichend die Akteure vor Ort einbinden. Zudem lassen sich weder schlüssige Anreizsysteme noch Sanktionsmechanismen nachweisen. Außerdem sind die Ressourcen nicht den Zielen zugeordnet« (Wismar 2000, S. 2; vgl. auch Geene und Luber 2000).

Im Jahr 2000 hatte das Bundesministerium für Gesundheit und Soziale Sicherung die Gesellschaft für Versicherungswissenschaft und -gestaltung e. V. (GVG) mit der Entwicklung von nationalen Gesundheitszielen beauftragt (www.gesundheitsziele.de). Unter dem Dach der GVG sind mehr als 70 Organisationen an diesem Zielentwicklungsprojekt beteiligt (Verantwortliche aus Politik in Bund, Ländern und Gemeinden, aus den Selbstverwaltungsorganisationen von Kostenträgern und Leistungserbringern, der Privaten Krankenversicherung, Vertreter der Patienten- und Selbsthilfeorganisationen sowie Wissenschaftlerinnen und Wissenschaftler). Durch die Festlegung im § 20 (3) SGB V, dass die Krankenkassen bei ihren Leistungen zur Prävention Gesundheitsziele berücksichtigen sollen, haben diese eine neue Bedeutung erhalten.

Der Kooperationsverbund hat seit dem Jahr 2000 die folgenden nationalen Gesundheitsziele entwickelt und publiziert:

- Diabetes mellitus Typ 2: Erkrankungsrisiko senken, Erkrankte früh erkennen und behandeln (2003)
- Brustkrebs: Mortalität vermindern, Lebensqualität erhöhen (2003)
- Tabakkonsum reduzieren (2003)
- Gesund aufwachsen: Lebenskompetenz, Bewegung, Ernährung (2003, Aktualisierung 2010)
- Gesundheitliche Kompetenzen erhöhen, Patientensouveränität stärken (2003, Aktualisierung 2011)
- Depressive Erkrankungen: verhindern, früh erkennen, nachhaltig behandeln (2006)
- Gesund älter werden (2012)
- Alkoholkonsum reduzieren (2015)
- Gesundheit rund um die Geburt (2017).

Exemplarisch soll hier die Formulierung eines Gesundheitsziels zitiert werden:

Relevanz:
Depressionen gehören weltweit zu den häufigsten Formen psychischer Erkrankungen. Damit stellen psychische Erkrankungen zunehmend die Ursache für Arbeits- und Erwerbsunfähigkeit dar. Rund ein Drittel aller Frühberentungen sind auf seelische Erkrankungen zurückzuführen. Nach Prognosen der WHO werden im Jahr 2020 Depressionen weltweit die zweithäufigste Krankheit dar-

stellen. 45-70 % aller Suizidopfer in Deutschland (2004: 11 000) haben Schätzungen zufolge zuvor an einer Depression gelitten.

Ziele:

- Ausreichender Wissensstand über das Krankheitsbild und seine Folgen in der Bevölkerung (Aktionsfeld Aufklärung)
- Reduktion von Auftreten und Krankheitslast depressiver Erkrankungen (Aktionsfeld Prävention)
- Verhinderung von Suiziden, Verkürzung von Krankheitsphasen (Aktionsfeld Diagnostik, Indikationsstellung und Therapie)
- Frühzeitiges Erkennen von Erkrankten und deren umfassende und schnelle Behandlung (Aktionsfeld Diagnostik, Indikationsstellung und Therapie)
- Stärkung der Position der Patient(inn)en und ihrer Angehörigen (Aktionsfeld Stärkung der Patient(inn)en und Betroffenen)
- Verbesserung der Langzeitbehandlung Betroffener (Aktionsfeld Rehabilitation)
- Bedarfsgerechter Zugang zu Versorgungsstrukturen (Aktionsfeld Versorgungsstruktur).

Empfohlene Startermaßnahmen:

- Verbreitung und Weiterentwicklung von evidenzbasierten, allgemeinverständlichen Informationen über Krankheitsbild und Behandlungsmöglichkeiten
- Ausbau und Koordinierung von regionalen Bündnissen gegen Depression
- Flächendeckende niedrigschwellige Beratungs- und Hilfsangebote für Kinder psychisch kranker Eltern
- Verhinderung von Nachahmungssuiziden, sensible Medienberichterstattung
- Praxisbezogene und wiederholte Aus-, Fort- und Weiterbildungsveranstaltungen zu kommunikativer Kompetenz für Behandelnde der verschiedenen Professionen
- Fortbildungsprogramme zur ›Partizipativen Entscheidungsfindung‹
- Evaluierte Indikationskriterien für die Einleitung von Rehabilitationsmaßnahmen
- Implementation der evidenzbasierten und allgemein konsentierten Leitlinie Depression
- Erweiterung des betrieblichen Arbeitsschutzes um Maßnahmen zur Reduzierung psychischer Belastungen
- Fachgruppen- und sektorenübergreifende Zusammenarbeit in vernetzten Versorgungsstrukturen (Integrationsverträge nach § 140 SGBV).

Ein Evaluationskonzept zum Gesundheitsziel liegt vor (www.gesundheitsziele.de/).

An dieser Stelle soll noch einmal auf das *Mandala-Modell der Gesundheit* zurückgekommen werden (▶ Kap. 2). Die Autoren des Modells unterscheiden folgende drei Politikebenen:

- Gesundheitspolitik für das Individuum,
- Gesundheitspolitik für die Gemeinde,
- Gesundheitspolitik für die Gesellschaft.

Gesundheitspolitik für das Individuum muss der Erkenntnis Rechnung tragen, dass Gesundheitsprobleme nicht durch einfache Maßnahmen (wie z. B. durch auf reine Verhaltensänderung abzielende Gesundheitserziehung) gelöst werden können, da diese die Komplexität des ökologischen Modells menschlicher Gesundheit ignorieren. Berücksichtigt man Antonovskys Vorstellung von der besonderen Bedeutung des Kohärenzsinns für die menschliche Gesundheit, so muss Gesundheitspolitik sich fragen, wie sie dazu beitragen kann, dass Menschen das Empfinden der sozialen Anerkennung und der Möglichkeit der Teilhabe entwickeln, wie sie die Fähigkeit erlangen, Einfluss auf ihre Lebensbedingungen zu gewinnen und ihre eigenen Probleme selbst zu meistern und welche Ressourcen ihnen dafür zur Verfügung stehen müssen. Soziale Anerkennung muss in Schulen, an Arbeitsplätzen und in sozialen Institutionen vermittelt werden. Unterstützungssysteme müssen dazu beitragen, dass Menschen mehr Einfluss auf die Gestaltung ihrer Lebensumstände gewinnen.

Gesundheitspolitik für die Gemeinde muss für saubere Luft und sauberes Wasser sorgen, für angemessene Nahrungsmittel und Wohnbedingungen, ausreichendes Einkommen, für die Sicherheit am Arbeitsplatz, die Qualität von Arbeit, von Ausbildung, von Unterstützungssystemen sowie für die Angemessenheit und Qualität der medizinischen und sozialen Dienste. Besonders bedeutsam ist darüber hinaus, dass die Gemeinde als Organisationseinheit selber ›gesund‹ ist. Dazu tragen wesentlich die Familien, Kirchen, gemeinnützigen Organisationen, Nachbarschaftsgruppen bei, die zwischen den Individuen und den gesellschaftlichen Institutionen vermitteln.

Gesundheitspolitik für die Gesellschaft geht von der Einsicht aus, dass das Gesundheitssystem im engeren Sinne nur von begrenzter Bedeutung für die Gesundheit der Bevölkerung ist. Energiepolitik, Verkehrspolitik, Finanzpolitik oder Landwirtschaftspolitik sind Politikbereiche, die die Gesundheit der Bevölkerung in weitaus größerem Maße bestimmen. Darüber hinaus sind Armut und soziale Ungleichheit vor Krankheit und Tod bedeutsame Probleme einer Gesundheitspolitik für die Gesellschaft.

6.6 Perspektiven

Während sich die ersten fünf Kapitel (▶ Kap. 1, ▶ Kap. 2, ▶ Kap. 3, ▶ Kap. 4, ▶ Kap. 5) damit befasst haben, die Grundlagen einer Theorie der Gesundheitswissenschaft auf der Basis des bisherigen Erkenntnisstandes zu skizzieren, hat das Kapitel «Prävention und Gesundheitsförderung» (▶ Kap. 6) einen ersten Einblick in den Diskussionsstand über die Anwendung dieser theoretischen Basis in der Praxis ermöglicht, der selbstverständlich vertieft, erweitert und umfassender theoretisch fundiert werden kann und muss. Als Problem erweist sich hier, dass die Praxis der Gesundheitsförderung einerseits viel zu schnelllebig für ein Lehrbuch ist, andererseits aber in der Gefahr von Theorielosigkeit und Neuproduktion der immer wieder gleichen Ideen ganz erhebliche Beharrungstendenzen aufweisen kann. So ist eines der Probleme die Organisation der Gesundheitsförderung in Form von Projekten begrenzter Dauer, die nicht zwingend immer ehrlich evaluiert werden und deren Erkenntnisse nicht immer öffentlich zugänglich sind. Dies erschwert, an vorhandene Erkenntnisse anzusetzen. Bildlich gesprochen muss die Gesundheitsförderung ihr Rad permanent neu erfinden.

Um dies Dilemma, wenn schon nicht zu lösen, zumindest konstruktiv anzugehen, sollen zum Abschluss fünf Thesen zur notwendigen Weiterentwicklung der Gesundheitsförderung formuliert werden.

1. **Gesundheitsförderung benötigt ein stabiles theoretisches Fundament.**

Theorielose Interventionen sind purer Aktionismus und überlassen eine mögliche Wirkung dem Zufall. Solange unklar ist, wie denn Gesundsein entsteht und wie die Position auf dem Kontinuum Gesundsein/Kranksein verändert werden kann, können auch die bestgemeinten Interventionen kontraproduktive Wirkung haben. Solche Theorien zu entwickeln, ist Aufgabe der Gesundheitswissenschaft; die Aufgabe der Praxis ist, sie anzuwenden.

Nach dem bisherigen Stand der Theoriebildung, eng an dem Konzept der Salutogenese orientiert, scheinen die besten Interventionen die zu sein, die auf Lebensbereiche in einer Form einwirken, die die Voraussetzungen für eine positive Veränderung des SOCs schaffen. Daran sind – prioritär genannt – folgende Anforderungen zu formulieren:

- Die Interventionen müssen dazu beitragen, die Teilhabe an sozial anerkannten Aktivitäten in den Lebensbereichen zu ermöglichen. Das erfordert eine wertschätzende Grundhaltung, eine strukturierte Organisation der gemeinsamen Entscheidung und eine Förderung positiver sozialer Interaktionen.
- Die Interventionen müssen eine nachhaltige Veränderung ermöglichen, Kontinuität bieten und zur Verstehbarkeit beitragen. Das erfordert, dass Veränderungen nachhaltig sind und erfolgreiche Projekte in nachhaltige Strukturen

überführt werden. Es erfordert auch, in den Projekten für permanente Transparenz den Betroffen gegenüber zu sorgen. Nicht nur dafür ist eine gute interne wie externe Öffentlichkeitsarbeit wichtig.
- Die Interventionen müssen die Erfahrung der Verfügung über Ressourcen ermöglichen, d.h. konsequent ressourcenorientiert arbeiten und Betroffene mitgestalten lassen.
- Die Interventionen müssen berücksichtigen, dass Handeln soziales Handeln ist, und deswegen konsequent den Einfluss sozialer Interaktionen beachten. Dazu eignen sich besonders gut Projekte, die nach dem sozioökologischen Modell geplant sind.

2. Gesundheitsförderung geht systematisch vor.

Die Praxis der Gesundheitsförderung neigt dazu, die Probleme dort zu suchen, wo sie Lösungen anbieten kann, statt Lösungen für die Probleme zu suchen, die sie vorfindet. Dies erinnert an die bekannte Geschichte des Betrunkenen, der seinen Haustürschlüssel unter der Laterne sucht, weil es dort hell ist, statt dort, wo er ihn verloren haben könnte.

Gesundheitsförderung muss deshalb den Prinzipien des Public Health Action Cycles (Committee for the Study of the Future of Public Health 1988) konsequent entsprechen, d.h. Bedarf (sozial-)epidemiologisch und partizipativ mit den Betroffenen erheben, Strategien auf der Basis von Theorie und Empirie entwickeln, die Umsetzung sicherstellen und die Wirkung evaluieren.

Dies setzt die Bereitschaft von Projekten voraus, den Ergebnissen einer Evaluation gegenüber offen zu sein und nicht zu erwarten, eine schlichte Erfolgsbescheinigung in Empfang nehmen zu können.

3. Gesundheitsförderung muss Evidenz recherchieren und generieren.

Maßnahmen, die nachweislich nicht den erwünschten Effekt haben, sollten künftig auch nicht mehr durchgeführt werden. Maßnahmen, deren Wirkungen unklar sind, sollten dann erprobt werden, wenn Theorie (und Empirie) plausible Hinweise dafür liefern, dass eine Wirkung wahrscheinlich oder zumindest möglich ist. Solche Maßnahmen sind wegen ihres Innovationsgehaltes wichtig, sollten aber grundsätzlich wissenschaftlich begleitet, dabei weiterentwickelt und schließlich evaluiert werden. In Deutschland hat dieser Prozess insbesondere dadurch an Fahrt aufgenommen, dass Sozialversicherungen dem Prinzip der Wirksamkeit und der Wirtschaftlichkeit bei der Verausgabung ihrer Mittel angewiesen sind.

Die Recherche nach Evidenz ist eine inzwischen eigenständige Methodik systematischer Analyse und Bewertung des derzeitigen Erkenntnisstandes. Die Methodik evidenzbasierter Medizin lässt sich allerdings nicht eins zu eins auf die Evidenzbasierung der Gesundheitsförderung übertragen. Derzeit gibt es aber eine intensive methodische Diskussion darüber. Beispielsweise eignet sich eine

Cluster-Randomisierung (CCTs) für Maßnahmen der Gesundheitsförderung meist besser als die in der Arzneimittelforschung notwendigen Randomisierten Kontrollierten Studien (RCTs), qualitative Studien haben oft Vorteile gegenüber quantitativen Studien und zwischen einer mangelnden Evidenz aufgrund eines Mangels an geeigneten Studien und eines Mangels an Wirkung muss sauberer getrennt werden.

Die bisherige Methodik der Wirksamkeitsnachweise setzt zu sehr auf eine Überprüfung unter Laborbedingungen, Gesundheitsförderung braucht Wirksamkeitsnachweise in der realen Praxis. Die Weiterentwicklung der Methodik setzt einen Dialog zwischen fachlichen und methodischen Expertinnen und Experten voraus. »In Deutschland muss der Gedanke allerdings erst noch Fuß fassen, dass es weniger um ›evidence-based‹ als um ›evidence-informed‹ Entscheidungen geht, aber ein Verzicht auf die systematische Aufbereitung des Erkenntnisstandes über Wirksamkeit und nicht nur über Wirkungen nicht mehr vertretbar ist. Dies wiederum bedeutet, dass Menschen für die Praxis der Gesundheitsförderung ausgebildet werden müssen, die auch in der Lage sind, solche Übersichtsarbeiten zu verstehen, kritisch zu bewerten und Evidenzsynthesen selbst zu erstellen. Dies kann Gegenstand von entsprechenden Studiengängen und wissenschaftlichen Weiterbildungen sein.« (Blättner, Niebuhr 2015). Bei Blättner und Niebuhr (2015) sind einige Anmerkungen zur Methodik nachzulesen.

4. **Gesundheitsförderung braucht gesellschaftlich starke Verbündete.**

Nach einer These von Kühn und Rosenbrock (2009) greift in der Praxis häufig das ›Darwinsche Gesetz der Prävention‹: Es setzen sich, wird nicht durch gesellschaftlich einflussreiche Instanzen entsprechend gegengesteuert, nicht die Maßnahmen durch, die aus wissenschaftlicher Sicht die nachhaltigste Wirkung versprechen, sondern diejenigen, die den gesellschaftlichen Bedingungen am Besten angepasst sind. Unterteilt man Maßnahmen der Gesundheitsförderung bzw. der Prävention danach, ob sie auf der personalen Ebene, der Verhaltensebene, im Setting oder global-ökologisch ansetzen, so wäre die nachhaltigste Wirkung auf der globalen Ebene zu erwarten, aber den gesellschaftlichen Dingen am Besten angepasst sind Interventionen auf der personalen Ebene (▶ Abb. 6.7).

Historische Beispiele für starke Verbündete sind das Militär, das ein Verbot der Kinderarbeit bewirkte, um wehrfähige junge Männer einziehen zu können, soziale Bewegungen wie die Schwulen-Bewegung, die einen innovativen Ansatz der HIV-Prävention in einem schmalen Zeitfenster politischer Unsicherheit durchsetzen konnte, oder Wirtschaftsunternehmen, die Betriebliche Gesundheitsförderung möglich machen, weil sie ein Interesse an besserer Produktivität haben.

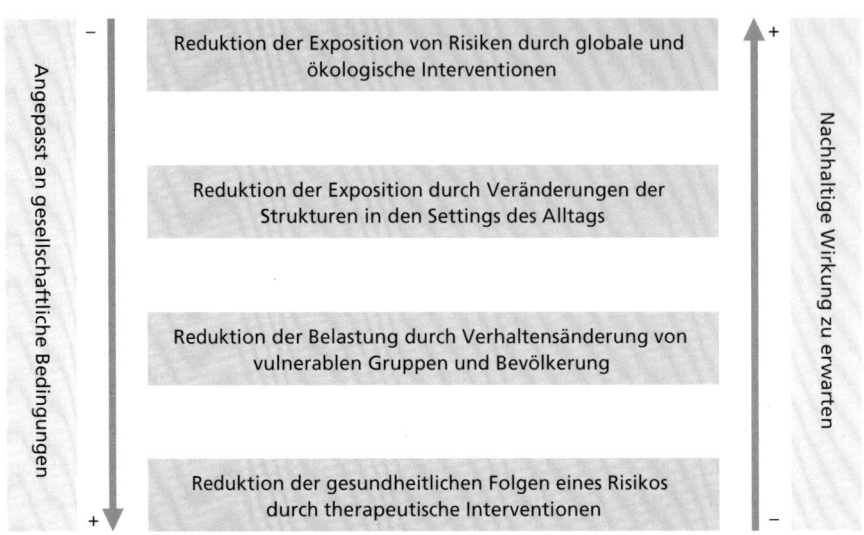

Abb. 6.7: Das ›Darwinsche Gesetz der Prävention‹

5. Gesundheitsförderung muss sich ethischen Diskussionen stellen.

Nicht die Absicht, sondern das Ergebnis, entscheidet über den Erfolg einer Maßnahme. Der Erfolg der Gesundheitsförderung kann aber letztendlich immer nur am Gesundsein der Betroffenen gemessen werden. Interventionen, die Menschen unglücklich machen und Verhaltensalternativen einschränken statt zu erweitern, sind keine guten Interventionen. Interventionen, die die sozial ungleiche Verteilung von Gesundheitschancen vergrößern, statt zu verkleinern, sind im Sinne der Gesundheitsförderung keine Erfolge.

Wie an die Politik die Anforderung gestellt werden könnte, jede politische Maßnahme einem ›Health Impact Assessment‹ zu unterziehen, d. h. einer Bewertung möglicher gesundheitlicher Folgen der geplanten Maßnahme, muss auch die Gesundheitsförderung an sich den Anspruch stellen, den möglichen Nutzen und den möglichen Schaden einer Intervention einzuschätzen, bevor sie sie durchführt.

Literatur

Abel T (1992) Konzept und Messung gesundheitsrelevanter Lebensstile. Prävention 15:123–128.
Abel T, Ruckstuhl B (2016) Lebensweisen/Lebensstile. BZgA. Leitbegriffe der Gesundheitsförderung, www.leitbegriffe.bzga.de/alphabetisches-verzeichnis/lebensweisen-lebensstile/ letzter Zugriff 13.07.2018.
Abel T, Sommerhalder K, Bruhin E (2015) Health Literacy / Gesundheitskompetenz. BZgA. Leitbegriffe der Gesundheitsförderung, www.leitbegriffe.bzga.de/alphabetisches-verzeichnis/health-literacy-gesundheitskompetenz/ letzte Änderung 23.02.2015, letzter Zugriff 13.07.2018.
Ajzen I (1985) From intentions to actions: A theory of planned behavior. In: Kuhl J, Beckman J (Hrsg.) Action-control: From cognition to behaviour. Heidelberg, Berlin: Springer. S. 11–39.
Ajzen I, Fishbein M (1980) Understanding attitudes and predicting social behavior. Englewood Cliffs NJ: Prentice-Hall.
Allhoff P, Flatten G, Laaser U (1997) Krankheitsverhütung und Früherkennung. Handbuch der Prävention. 2. Aufl. Heidelberg, Berlin: Springer.
Anderson, R (1984) Gesundheitsförderung: Ein Überblick. Europäische Monographien zur Forschung. In: Gesundheitserziehung 6: 1-140.
Altgeld T (2004) Männergesundheit(en). Weinheim, München: Juventa.
Anderson R (1984) Gesundheitsförderung: Ein Überblick (= Europäische Monografien zur Forschung in Gesundheitserziehung, Bd. 6). S. 1–140.
Antonovsky A (1967) Social class, life expectancy and overall mortality. Milbank Mem Fund Q 45:31–73.
Antonovsky A (1968) Social class and the major of cardiovascular disease. J Chron Dis 21:65–106.
Antonovsky A (1979) Health, stress, and coping: New perspectives on mental and physical well-being. San Francisco et al.: Jossey-Bass Publishers.
Antonovsky A (1987) Unraveling the mystery of health. How people manage stress and stay well. San Francisco et al.: Jossey-Bass Publishers.
Antonovsky A (1991) Meine Odyssee als Streßforscher. Argument AS 193:112–130.
Antonovsky A (1997) Salutogenese. Zur Entmystifizierung der Gesundheit. Tübingen: dgvt.
Antonovsky A, Bernstein J (1977) Social class and infant mortality. Social Science & Medicine 11(8/9):453–470.
Babisch W (2009) Kinder-Umwelt-Survey (KUS) 2003/06. Lärm. Daten und Materialiensammlung. Deskription und Zusammenhangsanalysen. Berlin: Umweltbundesamt.
Bandura A (1977) Self-effiacy; Toward an unifying theory of behavioral chance. Psychol. Rev. 84:191–215.
Badura B (1981) Soziale Unterstützung und chronische Krankheit. Frankfurt/M.: Suhrkamp.
Badura B (1992) Gesundheitsförderung und Prävention aus soziologischer Sicht. In: Paulus P (Hrsg.) Prävention und Gesundheitsförderung. Perspektiven für die psychosoziale Praxis. Köln: GwG. S. 43–52.
Badura B (1993) Gesundheitsförderung durch Arbeits- und Organisationsgestaltung. In: Pelikan JM, Demmer H, Hurrelmann K (Hrsg.) Gesundheitsförderung durch

Organisationsentwicklung. Konzepte, Strategien und Projekte für Betriebe, Krankenhäuser und Schulen. Weinheim, München: Juventa. S. 20–33.
Badura B (1998) Soziologische Grundlagen der Gesundheitswissenschaften. In: Hurrelmann K, Laaser U, Razum O (Hrsg.) Gesundheitswissenschaften. Handbuch für Lehre, Forschung und Praxis. Weinheim, München: Juventa. S. 145–174.
BAG W – Bundesarbeitsgemeinschaft Wohnungslosenhilfe (2017) 860.000 Menschen in 2016 ohne Wohnung. Prognose: 1,2 Millionen Wohnungslose bis 2018, www.bagw.de/de/themen/zahl_der_wohnungslosen/index.html, letzter Zugriff 13.07.2018.
Baric L, Conrad G (1999) Gesundheitsförderung in Settings. Gamburg: Verlag für Gesundheitsförderung.
Bär G, Buhtz M, Gerth H (2004) Der Stadtteil als Ort der Gesundheitsförderung – Erfahrungen und Befunde aus stadtteilbezogenen Projekten. In: Rosenbrock R, Bellwinkel M, Schröer A (Hrsg.) Primärprävention im Kontext sozialer Ungleichheit. Bremerhaven: Wirtschaftsverlag NW. S. 233–296.
Barlösius E (1999) Soziologie des Essens. Eine sozial- und kulturwissenschaftliche Einführung in die Ernährungsforschung. Weinheim, München: Juventa
Beck U (1986) Risikogesellschaft. Auf dem Weg in eine andere Moderne. Frankfurt/M.: Suhrkamp.
Becker P (1982) Psychologie der seelischen Gesundheit. Bd. 1: Theorien, Modelle, Diagnostik. Göttingen: Hogrefe.
Becker P (1992a) Die Bedeutung integrativer Modelle von Gesundheit und Krankheit für die Prävention und Gesundheitsförderung. In: Paulus P (Hrsg.) Prävention und Gesundheitsförderung. Perspektiven für die psychosoziale Praxis. Köln: GwG. S. 91–108.
Becker P (1992b) Seelische Gesundheit als protektive Persönlichkeitseigenschaft. Zeitschrift für Klinische Psychologie 21:64–75.
Becker P, Minsel B (1986) Psychologie der seelischen Gesundheit. Bd 2. Göttingen: Hogrefe.
Beierle S, Hoch C (2017) Straßenjugendliche in Deutschland Forschungsergebnisse und Empfehlungen, DJI München, https://www.dji.de/fileadmin/user_upload/bibs2017/25865_beierle_hoch_strassenjugendliche.pdf, letzter Zugriff 13.07.2018.
Bengel J (1992) Gesundheitsverhalten und gesundheitliches Risikoverhalten. In: Paulus P (Hrsg.) Prävention und Gesundheitsförderung. Perspektiven für die psychosoziale Praxis. Köln: GwG. S. 69–89.
Bengel J, Belz-Merk M (1990) Subjektive Gesundheitskonzepte. In: Schwarzer R (Hrsg.) Gesundheitspsychologie. Göttingen: Hogrefe. S. 105–116.
Bengel J, Lyssenko L (2011) Resilienz und psychologische Schutzfaktoren im Erwachsenenalter. Stand der Forschung zu psychologischen Schutzfaktoren im Erwachsenenalter. BZGA, https://www.bzga.de/botmed_60643000.html, letzter Zugriff 13.07.2018.
Bengel J, Strittmatter R, Willmann H (1998; 2001) Was erhält Menschen gesund? Antonovskys Modell der Salutogenese – Diskussionsstand und Stellenwert. Köln: BZgA.
Bengel J, Meinders-Lücking F, Rottmann N (2009) Schutzfaktoren bei Kindern und Jugendlichen. Stand der Forschung zu psychosozialen Schutzfaktoren für Gesundheit. Köln: BZgA.
Berkman LF, Syme SL (1979) Social networks, host resistance, and mortality. Am J Epidem 109:186–204.
Berkman LF, Breslow L (1983) Health and ways of living: the Alameda County study. New York: Oxford University Press.
Beutel M (1989) Was schützt Gesundheit? Zum Forschungsstand und der Bedeutung von personalen Ressourcen in der Bewältigung von Alltagsbelastungen und Lebensereignissen. Psychothe med Psychol 39:452–462.
BKK – Bundesverband der Betriebskrankenkassen (1999) Qualitätskriterien für betriebliche Gesundheitsförderung (www.dnbgf.de/fileadmin/texte/BGF/qualitaetskriterien.pdf).
BKK – Bundesverband der Betriebskrankenkassen (2009) Gesundheitsreport. Gesundheit in Zeiten der Krise. Essen: BKK (www.bkk.de).

Blättner B (1997) Paradigmenwechsel: von der Gesundheitsaufklärung und -erziehung zur Gesundheitsbildung und -förderung. In: Weitkunat R, Haisch J, Kessler M (Hrsg.) Public Health und Gesundheitspsychologie. Bern: Hans Huber. S. 119–125.
Blättner B (2004) Wenn Männer leiden – Wie Karl König seine Krankengeschichte erzählt. In: Altgeld T (Hrsg.) Männergesundheit(en). Weinheim, München: Juventa. S. 162–206.
Blättner B, Grewe A, Kohlenberg-Müller K (2006) Prävention von Adipositas bei Kindern und Jugendlichen: Neue Strategien sind erforderlich. Prävention und Gesundheitsförderung 2:42–46.
Blättner B, Heckenhahn M, Georgy S et al. (2010) Wohngebiete mit hitzeabhängigen Risiken ermitteln. Soziodemographisches und klimatisches Mapping in Stadt und Landkreis als Planungsinstrument gezielter Prävention. Bundesgesundheitsbl – Gesundheitsforsch – Gesundheitsschutz 53:75–81.
Blättner B, Niebuhr D (2015): Methodik weiterentwickeln: Evidenzinformierte Entscheidungsfindung in der Gesundheitsförderung. Prävention 01/2015: 2-6.
Blättner B, Ponomarew K, Kraemer K, Griesel S, Roß-Stabernack S, Krüger K (2017) Gesundheitsförderung in Pflegeheimen: Sichtweisen von Entscheidern, Prävention und Gesundheitsförderung, DOI: 10.1007/s11553-017-0623-0.
Blättner B, Wachtlin M (2005) Lebensgeschichtliche Arbeit im Krankheitsverlauf. Ein blinder Fleck im Konzept des Disease-Managements (= Jahrbuch für kritische Medizin 42). Hamburg: Argument. S. 71–92.
Blättner B, Wachtlin M, Berendonk C (2005) Krankengeschichten von Frauen mit Krebs. Lebensgeschichte und Kranksein stehen in Wechselbeziehung. Pflegezeitschrift 58:410–413.
Blaxter M (1990) Health and Lifestyles.London, New York: Routledge.
Blaxter M (2004) Health. Cambridge: Polity Press.
Blum H (1974) Planning for health. New York: Human Sciences Press.
BMAS – Bundesministerium für Arbeit und Soziales in Zusammenarbeit mit der baua (2010) Sicherheit und Gesundheit bei der Arbeit 2008. Dortmund, Berlin, Dresden (www.baua.de/).
BMAS – Bundesministerium für Arbeit und Soziales (2017) Sicherheit und Gesundheit bei der Arbeit. Berichtsjahr 2016. Berlin (www.bmas.de/).
BMG – Bundesministerium für Gesundheit (1999) AIDS-Bekämpfung in Deutschland. Bonn: BMG.
Böhme C, Schuleri-Hartje (2003) Gesundheitsförderung – Schlüsselthema integrierter Stadtteilentwicklung. Soziale Stadt info 11:2–7.
Bolte G, Mielck A (2004) Umweltgerechtigkeit. Weinheim, München: Juventa.
Bolte G, Bunge C, Hornberg C et al. (2012) Umweltgerechtigkeit. Chancengleichheit bei Umwelt und Gesundheit. Konzepte, Datenlage und Handlungsperspektive. Verlag Hans Huber. Bern.
Borgetto B (2004) Selbsthilfe und Gesundheit. Bern: Huber.
Boyce WT, Jensen EW, Cassel JC et al. (1977) Influence of Life Events and Family Routines on Childhood Respiratory Tract Illness. Pediatrics 60(4):609–615.
Boyce TW, Schaefer C, Uitti C (1985) Permanence and change: Psychosocial factors in the outcome of adolescent pregnancy. Social Science & Medicine 21(11):1279–1287.
Brandenburg U, Nieder P, Susen B. (2000) Gesundheitsmanagement im Unternehmen. Weinheim, München: Juventa.
Braun-Lewensohn O, Sagy S (2012) Salutogenesis and culture: Personal and community sense of coherence among adolescents belonging to three different cultural groups. International Review of Psychiatry. 23 (6), pp 533-541, https://doi.org/10.3109/09¬540261.2011.637905.
Brenner MH (1979) Mortality and National Economy. Lancet 15:568–573.
Breucker G, Bellwinkel M (2001) Betriebliche Gesundheitsförderung. In: Gesundheitsakademie (Hrsg.) Gesundheit gemeinsam gestalten. Frankfurt/M.: Mabuse. S. 132–139.

Bronfenbrenner U (1981) Die Ökologie der menschlichen Entwicklung. Natürliche und geplante Experimente. Stuttgart: Klett-Cotta.

Brown GW, Harris TO (1978) Social origins of depression. London: Tavistock Press.

Brzank P (2009) (Häusliche) Gewalt gegen Frauen: sozioökonomische Folgen und gesellschaftliche Kosten. Einführung und Überblick. Bundesgesundheitsbl – Gesundheitsforsch – Gesundheitsschutz 52:330–338.

Bullinger M (2009) Wohlbefinden von Kindern und Jugendlichen Forschungsstand und konzeptueller Hintergrund. Zeitschrift für Gesundheitspsychologie 17(2):50–55.

Bundesarbeitsgemeinschaft für Sicherheit und Gesundheit bei der Arbeit (2005) Arbeitswelt NRW 2004. Infoprint 2:17–19.

BZgA – Bundeszentrale für geundheitliche Aufklärung (2001) Gesundheitsförderung im Kindergarten, Köln 2001. https://www.bzga.de/botmed_60403000.html, letzter Abruf 25.03.2018.

Caplan G (1964) Principles of preventive psychiatry. Oxford, England: Basic Books.

Caplan G (1974) Support systems and community mental health. New York: Academic Press.

Caspi A, Sugden K, Moffitt TE et al. (2003) Influence of Life Stress on Depression: Moderation by a Polymorphism in the 5-HTT Gene. Science 301(5631):386–389.

Clift S, Jensen B (2005) The Health Promoting School: International Adcances in Theory, Evaluation and Practise. Copenhagen: Danish University of Education Press.

Cobb S (1976) Social support as a moderator of life stress. Psychosomatic Medicine 38:300–314.

Committee for the Study of the Future of Public Health, Division of Health Care Services, Institute of Medicine (1988) The Future of Public Health. Washington, DC: National Academy Press.

Corbin J, Strauss A (2004) Weiterleben lernen. Verlauf und Bewältigung chronischer Krankheit. Bern: Hans Huber.

CSDH (2008) Closing the gap in a generation. Health equity through action on the social determinants of health. Final Report of the Commission on Social Determinants of Health. Geneva: World Health Organisation.

Dahlgren G, Whitehead M. (1991) Policies and Strategies to Promote Social Equity in Health. Stockholm, Sweden: Institute for Futures Studies.

Destatis – Statistisches Bundesamt (2018a) Erwerbstätigkeit von Frauen: Deutschland mit zweithöchster Quote in der EU. https://www.destatis.de/Europa/DE/Thema/BevoelkerungSoziales/Arbeitsmarkt/ArbeitsmarktFrauen.html, letzter Abruf 01.03.2018.

Destatis – Statistisches Bundesamt (2018b) https://www.destatis.de/DE/ZahlenFakten/Indikatoren/LangeReihen/Arbeitsmarkt/lrerw013.html, letzter Zugriff 13.07.2018.

Dragano N, Siegrist J (2008) Psychosoziale Belastungen und Erkrankungsrisiken im Erwerbsleben. Befunde aus internationalen Studien zum Anforderungs-Kontroll-Modell und zu Modell beruflicher Gratifikationskrisen. Bundesgesundheitsbl – Gesundheitsfors – Gesundheitsschutz 51:305–312.

Durkheim E (1973) Der Selbstmord. Neuwied: Luchterhand (Erstauflage 1897).

Elkeles T (1993) Arbeitslose und ihre Gesundheit: Langzeitanalysen für die Bundesrepublik Deutschland. Soz Präventivmed 38:148–155.

Elkeles T, Mielck A (1997) Entwicklung eines Modells zur Erklärung gesundheitlicher Ungleichheit. Gesundheitswesen 59:137–143.

Elkeles T, Niehoff JU, Rosenbrock R et al. (1991) Prävention und Prophylaxe. Theorie und Praxis eines gesundheitspolitischen Grundmotivs in zwei deutschen Staaten 1949–1990. Berlin: Edition Sigma.

Ellert U, Kurth BM (2013) Gesundheitsbezogene Lebensqualität bei Erwachsenen in Deutschland. Ergebnisse der Studie zur Gesundheit Erwachsener in Deutschland (DEGS1). Bundesgesundheitsbl 56:643–649.

Ellert U, Wirz J, Ziese T (2006) Telefonischer Gesundheitssurvey des RKI (2. Welle) – Deskriptiver Ergebnisbericht. Berlin: Robert Koch Institut

Engel GL (1962) Psychological development in health and disease. Philadelphia: Saunders.

Erhart M, Hölling H, Bettge S et al. (2007) Der Kinder- und Jugendgesundheitssurvey (KiGGS): Risiken und Ressourcen für die psychische Entwicklung von Kindern und Jugendlichen. Bundesgesundheitsbl – Gesundheitsforsch – Gesundheitsschutz 50:800–809.

Eriksson M, Lindström B (2006) Antonovskys sense of coherence scale and the relation with health: a systematic review. J Epidemiol Community Health 60:376–381.

Eriksson M, Lindström B. Sagy S (2012) A salutogenic perspective on mental health across the life time. Cultural aspects on the sense of coherence. In: Mayer CH, Krause C (Ed.) Exploring mental health: Theoretical and empirical discourses on salutogenesis. Lengerich, Germany: Pabst Science Publishers, pp. 142-156.

Eysenck HJ, Grossart-Maticek R (1991) Creation navation behaviour therapy as a prophylactic treatment for cancer and coronary heart disease: II Effects of treatment. London: University Institute of Psychiatric.

Faltermaier T (1994) Gesundheitsbewußtsein und Gesundheitshandeln. Weinheim: Beltz.

Faltermaier T (2000) Die Salutogenese als Forschungsprogramm und Praxisperspektive. Anmerkungen zu Stand, Problemen und Entwicklungschancen. In: Wydler H, Kolip P, Abel T (Hrsg.) Salutogenese und Kohärenzgefühl. Grundlagen, Empirie und Praxis eines Gesundheitswissenschaftlichen Konzeptes. Weinheim, München: Juventa. S. 185–196.

Faltermaier T (2005) Gesundheitspsychologie. Stuttgart: Kohlhammer.

Faltermaier T, Kühnlein I (2000) Subjektive Gesundheitskonzepte im Kontext: Dynamische Konstruktionen von Gesundheit in einer qualitativen Untersuchung von Berufstätigen. PsyJOURNALS 8(4):137–154.

Faltermaier T, Kühnlein I, Burda-Viering A (1998) Gesundheit im Alltag. Laienkompetenz in Gesundheitshandeln und Gesundheitsförderung. Weinheim, München: Juventa.

Fehr R (2003) Ökologische Gesundheitsförderung. Bern: Huber.

Fehr R, Neuss H (2005) System- und Strukturmodelle; Lebensbereiche. In: Fehr R, Neuss H, Heudorf U (Hrsg.) Gesundheit und Umwelt. Bern: Huber. S. 76–94.

Fehr R, Kobusch AB, Wichmann HE (1998) Umwelt und Gesundheit. In: Hurrelmann K, Laaser U (Hrsg.) Handbuch Gesundheitswissenschaften. Handbuch für Lehre, Forschung und Praxis. Weinheim: Beltz. S. 467–496.

Fehr R, Neuss H, Heudorf U (2005) Gesundheit und Umwelt. Bern: Huber.

Fishbein M, Ajzen I (2010) Predicting and changing behavior: The reasoned action approach. New York: Psychology Press.

Fisher K, Collins J (1993) Homelessness, health care and welfare provision. London: Routledge.

Flensborg-Madsen T, Ventegodt S, Merrick J (2005) Sense of Coherence and Physical Health. A Review of Previous Findings, TheScientificWorldJOURNAL 5:665–673.

Forschungsverbund DHP (1998) Die Deutsche Herz-Kreislauf-Präventionsstudie. Bern: Huber.

Frank DJ (1961) Persuasion and healing. A comparative study of psychotherapy. Baltimore: John Hopkins University Press.

Franke A (1997) Zum Stand der konzeptionellen und empirischen Entwicklung des Salutogenesekonzeptes. In: Antonovsky A (Hrsg.) Salutogenese. Zur Entmystifizierung der Gesundheit. Tübingen: dgvt.

Franke A (2015) Salutogenetische Perspektive. In: BzgA (Hrsg.) Leitbegriffe der Gesundheitsförderung. https://www.leitbegriffe.bzga.de/alphabetisches-verzeichnis/salutogenetische-perspektive/, letzte Änderung 12.05.2015.

Franzkowiak P (1986) Kleine Freuden, kleine Fluchten. Alltägliches Risikoverhalten und medizinische Gefährdungsideologie. In: Wenzel E (Hrsg.) Die Ökologie des Körpers. Frankfurt/M.: Suhrkamp. S. 121–174.

Franzkowiak P, Wenzel E (1985) Die Gesundheitserziehung im Übergang zur Gesundheitsförderung. Verhaltenstherapie und psychosoziale Praxis 2:240–256.

Franzkowiak P, Sabo P (1993) Dokumente der Gesundheitsförderung. Mainz: Peter Sabo.

Friczewski F (1997) Betriebliche Gesundheitsförderung durch Krankenkassen. In: Altgeld T (Hrsg.) Wie kann Gesundheit verwirklicht werden? Weinheim, München: Juventa. S. 103–120

Fried M (1963) Grieving for at lost home. In: Duhl L (Hrsg.) The urban condition. New York: Basis Books. S. 151–171.

Friedman M, Rosenman RH (1975) Der A-Typ und der B-Typ. Reinbek: Rowohlt.

Fülgraff G (1991) Zur Lage der Umwelthygiene in der Bundesrepublik Deutschland. In: Elkeles T, Niehoff JU, Rosenbrock R, Schneider F (Hrsg.) Prävention und Prophylaxe. Theorie und Praxis eines gesundheitspolitischen Grundmotivs in zwei deutschen Staaten 1949–1990. Berlin: Edition Sigma. S. 243–262.

Fydrich T, Sommer G, Tydecks S et al. (2009) Fragebogen zur sozialen Unterstützung (F-SozU): Normierung der Kurzform (K-14). Z Med Psychol 18:43–48.

Gawatz R, Novak P (1993) Soziale Konstruktionen von Gesundheit. Ulm: Universitätsverlag.

Gbe-bund (2018) Gesundheitsfördernde körperliche Aktivität in der Freizeit (Anteil der Befragten in Prozent). Gliederungsmerkmale: Jahre, Region, Alter, Geschlecht, Bildung. http://www.gbe-bund.de/oowa921-install/servlet/oowa/aw92/WS0100/_XWD_¬FORMPROC?TARGET=&PAGE=_XWD_230&OPINDEX=11&HANDLER=XS_R¬OTATE_ADVANCED&DATACUBE=_XWD_258&D.000=PAGE&D.002=PAGE&¬D.003=DOWN&D.355=ACROSS letzter Zugriff 13.07.2018.

Geene R, Luber E (2000) Gesundheitsziele – Planung in der Gesundheitspolitik. Frankfurt/M.: Mabuse.

Geene R, Rosenbrock R (2004) Gesundheitsförderung im Setting als Beitrag zum Abbau sozial ungleicher Gesundheitschancen. In: GesundheitsAkademie (Hrsg.): Kommunale Gesundheitsförderung. Frankfurt/M.: Mabuse. S. 221–243.

GesundheitsAkademie e. V. (2001) Allianz für Gesundheitsförderung. Frankfurt/M.: Mabuse.

Gesundheitsberichterstattung (2010) Verteilung der Bevölkerung nach ihrem Rauchverhalten in Prozent (www.destatis.de).

Göckenjan G (1991) Stichwort: Gesundheit. In: Deppe H-U, Friedrich H, Müller R (Hrsg.) Öffentliche Gesundheit-Public Health. Frankfurt/M.: Campus. S. 15–24.

Goffman E (1974) Stigma. Über Techniken der Bewältigung beschädigter Identität. Frankfurt/M.: Suhrkamp.

Gordis L (2008) Epidemiologie. 4. Aufl. Philadelphia: Saunders Elsevier.

Gordon R (1987) An Operational Classification of Disease Prevention. In: Sternbert JA, Silverman MM. (Hg.) (1987) Preventing Mental Disorders: A Research Perspective. Washington, DC, S. 20-26.

Grabs I (2006) Todesursachen von Wohnungslosen in Hamburg, Eine Analyse von 307 Todesfällen, Med. Dissertation, Hamburg.

Green LW, Kreuter MW, Deeds SG et al. (1980) Health education planning. A Diagnostic Approach. Palo Alto: Mayfield Press.

Greß S, Walendzik A, Wasem J (2005) Nichtversicherte Personen im Krankenversicherungssystem der Bundesrepublik Deutschland – Bestandaufnahme und Lösungsmöglichkeiten. Diskussionsbeiträge aus dem Fachbereich Wirtschaftswissenschaften der Universität Duisburg-Essen Campus Essen. Nr. 147.

Grewe HA, Heckenhahn M, Blättner B et al. (2010) Prävention klimabedingter Gesundheitsrisiken in der Kommune. Das Gesundheitswesen 72:466–471.

Griefahn B (1998) Arbeitswelt und Gesundheit. In: Hurrelmann K, Laaser U (1998) Gesundheitswissenschaften. Handbuch für Lehre, Forschung und Praxis. Weinheim, München: Juventa. S. 443–466.

Grobe T, Schwartz F (2003) Arbeitslosigkeit und Gesundheit (= Gesundheitsberichterstattung des Bundes, Heft 13). Berlin: Robert Koch Institut.

Grossmann K, Scala R (1994) Gesundheit durch Projekte fördern. Weinheim, München: Juventa.

Grossmann R (1993) Gesundheitsförderung durch Organisationsentwicklung – Organisationsentwicklung durch Projektmanagement. In: Pelikan JM, Demmer H, Hurrelmann

K (Hrsg.) Gesundheitsförderung durch Organisationsentwicklung. Konzepte, Strategien und Projekte für Betriebe, Krankenhäuser und Schulen. Weinheim, München: Juventa. S. 43–84.
Häfner H (1978) Psychiatrische Epidemiologie. Heidelberg, Berlin: Springer.
Haisch J, Weitkunat R, Wildner M (1999) Wörterbuch Public Health. Gesundheitswissenschaften. Bern: Hans Huber.
Hallman WK, Wandersman A (1992) Attribution of responsibility and collective coping with environmental threats. Journal of Social Issues 48:101–118.
Hancock T (1990) The mandala of health: a model of the human ecosystem. In: Anderson R, Kickbusch I (Hrsg.): Health promotion. A resource book. Kopenhagen: WHO. S. 129–138.
Hapke U, v. der Lippe E, Gaertner B (2013) Riskanter Alkoholkonsum und Rauschtrinken unter Berücksichtigung von Verletzungen und der Inspruchnahme alkoholspezifischer medizinischer Beratung Ergebnisse der Studie zur Gesundheit Erwachsener in Deutschland (DEGS1). Bundesgesundheitsbl 56:809–813.
Hartung S, Rosenbrock R (2015) Settingansatz / Lebensweltansatz In: BzgA (Hrsg.) Leitbegriffe der Gesundheitsförderung. https://www.leitbegriffe.bzga.de/alphabetisches-verzeichnis/settingansatz-lebensweltansatz/, letzte Änderung 05.08.2015.
Hartwig J, Waller H (2006) Gesundheitsarbeit mit Straßenkindern. Lüneburg: ZAG Forschungs- und Arbeitsberichte.
Helfferich C (1992) Zwang von Natur und Gesellschaft: Alltagsbilder vom Körper aus der Sicht von Frauen. In: Vogt I, Bormann M (Hrsg.) Frauen-Körper. Lust und Last. Tübingen: dgvt.
Helfferich C (1993) Jugend, Körper und Geschlecht. Opladen: Leske und Budrich.
Hellbernd H, Brzank P, Wieners K, Maschewsky-Schneider (2004) Häusliche Gewalt gegen Frauen: gesundheitliche Versorgung. Das S.I.G.N.A.L.-Interventionsprogramm. Handbuch für die Praxis, Wissenschaftlicher Bericht. Berlin: BMFSFJ.
Helmert U (2003) Soziale Ungleichheit und Krankheitsrisiken. Augsburg: Maro.
Helmert U, Bammann K, Voges W et al.(2000) Müssen Arme früher sterben? Weinheim, München: Juventa.
Hempel U (2006) Erste Ergebnisse der KIGGS-Studie zur Gesundheit von Kindern und Jugendlichen in Deutschland. Berlin: Robert Koch Institut.
Herzlich C (1973) Health and illness. A social psychological analysis. London: Academic Press.
Herzlich C (1998) Soziale Repräsentationen von Gesundheit und Krankheit und ihre Dynamik im sozialen Feld. In: Flick U (Hrsg.) Wann fühlen wir uns gesund? Subjektive Vorstellungen von Gesundheit und Krankheit. Weinheim, München: Juventa. S. 171–180.
Hilbert A (2008) Soziale und psychosoziale Auswirkungen der Adipositas: Gewichtsbezogene Stigmatisierung und Diskriminierung. In: Herpertz S, de Zwaan M, Zipfel S (Hrsg.) Handbuch Essstörungen und Adipositas. Heidelberg, Berlin: Springer. S. 288–291.
Hitzler R, Honer A, Pfadenhauer M (2008) Posttraditionale Gemeinschaften. Theoretische und ethnografische Erkundungen. Wiesbaden: Verlag für Sozialwissenschaften.
HLS-EU Consortium (2012) Comparative Report of Health Literacy in eight EU member states. The European Health Literacy survey HLS-EU, https://docs.wixstatic.com/ugd/76600e_81f8001e7ddc4df198e023c8473ac9f9.pdf letzter Zugriff 13.07.2018.
Hochschild AR (1983) The Managed Heart: Commercialization of Human Feeling. Berkeley: University of California Press
Hoffmann-La Roche AG (1987) Roche Lexikon Medizin. München: Urban & Schwarzenberg.
Holmes TH, Rahe RH (1967) The social readjustment rating scale. J Psychosom Research 11:213–218.
Holtmann M, Poustka F, Schmidt MH (2004) Biologische Korrelate der Resilienz im Kindes- und Jugendalter. PsyJOURNALS 13,4:201–2011.

Homfeldt HG (2005) Gesundheitsarbeit im Stadtteil. In: Ortamnn K, Waller H (Hrsg.): Gesundheitsbezogene Sozialarbeit. Baltmannsweiler: Schneider. S. 143–160.
Homfeldt HG, Steigleder S (2003) Gesundheitsvorstellungen und Lebenswelt. Weinheim, München: Juventa.
House JS (1981) Work stress and social support. Reading (Mass.): Addison-Wesley.
Hundermark-Mayser J, Möller B (2004) Selbsthilfe im Gesundheitsbereich (= Gesundheitsberichterstattung des Bundes, Heft 23). Berlin: Robert Koch Institut.
Hundermark-Mayser J (2017) Selbsthilfelandschaft in Deutschland, Selbsthilfe im Überblick 5, Zahlen und Fakten 2017. S. 23.
Hurrelmann K (1988, 1991) Sozialisation und Gesundheit. Weinheim, München: Juventa.
Hurrelmann K (1990) Familienstreß, Schulstreß, Freizeitstreß. Gesundheitsförderung für Kinder und Jugendliche. Weinheim: Beltz.
Hurrelmann K (2000, 2003) Gesundheitssoziologie, Eine Einführung in sozialwissenschaftliche Theorien von Krankheitsprävention und Gesundheitsförderung. Weinheim, München: Juventa.
Hurrelmann K, Laaser U (1998) Gesundheitswissenschaften. Handbuch für Lehre, Forschung und Praxis. Weinheim, München: Juventa.
Hurrelmann K, Franzkowiak P (2003) Gesundheit. In: Bundeszentrale für gesundheitliche Aufklärung (Hrsg.) Leitbegriffe der Gesundheitsförderung. Schwabenheim a. d. Selz: Peter Sabo. S. 52–55.
Ishorst-Witte F, Heinemann A, Püschel K (2001) Erkrankungen und Todesursachen bei Wohnungslosen, Archiv für Kriminologie H, 208 S.129-138.
Jahoda M, Lazarsfeld PF, Zeisel H (1975) Die Arbeitslosen von Marienthal. Ein soziographischer Versuch über die Wirkungen langandauernder Arbeitslosigkeit. Frankfurt/M.: Suhrkamp.
Jordan S, von der Lippe E (2013) Teilnahme an verhaltenspräventiven Maßnahmen. Ergebnisse der Studie zur Gesundheit Erwachsener in Deutschland (DEGS 1). Bundesgesundheitsbl 56:878–884.
Jurczyk K, Schier M, Szymenderski P et al. (2009) Entgrenzte Arbeit – entgrenzte Familie. Grenzmanagement im Alltag als neue Herausforderung. Berlin: Edition Sigma.
Kaba-Schönstein L (2017a) Gesundheitsförderung 1: Grundlagen. In: BzgA (Hrsg.) Leitbegriffe der Gesundheitsförderung. https://www.leitbegriffe.bzga.de/alphabetisches-verzeichnis/gesundheitsfoerderung-i-definition-ziele-prinzipien-handlungsebenen-und-strategien/ letzte Änderung: 04.01.2017, letzter Zugriff 13.07.2018.
Kaba-Schönstein L (2017b) Gesundheitsförderung 3: Entwicklung nach Ottawa. In: BzgA (Hrsg.) Leitbegriffe der Gesundheitsförderung. https://www.leitbegriffe.bzga.de/alphabetisches-verzeichnis/gesundheitsfoerderung-iii-internationale-entwicklung-historische-und-programmatische-zusammenhaenge-nach-ottawa-1986-bis-heute/ letzte Änderung: 04.01.2017, letzter Zugriff 13.07.2018.
Kaplan GA (2004) What's Wrong with Social Epidemiology, and How Can We Make It Better? Epidemiol Rev 26:124–135.
Karasek R, Theorell T (1990) Healthy Work. Stress, Productivity, and the Reconstruction of Working Life. New York: Basis Books.
Kasl SV, Cobb S (1966) Health behavior, illness behavior, and sick-role behavior. Archives of Environmental Psychology 12:246–266, 531–541.
Kaufmann F-X (1990) Gesundheitspolitik als Teil der Gesundheitswissenschaften. In: Laaser U, Wolters P, Kaufmann FX (Hrsg.) Gesundheitswissenschaften und öffentliche Gesundheitsförderung. Heidelberg, Berlin: Springer. S. 239–245.
Kickbusch I (1992) Aktionsmöglichkeiten der Gesundheitsförderung. In: Trojan A, Stumm B (Hrsg.) Gesundheit fördern statt kontrollieren. Eine Absage an den Mustermenschen. Frankfurt/M.: Fischer. S. 96–116.
Kickbusch I (2005) Die Gesundheitsgesellschaft. Gamburg: Verlag für Gesundheitsförderung.
Kilian H, Geene R, Philippi T (2004) Die Praxis der Gesundheitsförderung für sozial Benachteiligte im Setting. In: Rosenbrock R, Bellwinkel M, Schröer A (Hrsg.) Primärprä-

vention im Kontext sozialer Ungleichheit. Bremerhaven: Verlag für neue Wissenschaft. S. 151–230.

Klauer T, Knoll N, Schwarzer R (2007) Soziale Unterstützung: Neue Wege in der Forschung. Editorial. Zeitschrift für Gesundheitspsychologie 15(4):141–142.

Klesse R, Sonntag U, Brinkmann M et al. (1992) Gesundheitshandeln von Frauen. Leben zwischen Selbstlosigkeit und Selbst-Bewußtsein. Frankfurt/M.: Campus.

Klingenberg A, Bahrs O, Szecsenyi J (1999) Wie beurteilen Patienten Hausärzte und ihre Praxen? Deutsche Ergebnisse der europäischen Studie zur Bewertung hausärztlicher Versorgung durch Patienten (EUROPEP). Z ärztl Fortb Qual.sich 93:437–444.

Kobasa SC, Maddi S, Kahn S (1982) hardiness and health: a prospective study. J Pers Soc Psychol 42:186–177.

Kofahl C, Kohler S, Trojan A (2010) Projekt »Aktivierung von Selbsthilfepotenzialen« – eine zusammenfassende Betrachtung. In: Deutsche Arbeitsgemeinschaft Selbsthilfegruppen e. V. (Hrsg.) Selbsthilfegruppenjahrbuch 2010. Gießen: Focus. S. 127–135.

Kohler M, Ziese T (2004) Telefonischer Gesundheitssurvey des Robert Koch-Instituts zu chronischen Erkrankungen und ihren Bedingungen – Deskriptiver Ergebnisbericht (= Beiträge zur Gesundheitsberichterstattung des Bundes). Berlin: Robert Koch Institut.

Kolip P (1998) Familie und Gesundheit. In: Hurrelmann K, Laaser U (Hrsg.) Handbuch Gesundheitswissenschaften. Weinheim, München: Juventa. S. 497–518.

Kolip P, Altgeld T (2005) Geschlechtergerechte Gesundheitsförderung und Prävention. Weinheim, München: Juventa.

Koos EL (1954) The health of Regionville. New York: Columbia University Press.

Kosa J, Antonovsky A, Zola IK (1969) Social differences in physical health, Poverty and Health: A sociological analysis. Cambridge: Harvard University Press.

Kovats R, Hajat S (2008) Heat Stress and Public Health: A Critical Review. Annu Rev Public Health 29:41–55.

Krantz G, Östergren PO (2004) Does it make sense in a coherent way? Determinants of sense of coherence in Swedish women 40 to 50 years of age. Int J Behav Med 11:18–26.

Krebs D (1990) Obdachlose. In: Kruse L, Graumann CF, Lantermann E-D (Hrsg.) Ökologische Psychologie. Ein Handbuch in Schlüsselbegriffen. München: Psychologie Verlags Union. S. 435–440.

Kreher S (2003) Widersprüchliche Botschaften: Wie viel Gesundheitssoziologie brauchen Pflegpädagoginnen, Pflegeexpertinnen und Pflegende? In: Schneider K, Brinker-Meyendrisch E, Schneider A (Hrsg.) Pflegepädagogik für Studium und Praxis. Heidelberg, Berlin: Springer.

Kretschmer E (1967) Körperbau und Charakter. Heidelberg, Berlin: Springer.

Krug E, Dahlberg L, Mercy J et al. (2002) World Report on Violence and Health. Genf: WHO.

Krug S, Jordan S, Mensink GBM et al. (2013) Körperliche Aktivität. Ergebnisse der Studie zur Gesundheit Erwachsener in Deutschland (DEGS1). Bundesgesundheitsbl 56:765–771.

Kuhlmann E, Kolip P (2005) Gender und Public Health. Weinheim, München: Juventa.

Kühn H, Rosenbrock R (2009) Präventionspolitik und Gesundheitswissenschaften. Eine Problemskizze. Normativität und Public Health I:47–71.

Kuhn K (1992) Betriebliche Gesundheitsförderung. Stand und Perspektiven. In: Trojan A, Stumm B (Hrsg.) Gesundheit fördern statt kontrollieren. Eine Absage an den Mustermenschen. Frankfurt/M.: Fischer. S. 141–151.

Laaser U, Wolters P, Kaufmann FX (1990) Gesundheitswissenschaften und öffentliche Gesundheitsförderung. Heidelberg, Berlin: Springer.

Labisch A (1989) Kommunale Gesundheitsförderung – aktuelle Entwicklungen, Konzepte, Perspektiven. Frankfurt/M.: Deutsche Zentrale für Volksgesundheitspflege.

Labisch A (1992) Homo Hygienicus. Gesundheit und Medizin in der Neuzeit. Frankfurt/M.: Campus.

Labisch A, Woelk W (1998) Gesichte der Gesundheitswissenschaften. In: Hurrelmann K, Laaser U (Hrsg.) Handbuch der Gesundheitswissenschaften. Weinheim, München: Juventa. S. 49–90

Lafaille R (1994) Auf dem Weg zu einer Gründung der Gesundheitswissenschaften: Möglichkeiten, Herausforderungen, Fallstricke. In: Göpel EU, Schneider-Wohlfahrt (Hrsg.) Provokationen zur Gesundheit. Frankfurt/M.: Mabuse. S. 229–266.

Laireiter AR, Fuchs M, Pichler ME (2007) Negative Soziale Unterstützung bei der Bewältigung von Lebensbelastungen. Zeitschrift für Gesundheitspsychologie 15(2):43–56.

Lalonde, M (1974) A new perspective on the health of Canadians – a working document. Ottawa: Government of Canada.

Lampert T, Kroll LE (2010) Armut und Gesundheit. Robert Koch Institut. GBE Kompakt 5/2010 (www.rki/gbe-kompakt).

Lampert T, Saß AC, Häfelinger M et al. (2005) Armut, Soziale Ungleichheit und Gesundheit. Expertise des Robert Koch-Instituts zum 2. Armuts- und Reichtumsbericht der Bundesregierung. Berlin: Robert Koch Institut.

Lampert T, von der Lippe E, Müters S (2013) Verbreitung des Rauchens in der Erwachsenenbevölkerung in Deutschland. Ergebnisse der Studie zur Gesundheit Erwachsener in Deutschland (DEGS1). Bundesgesundheitsbl. 56:802–808.

Larsson G, Kallenberg KO (1996) Sense of coherence, socioeconomic conditions and health. In-terrelationships in a nation-wide Swedish sample. Eur J of Public Health 6 (3):175–180.

Lazarus RS (1966) Psychological stress and the coping process. New York: McGraw-Hill.

Lazarus RS, Folkman S (1984) Stress, Appraisal, and Coping. New York: Springer.

Lewin K (2012) Feldtheorie in den Sozialwissenschaften. Bern: Huber Verlag.

Lindmark U, Stegmayr B, Nilsson B et al. (2005) Food selection associated with sense of coherence in adults, Nutr J 2005, 4:9 DOI:10.1186/1475-2891-4-9.

Lindström B, Erikkson M (2005) Salutogenesis, J Epidemiol Community Health 59:440–442.

Lindström B, Erikkson M (2008) A salutogenic interpretation of the Ottawa Charter. Health Promotion International 23(2). doi:10.1093/heapro/dan014.

Mackenbach J, Bakker M (2002) Reducing inequalities in health: a European perspective. London: Routlege.

Marmot M, Wilkinson RG (1999) Social determinants of health. Oxford: Oxford Universits Press,

Maschewsky W (2001) Umweltgerechtigkeit, Public Health und soziale Stadt. Frankfurt/M.: VAS.

Matthies F, Bickler G, Cardenosam Marin N et al. (2008) Heat Health Action Plans. Guidance. Kopenhagen: WHO Europa.

Maturana HR, Varela FJ (2009) Der Baum der Erkenntnis. Die biologischen Wurzeln menschlichen Erkennens, Frankfurt/M.: Fischer.

Matzat J (2005) Selbsthilfe und Patientenpartizipation im Gesundheitswesen. Psychomed 17/1:14–20.

McKeown T (1982) Die Bedeutung der Medizin. Frankfurt/M.: Suhrkamp.

Menne B, Apfel F, Kovats S et al. (2008) Protecting Health in Europe from Climate Change. Kopenhagen: WHO Europa.

Mensink GBM, Truthmann J, Rabenberg M et al. (2013) Obst- und Gemüsekonsum in Deutschland. Ergebnisse der Studie zur Gesundheit Erwachsener in Deutschland (DEGS1). Bundesgesundheitsbl 56:779–785.

Mielck A (1994) Krankheit und soziale Ungleichheit. Opladen: Leske und Budrich.

Mielck A (2000) Soziale Ungleichheit und Gesundheit. Bern: Hans Huber.

Mielck A (2002) Städte und Gesundheit. Lage: Jacobs.

Mielck A (2005) Soziale Ungleichheit und Gesundheit. Einführung in die aktuelle Diskussion. Bern: Hans Huber.

Millstein DG, Irwin CE (1987) Concepts of health and illness. Health Psychology 6:515–524.

Minkler M (1997) Community organizing and community building for health. New Brunswick: Rutger University Press.
Moos RH (1984) Context an Coping: Toward a Unifying Conceptual framework. American Journal of Community Psychology 12:5–25.
Morris T, Greer S (1980) Type C for cancer? Low trait anxiety in the pathogenesis of breast-cancer. In: Cancer Detection and Prevention 3(3):102.
Müller B, Münch E, Badura B (1997) Gesundheitsförderliche Organisationsentwicklung im Krankenhaus. Weinheim, München: Juventa.
Müller U, Schröttle M (2004) Lebenssituation, Sicherheit und Gesundheit von Frauen in Deutschland. Eine repräsentative Untersuchung zu Gewalt gegen Frauen in Deutschland. Im Auftrag des Bundesministeriums für Familie, Senioren, Frauen und Jugend. Berlin.
Müssig-Zufika M, Becker K, Conrad A et al. (2008) Kinder-Umwelt-Survey 2003/06 – KUS –Hausstaub. Stoffgehalte im Hausstaub aus Haushalten mit Kindern in Deutschland. Dessau-Roßlau: Umweltbundesamt.
Neuner B, Miller P, Maulhardt A et al. (2006) Hazardous alcohol consumption and sense of coherence in emergency department patients with minor trauma. Drug Alcohol Depend 28(2):143–150.
Nilsson B, Holmgren L, Stegmayr B et al. (2003) Sense of coherence – stability over time and relation to health, disease, and psychosocial changes in a general population: a longitudinal study. Scand J Public Health 1/31(4):297–304.
Noack H (1990) Gesundheitsinformationen für gesunde Städte: Voraussetzungen lokaler Gesundheitsberichterstattung. In: Thiele W, Trojan A (Hrsg.) Lokale Gesundheitsberichterstattung. Sankt Augustin: Asgard. S. 27–36.
Noack H, Rosenbrock R (1994) Stand und Zukunft der Berufspraxis im Bereich Public Health. In: Schaeffer D, Moers M, Rosenbrock R (Hrsg.) Public Health und Pflege. Zwei neue gesundheitswissenschaftliche Disziplinen. Berlin: Edition Sigma. S. 129–158.
Noeker M, Petermann F (2008) Resilienz: Funktionale Adaptation an widrige Umgebungsbedingungen Zeitschrift für Psychiatrie, Psychologie und Psychotherapie 56 (4):255–263.
Nordlohne E, Kolip P (1994) Gesundheits- und Krankheitskonzepte 14- bis 17-jähriger Jugendlicher: Ergebnisse einer repräsentativen Jugendbefragung. In: Kolip P (Hrsg.) Beiträge zur geschlechtsspezifischen Jugendgesundheitsforschung. Weinheim, München: Juventa. S. 121–138.
Nutbeam D (2000) Health literacy as a public health goal: a challenge for contemporary health education and communication strategies into the 21st. Health Promotion International: 259–267.
Nutbeam D, Kichbusch (2000) Advancing health Literacy: a global challenge for the 21st century. Health Promotion International (15) 3: 183f.
Oakley A (1976) The family, marriage, and its relationship to illness. In: Tuckett D (Hrsg.) An introduction to medical sociology. London: Tavistock. S. 74–109.
O'Donnell T, Gray G (1993) The health promoting college. London: Health Education Authority.
Oppolzer A, Rosenthal T (1999) Gesundheitsförderung als betriebliche Sozialpolitik. In: Pelikan J, Wolff S (Hrsg.) Das gesundheitsfördernde Krankenhaus. Weinheim, München: Juventa. S. 200–216.
Paulus P (1992) Prävention und Gesundheitsförderung. Perspektiven für die psychosoziale Praxis. Köln: GwG.
Paulus P, Brückner G (2000) Wege zu einer gesünderen Schule. Frankfurt/M.: dgvt.
Parsons T (1968) Sozialstruktur und Persönlichkeit. Frankfurt/M.: Europäische Verlagsanstalt.
Pearlin LI (1989) The sociological study of stress. Journal of health and Social Behavior 22:337–356.
Pelikan JM (2007) Gesundheitsförderung durch Organisationsentwicklung. Ein systemtheoretischer Lösungszugang, Prävention und Gesundheitsförderung 2(2):74–81.

Pelikan JM, Krajic K (1993) Gesundheitsförderung im und durch das Krankenhaus – Konzepte und Strategien, Projekte und Netzwerke. In: Pelikan JM, Demmer H, Hurrelmann K (Hrsg.) Gesundheitsförderung durch Organisationsentwicklung. Konzepte, Strategien und Projekte für Betriebe, Krankenhäuser und Schulen. Weinheim, München: Juventa. S. 85–99.

Pelikan JM, Conrad G (1999) Internationale Entwicklung Gesundheitsfördernder Krankenhäuser. Public Health Forum Nr. 23:17.

Pelikan JM, Wolff S (1999) Das gesundheitsfördernde Krankenhaus. Weinheim, München: Juventa.

Pelikan JM, Demmer H, Hurrelmann K (1993) Gesundheitsförderung durch Organisationsentwicklung. Konzepte, Strategien und Projekte für Betriebe, Krankenhäuser und Schulen. Weinheim, München: Juventa.

Plaumann M, Busse A, Walter U (2006) Grundlagen zu Stress, In: Weißbuch Prävention 2005/2006: Stress? Ursachen, Erklärungsmodell und präventive Ansätze. Heidelberg, Berlin: Springer. S. 2–12.

Plümer KD, Trojan A (2004) »Gesunde Städte« – Anspruch und Performance. Befragungsergebnisse und ein Vorschlag zum Qualitätsmonitoring (Gesunde-Städte-Barometer). Gesundheitswesen 66:202–207.

Proschaska JO, DiClemente CC (1984) Stages and processes of self-change of smoking: towards an integrative model of chance. Journal of Consulting and Clinical Psychology 51:390–395.

Pschyrembel online (2017) Gesundheit https://www.pschyrembel.de/Gesundheit/K08QB. Letzte Änderung 12.03.2017, letzter Zugriff 13.07.2018.

Pschyrembel online (2017) Krankheit (Pathologie, allgemeine Grundlagen). https://www.pschyrembel.de/Krankheit/K0C8G/doc/ letzte Änderung 13.03. 2017.

Pscyhrembel online (2018) Krankheit (Medizin) https://www.pschyrembel.de/Krankheit/K0C8J/doc/. Letzte Änderung 29.01.2018.

Pscyhrembel online (2017) Vulnerabilität. https://www.pschyrembel.de/Vulnerabilit%C3%A4t/K0NWL/doc/, letzte Änderung 17.07.2017, letzter Zugriff 13.07.2018.

Rappaport J (1981) In Praise of Paradox: A Social Policy of Empowerment Over Prevention. Am J Community Psychology 9(1):1–25.

Ravens-Sieberer U, Ellert U, Erhardt M (2007) Gesundheitsbezogene Lebensqualität von Kindern und Jugendlichen in Deutschland. Eine Normstichprobe für Deutschland aus dem Kinder- und Jugendgesundheitssurvey (KIGGS). Bundesgesundheitsblatt – Gesundheitsforschung – Gesundheitsschutz 50(5/6):810–818.

Ravens-Sieberer U, Wille N, Nickel J et al. (2009) Wohlbefinden und gesundheitsbezogene Lebensqualität aus einer bevölkerungsbezogenen Perspektive Ergebnisse aus aktuellen internationalen und nationalen Studien. Zeitschrift für Gesundheitspsychologie 17 (2):56–68.

Reis D (1981) The family Construction of Reality. Cambridge: Harvard University Press.

Rerrich MS (2006) Die ganze Welt zu Hause: cosmobile Putzfrauen in privaten Haushalten. Hamburg: Hamburger Edition.

Research Unit in Health and Behavioural Change, University of Edinburgh (1989) Changing the public health. Chichester: John Wiley & Sons.

Richardson CG, Ratner PA (2005) Sense of coherence as a moderator of the effects of stressful life events on health. J Epidemiol Community Health 59:979–984.

Richter A, Holz G, Altgeld T, (2004) Gesund in allen Lebenslagen – Förderung von Gesundheitspotenzialen bei sozial benachteiligten Kindern im Elementarbereich. Frankfurt/M.: ISSEigenverlag.

Richter-Kornweitz A, Altgeld T (2015) Gesunde Kita für alle! Leitfaden zur Gesundheitsförderung im Setting Kindertagesstätte. Landesvereinigung für Gesundheit und Akademie für Sozialmedizin Niedersachsen e. V., Hannover, http://www.gesundheit-nds.de/CMS/images/stories/PDFs/Leitfaden_Gesunde_Kita_fuer_alle_web.pdf, letzter Zugriff 13.07.2018.

Riemann K, v. Troschke J, Wagner A (1994) Offene Befragungen zu Gesundheit und Wohlbefinden in Stadtteilen. In: Stumm B, Trojan A (Hrsg.) Gesundheit in der Stadt. Modelle – Erfahrungen – Perspektiven. Frankfurt/M.: Fischer. S. 39–55.

RKI – Robert Koch-Institut (Hrsg) (2014) Daten und Fakten: Ergebnisse der Studie »Gesundheit in Deutschland aktuell 2012«. Beiträge zur Gesundheitsberichterstattung des Bundes. RKI, Berlin.

Rosenbrock R. (1998) Gesundheitspolitik. In: Gesundheitswissenschaften. Handbuch für Lehre, Forschung und Praxis. Weinheim, München: Juventa. S. 707–752.

Rosenbrock R (2004) Primäre Prävention zur Verminderung sozial bedingter Ungleichheit von Gesundheitschancen. Problemskizze und ein Politikvorschlag zur Umsetzung des § 20 Abs. 1 SGB V durch die GKV. In: Rosenbrock R, Bellwinkel M, Schröer A (Hrsg.) Primärprävention im Kontext sozialer Ungleichheit, wissenschaftliche Gutachten zum BKK-Programm ›Mehr Gesundheit für alle‹ (= Gesundheitsförderung und Selbsthilfe, Bd. 8). Bremerhaven: Wirtschaftsverlag NW. S. 7–149.

Rosenbrock R (2007) AIDS-Prävention – ein Erfolgsmodell in der Krise. Bundesgesundheitsbl – Gesundheitsforsch – Gesundheitsschutz 50:432–441.

Rosenbrock R, Bellwinkel M, Schröer A (2004) Primärprävention im Kontext sozialer Ungleichheit. Bremerhaven: Verlag für neue Wissenschaft.

Rosenbrock R, Gerlinger T (2014) Gesundheitspolitik – Eine systematische Einführung, Bern: Huber.

Rosenbrock R, Michel C (2006) Primäre Prävention – Bausteine für eine systematische Gesundheitssicherung, Berlin: Berliner Schriftenreihe Gesundheitswissenschaften.

Rosenstock IM (1966) Why people use health services. Milbank Memorial Fund Quarterly 44:94–127.

Rosenstock IM (1974) The health belief model and preventive health behavior. In: Health Education Monographs 2:354–386.

Ruprecht TM (2000) Qualität »through the patient's eyes«. BALK-Info 44:24–25.

Sachverständigenrat zur Begutachtung der Entwicklung im Gesundheitswesen, Bundesministerium für Gesundheit. Damals: Sachverständigenrat für die Konzertierte Aktion im Gesundheitswesen (2000/2001) Bedarfsgerechtigkeit und Wirtschaftlichkeit. Gutachten (Kurzfassung).

Sagy S, Antonovsky H (2000) The development of the sense of coherence: a retrospective study of early life experiences in the family. Int J Aging Hum Dev 51:155–166.

Savolainen JJ, Suominen-Taipale AL, Uutela AK et al. (2005) Sense of coherence as a determinant of toothbrushing frequency and level of oral hygiene. J Periodontol 76:1006–1012.

Schaefer G (1992) Der Gesundheitsbegriff bei verschiedenen Völkern – Eine internationale Vergleichsstudie. In: Trojan A, Stumm B (Hrsg.) Gesundheit fördern statt kontrollieren. Gesundheit fördern statt kontrollieren. Eine Absage an den Mustermenschen. Frankfurt/M.: Fischer. S. 50–71.

Schaeffer D, Büscher A (2009) Möglichkeiten der Gesundheitsförderung in der Langzeitversorgung. Empirische Befunde und konzeptionelle Überlegungen. Z Gerontol Geriat 42:441-451.

Schaeffer D, Hurrelmann K, Bauer U et al. (2018) Nationaler Aktionsplan Gesundheitskompetenz. Die Gesundheitskompetenz in Deutschland stärken. www.nap-gesundheitskompetenz.de/media/com_form2content/documents/c10/a1203/f41/NationalerAktionsplanGesundheitskompetenz.pdf, letzter Zugriff 13.07.2018.

Schaeffer D, Moers M, Rosenbrock R (1994) Public Health und Pflege. Zwei neue gesundheitswissenschaftliche Disziplinen. Berlin: Edition Sigma.

Schmerl C, Nestmann F (1990) Ist Geben seliger als Nehmen? Frauen und social support. Frankfurt/M.: Campus.

Schmidtke J (1998) Humangenetik: Sind Gesundheit und Krankheit angeboren? In: Schwartz FW, Badura BR, Leidl H et al. (Hrsg.) Das Public Health Buch. München: Urban & Schwarzenberg. S. 32–50.

Schnabel P-E (2001) Familie und Gesundheit. Weinheim, München: Juventa.

Schröttle M, Khelaifat N (2008) Gesundheit – Gewalt – Migration: Eine vergleichende Sekundäranalyse zur gesundheitlichen Gewaltsituation von Frauen mit und ohne Migrationshintergrund in Deutschland. Berlin: BMFSJ (www.bmfsfj.de).

Schüffel W, Brucks U, Johnen R et al. (1998) Handbuch der Salutogenese – Konzept und Praxis. Wiesbaden: Ullstein Medical.

Schulze C, Welters L (1998) Geschlechts- und altersspezifisches Gesundheitsverständnis. In: Flick U (Hrsg.) Wann fühlen wir uns gesund? Subjektive Vorstellungen von Gesundheit und Krankheit. Weinheim, München: Juventa. S. 88–104.

Schwartz FW, Badura BR Leidl et al. (Hrsg.) (1998) Das Public Health Buch. Gesundheit und Gesundheitswesen. 2. Aufl. München: Urban & Schwarzenberg.

Schwarzer R (1997) Gesundheitspsychologie. Ein Lehrbuch. Göttingen: Hogrefe.

Schwarzer R (1992; 2004) Psychologie des Gesundheitsverhaltens. Göttingen: Hogrefe.

Schwenkmezger P (1992) Emotionen und Gesundheit. Zeitschrift für Klinische Psychologie 21:4–16.

Schwenkmezger P (1994) Gesundheitspsychologie: Die persönlichkeitspsychologische Perspektive. In: Schwenkmezger P, Schmidt LR (Hrsg.) Lehrbuch der Gesundheitspsychologie. Stuttgart: Enke. S. 47–64.

Seibt A (2016a) Erklärungs- und Veränderungsmodelle I: Einstellungs- und Verhaltensänderungen. BZgA. Leitbegriffe de Gesundheitsförderung, www.leitbegriffe.bzga.de/alphabetisches-verzeichnis/erklaerungs-und-veraenderungsmodelle-i-einstellungs-und-verhaltensaenderungen/#anker4, letzte Aktualisierung am 25.04.2016, letzter Zugriff 13.07.2018.

Seibt A (2016b) Erklärungs- und Veränderungsmodelle II: Stufen und Phasen von Planungs- und Veränderungsprozessen. BZgA. Leitbegriffe de Gesundheitsförderung, www.leitbegriffe.bzga.de/alphabetisches-verzeichnis/erklaerungs-und-veraenderungsmodelle-ii-stufen-und-phasen-von-planungs-und-veraenderungsprozessen/#anker3, letzte Aktualisierung am 25.04.2016.

Seiffge-Krenke I (1994) Gesundheitspsychologie des Jugendalters. Göttingen: Hogrefe.

Selye H (1953) Einführung in die Lehre vom Adaptationssyndrom. Stuttgart: Thieme.

Siegrist J (1994) Soziale Krisen und Gesundheit. Göttingen: Hogrefe.

Sievers B (1993) Theorie und Praxis der Organisationsentwicklung. In: Pelikan JM, Demmer H, Hurrelmann K (Hrsg.) Gesundheitsförderung durch Organisationsentwicklung. Konzepte, Strategien und Projekte für Betriebe, Krankenhäuser und Schulen. Weinheim, München: Juventa. S. 34–42.

Simon FB (1995) Die andere Seite der Gesundheit. Ansätze einer systemischen Krankheits- und Therapietheorie. Heidelberg: Carl Auer.

Slesina W (2008) Betriebliche Gesundheitsförderung in der Bundesrepublik Deutschland. Bundesgesundheitsbl – Gesundheitsforsch – Gesundheitsschutz 51:296–304

Sollerhed AC, Ejlertsson G, Apitzsch E (2005) Predictors of strong sense of coherence and positive attitudes to physical education in adolescents. Scand J Public Health 33:334–342.

Sonntag U, Gräser S. Stock C, Krämer A (2000) Gesundheitsfördernde Hochschulen. Weinheim, München: Juventa.

Statistisches Bundesamt Deutschland (1998) Gesundheitsbericht für Deutschland. Stuttgart: Schäffer-Poeschel.

Statistisches Bundesamt Deutschland (2018) Erwerbslosenquote:
Anteil der Erwerbslosen an den Erwerbspersonen (Erwerbstätige + Erwerbslose) in vergleichbarer Abgrenzung., https://www-genesis.destatis.de/genesis/online;jsessionid=A5C817EB0BA096717DAF456705A00F9E.tomcat_GO_2_2?operation=previous&levelindex=3&levelid=1519902707550&step=3, letzter Zugriff 13.07.2018).

Stokols D (1995) Translating Social Ecological Theory into Guidelines of Community Health Promotion. Am J Health Promot 10:282–298.

Stollberg G. (1994) Aspekte einer Geschichte von Public-Health-Konzeptionen in Deutschland. In: Schaeffer D, Moers M, Rosenbrock R (Hrsg.) Public Health und

Pflege. Zwei neue gesundheitswissenschaftliche Disziplinen. Berlin: Edition Sigma. S. 29–42.
Stott NCH, Pill R (1980) Health beliefs in an urban community. Department of General Practice. Report to the DHSS.
Ströhle A (2003) Die Neuroendokrinologie von Stress und die Pathophysiologie und Therapie von Depression und Angst. Nervenarzt 74: 279–292.
Stumm B, Trojan A (1994) Gesundheit in der Stadt. Modelle – Erfahrungen – Perspektiven. Frankfurt/M.: Fischer.
Stürmer S, Salewski C (2009) Chronische Krankheit als Stigma: Das Beispiel HIV/AIDS. Diskriminierung und Toleranz. Psychologische Grundlagen und Anwendungsperspektiven. Wiesbaden: VS. S. 263–281.
Surtees P, Wainwright N, Luben R et al. (2003) Sense of Coherence and Mortality in Men and Women in the EPIC-Norfolk United Kingdom Prospective Cohort Study. Am J Epidemiol 158(12):1202–1209.
Thiele W, Trojan A (1990) Lokale Gesundheitsberichterstattung. Sankt Augustin: Asgard.
Townsend P, Davidson N (1982) Inequalities in health. The Black report. Harmondsworth: Penguin.
Trabert G (2000) Der Kontext Wohnungslosigkeit und Gesundheit. In: Ortmann K, Waller H (Hrsg.) Sozialmedizin in der Sozialarbeit. Berlin: Verlag für Wissenschaft und Forschung. S. 26–40.
Trabert G (2005) Gesundheitsarbeit in der Wohnungslosenhilfe. In: Ortmann K, Waller H (Hrsg.) Gesundheitsbezogene Sozialarbeit. Baltmannsweiler: Schneider. S. 161–177.
Trojan A (1986) Wissen ist Macht. Frankfurt/M.: Fischer.
Trojan A, Hildebrandt H (1989) Konzeptionelle Überlegungen zu gesundheitsbezogener Netzwerkförderung auf lokaler Ebene. In: Stark W (Hrsg.) Lebensweltbezogene Prävention und Gesundheitsförderung. Konzepte und Strategien für die Praxis. Freiburg: Lambertus. S. 97–116.
Trojan A, Legewie H (2001) Nachhaltige Gesundheit und Entwicklung. Frankfurt/M.: VAS.
Tsouros AD (1991) Gesunde Städte. Zwischenbericht. 1987–1990. Tauberbischofsheim: Fränkische Nachrichten.
UBA – Umweltbundesamt (UBA) (2007): Klimaänderungen, deren Auswirkungen und was für den Klimaschutz zu tun ist. Dessau-Roßlau. www.umwelt-bundesamt.de/sites¬/default/files/medien/publikation/long/3524.pdf. ltzter Abruf 03.03.2018.
von Ferber C (1989) Hilfebedürftigkeit im Niemandsland: Überforderung primär-sozialer Hilfen – »Selbstbeschränkung« professioneller Gesundheitshilfen. In: Labisch A (Hrsg.) Kommunale Gesundheitsförderung. aktuelle Entwicklungen, Konzepte, Perspektiven. Frankfurt/M.: Deutsche Zentrale für Volksgesundheitspflege. S. 61–68.
von Troschke J (1978) Gesundheit ist lernbar. Basel: Rocom.
von Troschke J (1998) Gesundheits- und Krankheitsverhalten. In: Hurrelmann K, Laaser U (Hrsg.) Gesundheitswissenschaften. Handbuch für Lehre, Forschung und Praxis. Weinheim, München: Juventa. S. 371–394.
von Troschke J, Klaes L, Maschewsky-Schneider U (1991) Erfolge gemeindebezogener Prävention. Ergebnisse aus der Deutschen Herz-Kreislauf-Präventionsstudie (DHP). St. Augustin: Asgard.
Voß G (1998) Die Entgrenzung von Arbeit und Arbeitskraft. Eine subjektorientierte Interpretation des Wandels der Arbeit. Stuttgart: Kohlhammer.
Vuori H (1980) Das medizinische Modell und die Ziele der Gesundheitserziehung. Int J f Gesundheitserziehung 23:11–25.
Wainwright NWJ, Surtees PG, Welch AA et al. (2008) Sense of coherence, lifestyle choices and mortality. J Epidemiol Community Health 62:829–831.
Waller H (1997) Gesundheitsförderung in der Praxis. In: Geiger A, Kreuter H (Hrsg.) Handlungsfeld Gesundheitsförderung. 10 Jahre nach Ottawa. Gamburg: Verlag für Gesundheitsförderung. S. 93–101.
Waller H (2002) Sozialmedizin. Grundlagen und Praxis. Stuttgart: Kohlhammer.

Waltz EM (1981) Soziale Faktoren bei der Entstehung und Bewältigung von Krankheit – ein Überblick über die empirische Literatur. In: Badura B (Hrsg.) Soziale Unterstützung und chronische Krankheit. Frankfurt/M.: Suhrkamp. S. 40–119.
Wanner HU (1991) Städteplanung. In: Gundermann K-O, Rüden H, Sonntag HG (Hrsg.) Lehrbuch der Hygiene. Stuttgart: G. Fischer. S. 201–203.
Weber H (1992) Belastungsverarbeitung. Zeitschrift für Klinische Psychologie 21:17–27.
Weber M (1984) Soziologische Grundbegriffe. Tübingen: Mohr (Erstauflage: 1921).
Weidtmann V (1997) Prävention durch Impfung. In: Allhoff P, Flatten G, Laaser U (Hrsg.) Krankheitsverhütung und Früherkennung. Handbuch der Prävention. 2. Aufl. Heidelberg, Berlin: Springer. S. 125–152.
Wenzel E (1986) Die Ökologie des Körpers. Frankfurt/M.: Suhrkamp.
Werner EE (1989; 1998) Vulnerable, but invincible. New York: Adams, Bannister, and Cox.
Werner EE, Smith RS (2001) Journeys from childhood to midlife: Risk resilience and recovery. Ithaca, London: Cornell University Press.
Werner EE (2005) What Can We Learn about Resilience from Large-Scale Longitudinal Studies? In: Goldstein S, Brooks RB (Hrsg.) Handbook of Resilience in Children. New York: Springer. S. 91–105.
Whitehead M (1987) The health divide. London: Health Education Council.
WHO (1985) Einzelziele für »Gesundheit 2000«. Kopenhagen: WHO.
WHO (1986) Ottawa Charta für Gesundheitsförderung, autorisierte deutsche Übersetzung. Kopenhagen: WHO (www.euro.who.int/de).
WHO (1989) Europäische Charta Umwelt und Gesundheit. Kopenhagen: WHO.
WHO (1992a) Gesunde Städte. Leitfaden zur Entwicklung eines Gesunde-Städte-Projekts. Kopenhagen: WHO.
WHO (1992b) Ziele zur »Gesundheit für alle«. Die Gesundheitspolitik für Europa. Kopenhagen: WHO.
WHO (1999) Gesundheit 21 – Gesundheit für alle im 21. Jahrhundert. Kopenhagen: WHO.
WHO (2003) World report on violence and health. Genf: WHO.
WHO (2005) The world health report 2004 – changing history. Genf: WHO.
WHO (2009) Milestones in Health Promotion. Statements from Global Conferences. Genf: WHO (www.who.int/en).
WHO Europa (2004) Public health responses to extreme weather and climate events. EUR/04/5046269/15. Prepared for the fourth intergovernmental preparatory meeting in Malta, 26.–27. March 2004 for the development of the Fourth Ministerial Conference on Environment and Health 2004. Copenhagen: World Health Organization Regional Office for Europe; 1 March 2004.
WHO Europa (2007) Large analysis and review of European housing and health status (LARES). Preliminary overview. Kopenhagen: WHO (www.euro.who.int/en).
WHO Europa (2010) Fünfte Ministerkonferenz Umwelt und Gesundheit: Erklärung von Parma über Umwelt und Gesundheit. EUR/55934/5.1 Rev.2, 11. März 2010, 100706 (www.euro.who.int/de/home/conferences/fifth-ministerial-conference-on-environment-and-health/documentation/parma-declaration).
Wismar M (2000) Gesundheitsziele für Deutschland und Niedersachsen. Impulse-Newsletter zur Gesundheitsförderung 28:2.
Wöhl C, Richter S, Blättner B (2017a) Kognitive Interventionen in Pflegeheimen. Systematische Übersicht der präventiven Wirksamkeit auf die kognitive Leistungsfähigkeit von Pflegebedürftigen. ZGerontolGeriatr, online first doi.org/10.1007/s00391-017-1330-3.
Wöhl C, Siebert H, Blättner B (2017b) Interventionen zur Förderung der körperlichen Aktivität in Pflegeheimen. Systematische Übersicht der Wirksamkeit universeller Prävention. ZGerontolGeriatr 50(6), 475-482.
Wöhl C, Siebert H, Blättner B (2018) Körperliche Aktivität zur Stärkung kognitiver Ressourcen. Systematische Übersicht der Wirksamkeit in Pflegeheimen, Prävention und Gesundheitsförderung, Prävention und Gesundheitsförderung (1) 32-38.
Wolff HG (1950) Life stress and bodily disease. Baltimore: William & Wilkens.

Wulfhorst B, Hurrelmann K (2009) Gesundheitserziehung: Konzeptionelle und disziplinäre Grundlagen. In: Wulfhorst B, Hurrelmann K (Hrsg.) Handbuch Gesundheitserziehung. Bern: Huber. S. 9–34.

Wydler H, Kolip P, Abel T (2000, 2002) Salutogenese und Kohärenzgefühl. Weinheim, München: Juventa.

Young MA (1967) Review of research and studies related to health education practice. Health education Monographs Washington: Society of Public Health Educaton.

Zapf D, Seifert C, Mertini H et al. (2000) Emotionsarbeit in Organisationen und psychische Gesundheit. In: Musahl H-P, Eisenhauer T (Hrsg.) Psychologie der Arbeitssicherheit. Beiträge zur Förderung von Sicherheit und Gesundheit in Arbeitssystemen. Heidelberg: Asanger. S. 99–106.

Ziglio E, Barbosa R, Charpak Y et al. (2003) Gesundheitssysteme stellen sich der Armut. Kopenhagen: WHO (www.euro.who.int/de).

Zimmer R (2002) Gesundheitsförderung im Kindergarten. Bundesgesundheitsbl – Gesundheitsforsch – Gesundheitsschutz 45:964–969.

Register

A

Adaptationssyndrom
- generalisiertes 35
Alameda County Studie 118, 172
Alltagsentscheidungen 190
Alltagshandeln 184, 189, 192, 195, 197
Altersdifferenz 72, 74
Anforderungs-Kontrollmodell 98
Anforderungs-Ressourcen-Modell 75
Arbeit 95 f., 98, 102, 120 f.
- alltagsbezogen 121
- biographisch 121
- krankheitsbezogen 121
- Organisationsarbeit 121
Arbeitslosigkeit 97
Arbeitsschutz 99 f., 208, 210, 236, 248
Arbeitsunfälle 101
Armut 27, 41, 131, 151, 252

B

Beanspruchung 90
Bedeutsamkeit 34, 156, 159–161, 166 f., 190
Belastung 90
BELLA Studie 75, 143–145
Berufliche Gratifikationskrisen 99
Berufskrankheiten 101
Beständigkeit 102, 161, 253
Bewältigungsstrategien 19, 34, 90, 92–94, 135, 137, 151, 166, 169 f., 186, 192, 196 f.
Bewertung
- primäre 20
- sekundäre 21
Bildung 133

C

challenge 149, 166
commitment 148, 166
Coping 189
cycle of deprivation 135

E

Emotionsarbeit 99
Empowerment 187, 215
Erwerbsarbeit 89, 95–98, 102, 121
Ethik 56, 256
Evaluation 195, 228 f., 233, 244, 254
Evidenz 198, 254
Exposition 79, 81, 90–92, 212

F

Familie 112, 119
Frühberentung 101
Funktionsfähigkeit 82

G

Gemeinwesenarbeit 234
Geschlechterdifferenzen 64, 70, 74, 100, 119, 144, 151
Gesunde-Städte-Programm 225, 231, 235
Gesundheit 12, 50, 58
- Dynamik 68
- Gleichgewicht 66
- Leistungsfähigkeit 67
- Messbarkeit 82
- physische 46
- psychische 77, 148 f.
- Reservoir 66
- soziale Konstruktionen 65
- soziale Repräsentationen 61
- subjektive Konzepte 61, 64, 196
- subjektive Theorien 69, 169
- Vakuum 66
Gesundheitkompetenz 188
Gesundheitsbewusstsein 183 f., 186, 196 f.
Gesundheitsbildung 214, 240
Gesundheitsdeterminanten 87, 91, 137
Gesundheitserziehung 69, 182, 204, 214, 216 f., 228, 231, 252
Gesundheitsfördernde Gefängnisse 246

Gesundheitsfördernde Hochschulen 239
Gesundheitsfördernde Kindertagesstätten 237
Gesundheitsfördernde Schulen 225, 238
Gesundheitsförderndes Krankenhaus 225, 241
Gesundheitsförderung 65, 79, 81, 86, 94, 100, 112, 161, 168, 180, 184, 192, 194, 197–199, 205–207, 209, 211 f., 214–231, 247, 253–256
– betriebliche 103, 225, 230, 235, 255
Gesundheitshandeln 71, 169, 183–186, 189 f., 192–198
Gesundheitskompetenz 187 f., 216, 240
Gesundheitsschutz 215
Gesundheitssurvey 74, 97, 125
Gesundheitsverhalten 77, 97, 104, 122, 135, 169–172, 174–176, 179 f., 183, 194, 206, 216, 228
– Kritik am Konzept 180
Gesundheitsversorgung 11, 58, 64, 66, 90, 92, 97, 104, 106, 108, 116, 120–123, 126–128, 131, 163, 170, 214, 247, 249
Gesundheitswissenschaft 10, 26, 53, 61, 83, 91, 137, 167, 198
– Definition 11, 26, 49, 85
Gesundheitsziele 250
Gesundheitszirkel 230
Gesundsein 13, 25 f., 40, 49, 58, 61, 71, 83–85, 92 f., 137, 150, 169, 189–192, 195 f., 198, 212, 215, 253, 256

H

Handeln 193
Handhabbarkeit 34, 156, 160, 166 f., 190
Haupteffekt 92 f., 99, 153
Health Literacy 187 f., 238, 240
Health-Belief-Modell 174

I

Indikatoren 149
Indizierte Prävention 201
Intention 178

K

KAP-Modell 204
Kauai-Studie 141
Kausalitätshypothese 98
KIDSCREEN 145, 190

Kinder- und Jugendgesundheitssurvey 74 f., 143
Kinder-Umwelt-Survey 111
Klimawandel 108
Kohärenzempfinden 20, 29, 31, 42, 77, 85, 93, 102, 119, 137, 142 f., 145, 148, 154–156, 160, 162 f., 167, 190, 192, 195, 198
– Dynamik 18
– Entstehung 160
– Erforschung 32
– intentionale Modifikation 163
– Konstrukt 156
– Veränderbarkeit 162
– Wirkung 162
Kontrollüberzeugung 148 f., 167
Krankheit
– Aufgabe 66
– Befreiung 66
– Destruktion 66
– Schuld an der 63
Krankheitsverhalten 170
Krankheitsverlaufskurve 120
Kranksein 120
Kulturelle Differenz 73

L

Lebensbedingungen 19, 25, 27, 31, 41, 50, 59, 62, 70, 78 f., 84 f., 88 f., 94, 96, 132, 135, 137–139, 141, 160, 169, 174, 182, 197, 207, 209–212, 217, 220, 232, 252
Lebensbereiche 54, 94 f., 107, 135, 192, 195, 197 f., 216, 225, 253
Lebensereignisse 16
Lebensqualität 64, 75, 82–85, 127, 145, 213, 216, 218, 228, 231, 241, 250
Lebensstile 183
Lebensweisenkonzept 181

M

Mandala-Modell 81, 252
Mediator 92 f.
Migrationshintergrund 75, 130, 144
Moderator 92 f., 99

N

Netzwerke 118, 121 f., 150, 152
Nichtversicherte

O

Optimismus 143, 148 f., 152
Organisationsentwicklung 222, 226 f., 244
Ottawa Charta 86, 212, 216, 218 f., 222 f., 225, 231, 241
Outcome
- gesundheitlicher 247 f.

P

Patientenverhalten 170
Permanenzempfinden 167
Persönlichkeitsmerkmale 146
Persönlichkeitstypen 145, 147
- autonome Persönlichkeit 147
- Typ A 146
- Typ C 147
Prädiktoren 149
Prävention 10, 51 f., 65, 85, 108, 126, 178, 199 f., 205, 209–212, 214, 251, 255 f.
- Finanzierung 202
PRECEDE 228
Projektmanagement 226 f.
Psychosomatik 146
Public Health Action Cycle 228 f., 254

R

Resilienz 139–143, 150, 156
Ressourcen 102, 161, 254
- familiäre 143
- personale 143
- soziale 144
Risikofaktoren-Epidemiologie 24
Risikoverhalten 81, 170 f., 174, 181, 191 f.

S

Salutogenese 9, 11 f., 26, 31 f., 40–42, 49, 51, 64, 75, 77, 84, 91 f., 137, 151, 167, 186, 212, 253
Schutzfaktoren 25 f., 78, 93, 138, 140, 142 f., 145, 150, 167, 197 f., 212
Screening 174, 190
Selbstbestimmung 212, 220, 242
Selbsthilfe 122, 124, 212, 220, 228
Selbstvertrauen 125, 148, 205
Selbstwertgefühl 77, 96, 115 f., 148, 152, 154
Selbstwirksamkeitserwartung 21
Selektionshypothese 98, 134

Selektive Prävention 200
Setting-Ansatz 163, 216, 224
Settings 215
soziale Anerkennung 102, 112, 128, 153, 155, 160 f., 163, 197 f., 253
soziale Schicht 71, 74
soziale Ungleichheit 41, 70, 75, 85, 125, 130, 144, 197, 252
- horizontal 130
- vertikal 130
soziale Unterstützung 90, 98–100, 113, 117 f., 128, 144, 150–154, 161, 167, 220
- Negativunterstützung 153
soziales Handeln 10, 161, 184, 193–195, 197, 254
sozialisationstheoretisches Gesundheitsmodell 78
sozial-kognitives Prozessmodell des Gesundheitsverhaltens 178
Sozialpsychologie 28
sozioökologisches Modell 87, 94, 201, 215, 219, 254
Stigma 128 f.
Stresskonzept
- physiologisch 35
- psychisch 37
- soziologisch 38
Stressoren 11 f., 90
Suszeptibilität 90 f.

T

Teilhabe 53, 96, 102 f., 112, 117, 128, 151, 155, 160 f., 163, 187, 197 f., 214, 225, 229 f., 233, 253
Theorie der Schutzmotivation 176
Theorie des geplanten Verhaltens 177
Tischgemeinschaften 194 f.
Transtheoretisches Modell der Phasen der Verhaltensänderung 179

U

Umweltgerechtigkeit 111
Umweltpsychologie 112
Universelle Prävention 200

V

Verhaltensprävention 94, 201, 204–207
Verhältnisprävention 94, 201, 205–210
Verstehbarkeit 34, 112, 156 f., 159 f., 166 f., 190, 253
Volition 178

Vulnerabilität 25, 65, 138–140, 167, 212

W

Weltgesundheitsorganisation 58
- Gesundheit 2000 86, 249
- Gesundheit 21 249
- Verfassung 58

Widerstandsfähigkeit 148, 166

Widerstandsressourcen 10, 41, 90, 93 f., 102, 112, 119, 128, 151, 168 f.
Wohlbefinden 75, 82, 144, 190, 198
Wohnen 103
Wohnumwelt 107
Wohungslosigkeit 105

Z

Zuversicht 143, 148

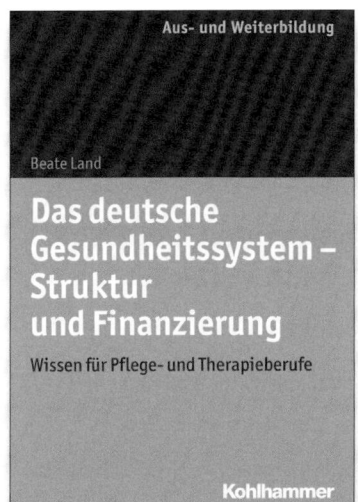

Beate Land

Das deutsche Gesundheitssystem – Struktur und Finanzierung

Wissen für Pflege- und Therapieberufe

2018. 264 Seiten mit 27 Abb. und 21 Tab. Kart.
€ 29,–
ISBN 978-3-17-030899-2

Selbst für Beschäftigte im Gesundheitswesen ist es nicht leicht, sich im deutschen Gesundheitssystem zurechtzufinden. Struktur, Organisation, rechtliche Rahmenbedingungen und Finanzierungswege sind schwer zu durchschauen. Dieses Buch erläutert anhand konkreter Fallbeispiele die Funktionsweise der unterschiedlichen Leistungssektoren des deutschen Gesundheitssystems. Praxisrelevantes Wissen über ambulante und stationäre Versorgungsstrukturen, Medikamentenentwicklung und -versorgung und intersektorale Zusammenarbeit wird anschaulich und lebensnah vermittelt. Fragen zur Lernkontrolle und Hinweise zur weiteren Recherche bilden einen Anreiz zur vertieften Auseinandersetzung mit den beruflichen Rahmenbedingungen im Gesundheitswesen.

Prof. Dr. med. Beate Land ist Ärztin mit langjähriger klinischer Erfahrung und leitet den Studiengang Angewandte Gesundheits- und Pflegewissenschaften für Pflegeberufe an der Dualen Hochschule Baden-Württemberg Mannheim.

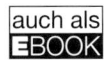

Leseproben und weitere Informationen unter www.kohlhammer.de

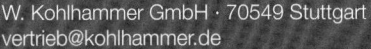

W. Kohlhammer GmbH · 70549 Stuttgart
vertrieb@kohlhammer.de

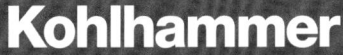

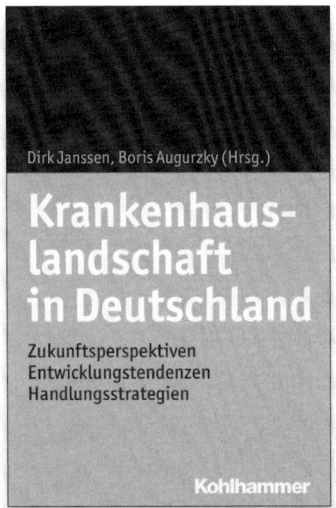

Dirk Janssen/Boris Augurzky (Hrsg.)

Krankenhauslandschaft in Deutschland

Zukunftsperspektiven –
Entwicklungstendenzen –
Handlungsstrategien

*2018. 296 Seiten mit 94 Abb.
und 25 Tab. Kart.
€ 49,–
ISBN 978-3-17-034315-3*

Experten aus den Bereichen Wissenschaft, Politik, Ärzteschaft, Krankenkassenverbände, Behörden, Patienten- und Verbrauchervertretung sowie Wirtschaft und Patientenrecht skizzieren die aktuelle Lage der stationären Versorgung in Deutschland sowie Trends und Anforderungen an eine zukünftige Krankenhauslandschaft im Jahr 2030. Neben neuen Handlungsfeldern wie dem digitalen Krankenhaus, der Qualität als Wettbewerbsfaktor und der Kultursensibilität diskutieren Experten über so wichtige Themen wie Krankenhausstruktur und -planung, Investitionsstau, Mengendruck, das DRG-System, MDK-Prüfungen und Versorgungsmodelle der Zukunft.

Dr. Dirk Janssen, Stellvertretender Vorstand des BKK-Landesverband NORDWEST.
Prof. Dr. Boris Augurzky, Kompetenzbereichsleiter Gesundheit am RWI und Geschäftsführer der hcb GmbH.

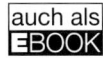

Leseproben und weitere Informationen unter www.kohlhammer.de

W. Kohlhammer GmbH · 70549 Stuttgart
vertrieb@kohlhammer.de

kohlhammer